en alles, was lebt. Albert Schweitzer

lehrsamkeit bestehen. Alexander von Humboldt 🍏 Die

Die Tiere empfinden wie der Mensch **Freude und Schmerz,**

che Wirkung auf das menschliche Temperament würde die

ßerst positiv beeinflussen können. Albert Einstein. 🍏 Sie

rei halten als an Fasane und Perlhühner. Plinius 🍏 Offen-

e der Fleischkost die Pflanzenkost. August Bebel 🍏 Ich bin

ehirn machen kann. Thomas Alva Edison 🍏 Wir haben die

che **Lebensweise** ist ein gesunder Weg für uns Menschen,

a 🍏 Ich bin Vegetarier, das tut gut. Ich bin **wacher und**

an Ziegler 🍏 Warum ich nicht Brüder esse – einfach aus

n. O. W. Fischer 🍏 Die **Sache der Tiere steht höher**

🍏 Ich bin seit 12 Jahren Vegetarier. Und ich war noch nie

nsystem. Ich glaube, dass Fleisch krank macht. Bryan Adams

en nicht natürlich ist, liegt auch darin, dass die **Kinder eine**

au 🍏 **Nun kann ich euch in Frieden betrachten,**

iums 🍏 **Hetzt weder Menschen noch Tiere,** noch

n kein **guter Mensch** sein. Arthur Schopenhauer 🍏 Tiere

ge Bernhard Shaw

Ruediger Dahlke

PEACE
FOOD

INHALT

Erstaunliche Möglichkeiten, gesund zu werden *4*

◄ TEIL 1:
KRANK DURCH FLEISCH
UND MILCHPRODUKTE *14*

Die bahnbrechende »China Study« *15*
Herz-Kreislauf-krank durch tierisches Protein *18*
Cholesterin – ein grundlegendes Problem *30*
Milchprodukte fördern – nicht nur – Krebs *33*
Zweierlei Kohlenhydrate – minder- und vollwertig *45*
Krebserkrankungen und ihre Ursachen *48*
Autoimmunkrankheiten: Was geschieht im Körper? *72*
Fettsucht und Diabetes 2 auf dem Vormarsch *81*
Wie man ohne schädliche Diäten Gewicht verliert *86*
Osteoporose – ein Problem der Milchkonsumenten *92*
Alterskrankheiten lassen sich aufhalten *99*
Die großen Vorteile veganer Ernährung *103*
Tot oder lebendig? Worum es wirklich geht *120*
Blick zurück in die Entwicklungsgeschichte *128*
Die Fischfrage *130*

◄ TEIL 2:
DAS LEID DER TIERE *132*

Krieg gegen Fische *133*
Verzweifelte Kühe *138*
Der Schlachthof – kritische Augen unerwünscht *147*
Moderne Schweinereien *161*
Auswirkungen von tierischem Leid auf uns *169*

Vom Bauernhof zur Tierfabrik *186*
Verbraucher haben Macht *196*
Für die Gesundheit der Erde *207*
Grund zur Hoffnung *216*

▸ TEIL 3:
DAS BESTE FÜR KÖRPER UND SEELE *220*

Die Sonne als Heilquelle *221*
Fasten als Hormontherapie *233*
Serotonin, die Glücks- und Wohlfühlquelle *238*
Noch mehr vom Besten für Stimmung und Gesundheit *254*
Schlafend die Energie verdreifachen *266*
Schritte in veganes Neuland *267*
Essen in radioaktiven Zeiten *278*
Unterstützung von den Religionen der Welt *281*

▸ TEIL 4:
30 VEGANE REZEPTE
FÜR EIN GLÜCKLICHES LEBEN *286*

von Dorothea Neumayr

Der Kreis des Lebens – und mein eigener Weg *318*

ANHANG *319*
Serotonin-fördernde Rohkost *319*
Anmerkungen *323*
Bücher von Ruediger Dahlke *328*
Adressen *330*
Danksagung *331*
Register *332*

Einleitung

ERSTAUNLICHE MÖGLICH-
KEITEN, GESUND ZU WERDEN

Selbst in einer Zeit wie der unseren, die schneller Informationen hervorbringt und zugänglich macht als jede andere zuvor, braucht neues Wissen noch immer erstaunlich lange, um sich auf breiter Ebene durchzusetzen. Einige bahnbrechende medizinische Erkenntnisse vor allem im Hinblick auf Ernährung, Lebensweise und Nutzung der Sonne vielen Menschen nahezubringen – dazu möchte dieses Buch beitragen.

Das heute zugängliche Wissen über Seele und Körper versetzt uns in die Lage, unsere Gesundheit in einem noch kaum vorstellbaren Ausmaß zu fördern. Das habe ich bei mir und bei vielen Patienten erlebt, dafür bin ich dankbar, und das möchte ich weitergeben. Wir könnten nicht nur ein deutlich höheres Lebensalter erreichen, sondern auch eine ungleich bessere Lebensqualität. Wo dieses Wissen allerdings allem bisher Geglaubten entgegensteht, braucht es Offenheit und die Bereitschaft für Veränderungen.

So wichtig die seelische Befindlichkeit für die Gesundheit ist – wir können auch über die Ernährung erstaunlichen Einfluss sowohl im negativen wie im positiven Sinne nehmen. Dazu liegen inzwischen umfangreiche wissenschaftliche Studien vor, deren Ergebnisse, was die Auswirkungen des tierischen Anteils in unserer Ernährung betrifft, ebenso eindeutig wie alarmierend sind.

Oft wurde mir vorgeworfen, dass ich nicht genug auf die Wissenschaft gäbe. Wenngleich ich meinerseits das unerhört geringe Engagement der Naturwissenschaft in seelischen Belangen beklage, hat mich Wissenschaft immer fasziniert und ich habe stets versucht, ihre Ergebnisse zu deuten und in Beziehung zur Seele und damit zu uns zu bringen. Dass es inzwischen von Seiten der Naturwissenschaft

Erstaunliche Möglichkeiten, gesund zu werden

solch eine Menge an überzeugenden Studien gibt, die die Wirkung von Nahrungsmitteln auf die Gesundheit nachweisen, macht mich dankbar und glücklich. Ich nutze sie gern, um Themen zu belegen, die mir seit langem ein Anliegen sind. Daher zitiere ich in diesem Buch viele dieser Studien.

Anschließend an die Kapitel über Krankheiten und ihre körperlichen Hintergründe beschäftige ich mich intensiv mit der Situation der Tiere, die auf den Tellern moderner Menschen landen. Das zu lesen mag für viele hart sein. Doch ich halte es für wichtig, diese grausamen Fakten zu veröffentlichen. Viele Fleischesser sind sich überhaupt nicht im Klaren über das, was hinter den wohlweislich verschlossenen Türen der Schlachthäuser geschieht, und würden, wenn sie es wüssten, diese Praktiken nie wieder mit dem Kauf eines Stückes Fleisch unterstützen. All denjenigen, denen es besonders schwerfällt, die entsprechenden Passagen in diesem Buch zu lesen, empfehle ich, sie als Schattenkonfrontation zu nehmen, denn moderne Tier-Zucht- und Schlachthäuser konfrontieren uns mit tiefstem Schatten. Wann immer uns etwas gegen den Strich geht oder unseren Widerstand erregt, hat es mit uns ganz persönlich und dem »Schattenprinzip« zu tun. Im gleichnamigen Buch wird dieser Zusammenhang deutlich.

Lieber hätte ich Ihnen von den lichten Seiten eines veganen Lebens – also ohne jegliche Tierprodukte – im Einklang mit der Natur berichtet, wo sich Wildtiere auf Ihren Schoß kuscheln, wenn Sie draußen meditieren, weil sie Ihre Schwingungen mögen und spüren, dass von Ihnen keine Gefahr ausgeht. Gern hätte ich ausführlicher von den Bishnoi im indischen Rajasthan erzählt. Sie haben einen friedlichen Traum am Rande der Wüste verwirklicht, wo wilde Gazellen bis in die Dorfmitte kommen, um mit den Kindern zu spielen. 29 Lebensregeln prägen ihr Leben und untersagen zum Beispiel, Menschen und Tiere zu töten oder Bäume zu fällen. So leben die

Bishnoi seit 500 Jahren in ihrem kleinen Paradies. Das ist ein – natürlich vegetarischer – Traum in einem winzigen Teil der Welt.[1] Doch um mit dem kranken Zustand unserer Welt fertig zu werden, müssen wir uns diesem überhaupt erst einmal stellen. Dann können wir uns zusammentun, können das Lichte in uns und der Welt stärken und wachsen lassen.

Der nächste Teil dieses Buches zielt direkt darauf: auf eine bessere Welt in und außerhalb von uns. Er zeigt Wege, wie wir mit wenigen kleinen Umstellungen unserem Leben entscheidende Impulse in Richtung Gesundheit, Vitalität und Glück geben können. Tatsächlich braucht es nicht viel, um sich bestimmte natürliche Glücksstoffe ausreichend zu genehmigen, und es ist mir eine Freude, Sie mit den kleinen Tricks vertraut zu machen, die uns die großen Geheimnisse des Glücklichseins erschließen.

Peace Food für uns und die Welt

Peace Food ist ein anspruchsvoller Titel, und er berührt viele Ebenen. Wenn wir inneren Frieden finden wollen, müssen wir aufhören, uns das Leben mit den Angst- und Stresshormonen aus dem Fleisch der Schlachttiere zu beschweren. Wenn wir äußeren Frieden auf dieser Welt schaffen wollen, müssen auch alle Menschen genug zu essen haben, und das gelänge leicht, wenn wir auf den Konsum von Tierprodukten verzichteten. Tiere dürfen nicht mehr gequält und gefoltert werden. Aber nicht nur mit Menschen und Tieren ließe sich Frieden schließen, auch mit Mutter Erde wäre es möglich. Eine weltweite Ernährungsumstellung könnte entscheidend helfen, die Klimakatastrophe doch noch abzuwenden. Statt unserem eigenen Körper, anderen Menschen, den Tieren und der Erde den Krieg zu erklären, könnten wir Frieden schließen und essend verwirklichen.

Erstaunliche Möglichkeiten, gesund zu werden

Ein prominentes Beispiel: Bill Clinton

Kürzlich erklärte der frühere US-Präsident Bill Clinton im Fernsehen, er verzichte in Zukunft auf Tierisches in seiner Ernährung, um der Chance willen, seine Enkel aufwachsen zu sehen. Der Ex-Präsident sagte, er habe sich jener Gruppe von Menschen anschließen wollen, die seit 1986 erlebten, wie ihre Körper anfingen, sich selbst zu heilen, nachdem sie eine auf Pflanzen basierende, cholesterinfreie Ernährung gewählt hatten – und wie die arteriellen Blockaden und die Kalziumablagerungen rund ums Herz aufbrachen. 82 Prozent derer, die das taten, hatten solche Erfolge erzielt. Tatsächlich zeigen uns neue Studien, wie sich auch Herzprobleme wie die Bill Clintons unter der richtigen Ernährung zurückbilden.

Selbst das Krebsrisiko lässt sich damit minimieren und letztlich können auf diesem und anderen einfachen Wegen so ziemlich alle Zivilisationskrankheiten und »ganz nebenbei« noch die Ernährungs-, Klima- und Ökoprobleme unseres Heimatplaneten gebessert werden. Das ist ein großes Versprechen, aber Sie können es – wie Bill Clinton – für sich wahr machen.

Seele, Sonne und Ernährung

Drei Jahrzehnte habe ich mich intensiv mit der Wirkung seelischer Befindlichkeit auf die Gesundheit befasst, wobei Bücher wie das Nachschlagewerk der Krankheitssymptome »Krankheit als Symbol« entstanden sind. Allein dieses Buch hat vielen Menschen sehr geholfen, die Brücke vom Körper zur Seele zu schlagen. In einer dem Materialismus ergebenen Gesellschaft mit ihrer körperfixierten Medizin werden stoffliche Einflüsse enorm über- und seelische entsprechend unterschätzt. Ein Beispiel mag das erhellen: Fast jeder Mensch weiß heute, wie gesundheitsschädlich Rauchen ist.

··· 7 ···

Einleitung

Von 100 Bronchialkarzinomen, der häufigsten Lungenkrebsart, finden sich über 90 bei Rauchern. Das verwundert kaum jemanden. Aber wer weiß schon, wie viele von 100 Rauchern im Laufe ihres Lebens Lungenkrebs bekommen?

Es sind nur 2, was irritierend wenig erscheint. Die beiden Ergebnisse wurden unterschiedlich bekannt gemacht. Das 90-Prozent-Ergebnis kennt fast jeder, das 2-Prozent-Ergebnis blieb nahezu unbekannt, weil es nicht ins Konzept des Zeitgeistes passt, der Materielles überbetont und Seelisches übersieht.

Wir wissen heute auch: Von 100 Menschen, die in der zweiten Lebenshälfte ihren langjährigen Partner verlieren, entwickeln ein Jahr nach dem Verlust mehr als 60 Krebs. Die Konsequenz ist einfach: materielle Einflüsse – etwa das Kondensat von Zigaretten – sind fast immer gegeben, aber nicht annähernd so wichtig wie die seelischen. In den Büchern der Krankheitsbilder-Deutung sind diese seelischen Be-Deutungen von körperlichen und psychischen Symptomen aufgezeigt, zusammen mit den Lern- und Entwicklungsaufgaben, die darin liegen.

Ähnlich krass und für viele Naturwissenschaftler unerwartet, zeigt eine Studie den Unterschied zwischen körperlichen und anderen Faktoren bei der Krankheitsentstehung: In Schweden forschte man nach den leiblichen Eltern von Adoptivkindern und untersuchte den Einfluss etwaiger Krebserkrankungen bei ihnen auf die Krebswahrscheinlichkeit ihrer leiblichen, aber nicht bei ihnen lebenden Kinder. Es gab keinen!

Ganz erstaunlich war dagegen der Zusammenhang zwischen Krebs bei den Adoptiveltern und ihren genetisch völlig fremden, da nicht verwandten adoptierten Kindern. Krebs bei den Adoptiveltern verfünffacht die Krebswahrscheinlichkeit bei den Adoptivkindern.

Viel entscheidender als die Gene sind offensichtlich die Felder, in denen wir leben. Diese sind von seelischen, sozialen, aber auch Ernährungs- und Umwelteinflüssen geprägt. Bereits 1981 konnten die englischen Forscher Doll und Peto von der Universität Oxford zeigen, dass nur 2 bis 3 Prozent der Krebsfälle mit Vererbung im Zusammenhang standen.[2]

Spannend ist auch, was die neue Wissenschaftsrichtung der Epigenetik[3] heute belegt: Gene lassen sich durch seelische Erfahrungen, Umwelteinflüsse wie soziale Lebensbedingungen, Ernährung und Wettereinflüsse wie Sonnenstrahlung ein- und ausschalten. Das Umfeld ist demnach also viel entscheidender, als wir lange glaubten. Dachte die Wissenschaft bisher, Gene steuerten die Zelle und über sie die Gewebe und Organe, müssen wir jetzt feststellen: Das Gegenteil ist genauso wahr – die Umwelt steuert verblüffend stark die Zelle und in ihr die Gene.

Die immer zahlreicher werdenden Arbeiten über Vitamin D – es wurde inzwischen als Hormon erkannt, was die Haut zu einem endokrinen Organ mit Drüsencharakter macht – belegen beispielsweise für die Sonne erstaunliche Wirkungen auf unsere Gesundheit. Nachweislich kann sie unsere Haut das aktivierte Vitamin D produzieren lassen, das dann in die Zellen gelangt, die, wie wir neuerdings wissen, fast alle spezielle Vitamin-D-Rezeptoren haben. Dort kann das Vitamin die DNA, unser Erbgut, erheblich beeinflussen – im Sinne von stabilisieren – und so Krebs- und andere chronische Erkrankungen verhindern oder dafür sorgen, dass sie sich auch nach dem Ausbruch noch bessern. Zu Sonne und Vitamin D Ausführliches später (Seite 221).

Sowohl seelische Einflüsse als auch Ernährung und Sonnenbestrahlung können einen so erheblichen Einfluss nehmen, wie sich bisher niemand vorstellen wollte. Es scheint, als hätte die Schulmedizin ausgerechnet mit diesen dreien, Seele, Sonne und Ernährung, die wichtigsten An- und Abschaltfaktoren von Genen jahrzehntelang ignoriert.

Einleitung

Wahrscheinlich wirken auch kanzerogene, also krebsauslösende oder -fördernde Substanzen über diesen Weg. Das Wissen von Krebsauslösung über Veränderungen der DNA ist längst gut belegt. Ganz offensichtlich ist unser Organismus kein mechanisches Uhrwerk, wie Descartes noch dachte, sondern ein wahres Wunderwerk an Komplexität, wo die biochemische Ebene eng mit der physiologischen und seelischen zusammenarbeitet. Es gibt so auch nicht eine einzige Ursache dafür, dass er beispielsweise bei Krebs aus dem Ruder läuft, sondern deren viele.

Was wir mit Ernährung erreichen können

Nach wie vor haben in meinen Augen die seelischen Ursachen mit ihren Auswirkungen auf die Gesundheit eine enorme Bedeutung und stehen für mich weiterhin an erster Stelle. Doch möchte ich sie um die Studienergebnisse von Forschern wie Colin Campbell, Autor der »China Study«, von der in diesem Buch noch viel die Rede sein wird, Caldwell Esselstyn und Dean Ornish bezüglich Ernährung sowie Jörg Spitz und William Grant bezüglich Vitamin D ergänzen und so neben der seelischen auch die körperliche Seite mehr ins Bewusstsein rücken. Der Schriftsteller Jonathan Safran Foer hat mit seinem Buch »Tiere essen«[4] zusätzlich geholfen, einen Vorhang zu lüften, der den Blick auf die Welt der tierischen Nahrungsmittelproduktion öffnet. Auch wenn dieser Einblick erschreckend, abstoßend und höchst bedrückend ist, dürfen wir ihn uns nicht länger ersparen. All den genannten Autoren sei großer Dank für ihren oft mutigen Einsatz ausgesprochen.

Als Fastenarzt und Naturheilkundler habe ich meinen Patienten die Wichtigkeit gesunder Ernährung immer nahegebracht. Seit Beginn meines Arztseins habe ich für artgerechte, vollwertige und – im Sinne

Erstaunliche Möglichkeiten, gesund zu werden

der Traditionellen Chinesischen Medizin – typgerechte Ernährung plädiert, und vor 40 Jahren bin ich aus Überzeugung selbst Vegetarier geworden. Jetzt ergibt sich – vor allem durch Colin Campbells Arbeit – die Chance eines wissenschaftlich fundierten kompletten Umdenkens in der Ernährungslehre. Und das wird nachweislich dramatische Auswirkungen auf die wichtigsten Krankheiten wie Herz-Kreislauf-Erkrankungen, Krebs und überhaupt das weite Feld der sogenannten Zivilisationskrankheiten wie etwa Diabetes Typ 2 haben. In diesem Buch möchte ich Sie mit auf eine Reise nehmen, die Ihnen helfen kann, umzudenken – zuerst einmal sich selbst zuliebe, genau wie Bill Clinton. Mir fiel es leicht, meine Ernährung umzustellen, während ich die »China Study« las. Wenn es Ihnen ähnlich gehen würde, wäre das ein großes, vielleicht das größte Geschenk neben der Entdeckung Ihrer eigenen Seele, das Sie sich und, wie sich im Verlauf des Buches zeigen wird, dieser Welt machen können. Mir scheint, nach ungezählten Fleischskandalen, nach Giftorgien im Futter und im Verbraucher, nach aus der Tierzucht stammenden Vogel- und Schweinegrippe-Viren ist die Zeit reif für ein Umdenken und einen Neuanfang. Letzterer aber kann nur vom Einzelnen ausgehen, von ihm aber kann er sich ausbreiten wie ein Lauffeuer, von Mund zu Mund und Herz zu Herz.

Endlich gibt es wissenschaftlich fundierte Möglichkeiten, in das Diät-Unwesen wieder eine sinnvolle Richtung zu bringen, die Sonne als Quelle von Gesundheit wahrzunehmen und es sich selbst und uns allen viel leichter zu machen. Dem das Wort zu reden, ist mir eine Freude, auch wenn es auf der Reise Schwieriges zu konfrontieren gibt, wovor wir gern die Augen verschließen und wo wir lieber so weitermachen würden wie bisher. Aber so kann und darf es nicht weitergehen. Schließlich geht es nicht nur um uns, sondern auch um die Tiere und um die Umwelt.

Und natürlich birgt solch ein großes Unterfangen in sich auch einen erheblichen Schatten in Gestalt des schlechten Gewissens, das bei Fleischessern entstehen wird, die weitermachen wie bisher und sich dieses Elend nun wissentlich einverleiben. Meine ganze Hoffnung ruht also darauf, dass Sie – für sich rechtzeitig – die Kurve kriegen.

Mit kleinen Schritten Großes bewirken

Dieses Buch kann und möchte die Basis einer Gesundheits-Lobby werden und am Feld ansteckender Gesundheit weiterbauen. Es zeigt einfache, günstige und gesunde Wege, die neuesten Forschungsergebnisse für ein langes, genussvolles Leben zu nutzen. Wir müssten vor allem vieles weglassen, was überdies sparen hilft, und anderes sehr viel gezielter und geschickter einsetzen: zum Beispiel die Sonne und vor allem unser Wissen über Hormone, Neurotransmitter und Ernährungsbestandteile wie Antioxidantien. Insofern ist das Buch auch ein Angriff auf liebgewonnene Vorurteile und Ausreden und könnte die Ausnahmen, die wir für uns selbst in Anspruch nehmen, erheblich reduzieren.

Liebgewordenes wegzulassen ist nicht so leicht, da Gewohnheiten wie breite Autobahnen sind und neue Felder Zeit brauchen, bis sie, von genügend Anhängern getragen, aus sich selbst heraus zu wachsen beginnen. Die Chance in diesem Augenblick unserer Geschichte besteht darin, durch Verständnis und zur Abwechslung unterstützt von der Wissenschaft zum Vorreiter eines neuen Gesundheitsfeldes zu werden, um zuerst einmal sich selbst zu retten, es dabei aber nicht bewenden zu lassen, denn unser Ernährungsverhalten hat dramatische Auswirkungen auf vielen Ebenen. Der Physiker Stephen Hawking sagt sehr einfach: »Alle Kräfte werden von Feldern übertragen.«[5] Und das dürfte über die Quantenphysik hinaus gelten. Mittel- und langfristig geht es um nicht weniger als das Überleben des menschlichen Kollektivs und letztlich unseres Heimatplaneten. Grundsätzlich sollte dieses ehrgeizige Unterfangen einfacher gelingen als die Etablierung einer umfassenden ganzheitlichen Psychosomatik unter Einbezug der spirituellen Dimension, wie es mir mit der Krankheitsbilder-Deutung vergönnt war. Denn jetzt gibt es massive wissenschaftliche Schützenhilfe, allerdings steht, anders als damals, eine Phalanx von Industriekonzernen – von den Pharma- über Nahrungsmittel- bis zu Kosmetikkonzernen – auf der anderen Seite. Wenn auch meine Art von Psychosomatik der Pharmaindustrie zuwiderlief, war sie doch kein direkter Angriff. Die neue Ernährungslehre dagegen wird notgedrungen zu einem frontalen Angriff auf die Produkte der mächtigen Fleisch- und Milchindustrie.

Die ungeheure Chance, die ich auf diesem Weg sehe, ist es, die großen Geißeln des modernen Menschen, seine häufigsten und schlimmsten Krankheiten, von der seelischen und der körperlichen Seite anzugehen. So wird Psycho-Somatik ihrem Namen gerecht. Doch lassen wir nun vor allem wissenschaftliche Studien bezüglich der wichtigsten Krankheiten sprechen, die ich Ihnen in leicht auf- und annehmbarer Weise darstellen und nahebringen möchte.

Die wichtigsten Aussagen finden Sie jeweils am Kapitelende als Fazit und optisch hervorgehoben zusammengefasst. So können Sie sich nicht nur einen schnellen Überblick beispielsweise über die Ergebnisse von Studien im Hinblick auf Ernährung verschaffen, sondern Sie bekommen damit im dritten Teil des Buches einen praktischen Leitfaden zum Thema vegane Ernährung mit allen wesentlichen Informationen zum Immerwieder-Nachschlagen an die Hand.

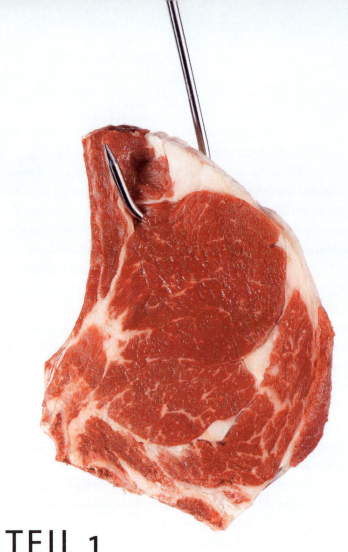

TEIL 1

KRANK DURCH FLEISCH UND MILCHPRODUKTE

DIE BAHNBRECHENDE »CHINA STUDY«

Alles Seelische, aber auch Ernährungseinflüsse und die Heilkraft der Sonne wurden lange sträflich vernachlässigt und das Feld der Nahrungsmittelindustrie und ihrer Lobby überlassen. Leider wurden vielfach deren geschäftsfördernde Vorurteile nachgebetet. Dabei erlauben uns heute moderne Langzeitstudien mit großen Teilnehmerzahlen wie die »China Study« von Professor T. Colin Campbell und seinem Sohn Thomas M. Campbell ganz andere Einschätzungen von Krankheitsrisiken durch Ernährung. Die »China Study«, eine Studiensammlung, die im Jahre 2004 zuerst erschien und inzwischen auch in Deutsch vorliegt[6], wird vieles verändern. Zusätzlich zur eigentlichen China-Studie, dem Kernstück des Werkes, enthält sie eine Fülle von weiteren Forschungsergebnissen und geht damit weit über China hinaus. Sie sei all jenen wärmstens empfohlen, die einen umfassenden Eindruck vom Einfluss der Ernährung auf die wichtigsten Krankheiten gewinnen wollen und vor Wissenschaft und einer großen Fülle von Zahlen, Daten und Studien nicht zurückschrecken. Einer ihrer großen Vorteile ist nicht nur ihre enorme Ausdehnung auf so viele chinesische Landkreise und damit hohe Teilnehmerzahlen, es konnte auch eine ganz andere Bandbreite in der Ernährung untersucht werden. Während westliche Studien im Wesentlichen Teilnehmer mit großem bis sehr großem Anteil an tierischer Nahrung untersuchten, gab es hier auch die Chance, solche mit kleinem bis sehr kleinem tierischen Anteil und entsprechend hohem an pflanzlicher Nahrung einzubeziehen.

Wo es westliche Studien zu vegetarischer Ernährung gab, waren deren gesundheitliche Vorteile jeweils deutlich geworden. So konnte das deutsche Krebsforschungszentrum in Heidelberg schon vor vielen Jahren belegen, um wie viel weniger Vegetarier zu Krebs neigten, wobei diese immer noch zum Teil sogar große Mengen an tierischem Protein in Form von Milchprodukten zu sich nahmen.

Die Position der Campbells sieht folgendermaßen aus: »Was die Auswirkung von Ernährung auf die Gesundheit so überzeugend macht, ist der Umfang der wissenschaftlichen Belege. (...) Wir können nicht behaupten, dass sie alle auf Zufall, unbrauchbare Daten, voreingenommene Forschung, falsch interpretierte Statistiken oder ›Verdrehung der Zahlen‹ zurückzuführen sind. Die Fakten sind einfach erdrückend.«[7]

Diese Studiensammlung hat das bisherige Weltbild der Ernährung weitestgehend auf den Kopf gestellt – und das auf wissenschaftlich sehr überzeugende Weise. Natürlich gab es schon immer Ernährungspäpste wie Bircher-Benner, Kollath, Waerland oder Bruker, die wesentlich pflanzliche beziehungsweise vollwertige Ernährung empfahlen, aber sie konnten sie nicht in der Art der China-Studie wissenschaftlich belegen, beziehungsweise die Wissenschaftler mauerten gegen sie und verweigerten entsprechende Untersuchungen.

Selbstverständlich gibt es inzwischen auch Gruppen und Personen, die nun der »China Study« wiederum zu große Teilnehmerzahlen vorwerfen und was des Unsinns mehr ist. Campbell hat darauf sehr wissenschaftlich reagiert und zeigen können, dass seine Kritiker meistens keinen wissenschaftlichen Hintergrund haben, dafür aber oft eindeutige Interessen.

Ernährungsumstellung, aber wie?

Doch auch nachdem die Fakten durch Studien mit großen Zahlen auf dem Tisch liegen, ist die Frage: Können wir uns so rasch umstellen wie Bill Clinton? Dieser hatte einerseits den Vorteil der Alter-

Die bahnbrechende » China Study «

nativlosigkeit nach zwei Herz-Operationen und andererseits seine Tochter Chelsea, die ihn motivierte. Alle »Klassiker« der traditionellen amerikanischen Ernährung musste der vormals bekennende Hamburger-Fan aufgeben. Nach eigenem Bekunden vertraut er den neuesten Studien und den Wissenschaftlern, deren Ergebnisse ich hier zusammengefasst präsentieren werde, und hält sich, wahrscheinlich bestärkt durch schlechte Erfahrungen, nicht mehr mit den Empfehlungen sogenannter Experten auf. Diese, das zeigt sich gerade in der Medizin immer deutlicher, vertreten nicht selten Interessengruppen – wie in diesem Fall die Nahrungsmittelindustrie –, die allen Grund haben, am Bewährten festzuhalten, um so nicht nur die eigenen Kassen, sondern auch die der Mediziner zu füllen. Einer der traurigen Fehler unseres Gesundheitssystems ist ja, dass Mediziner von Krankheit statt von Gesundheit profitieren.

An Gesundheit zu verdienen, ist dagegen nicht annähernd so leicht und bleibt die Herausforderung von Ärzten und Heilern, die ich heute von Medizinern unterscheiden würde. Gesundheit hat bei uns leider wenig Lobby, und so konnte es so weit kommen, dass inzwischen die meisten Menschen an Herz-Kreislauf-Erkrankungen, Krebs, Diabetes oder Demenz sterben, »meist im Krankenhaus oder Pflegeheim – statt an Altersschwäche im eigenen Bett«.[8]

Fazit: *Mit der »China Study« liegen uns umfangreiche Forschungsergebnisse über den Einfluss der Ernährung auf die wichtigsten Krankheiten unserer Zeit vor.*

Krank durch Fleisch und Milchprodukte

HERZ-KREISLAUF-KRANK DURCH TIERISCHES PROTEIN

Herz-Kreislauf-Erkrankungen sind im letzten Jahrhundert die mit Abstand häufigsten Todesursachen in westlichen Ländern, auch wenn es häufig subjektiv anders empfunden wird. Die Angst vor Brustkrebs beispielsweise ist bei modernen Frauen sicher deutlich größer als die vor Herzerkrankungen. Tatsächlich aber ist für Frauen die Wahrscheinlichkeit achtmal so hoch, an Herzproblemen zu sterben wie an Brustkrebs. Diese Verschiebung hat damit zu tun, dass das Thema Brustkrebs über sogenannte Vorsorgeuntersuchungen, die in Wahrheit lediglich Früherkennungsmaßnahmen sind, enorm forciert wird, während Herzinfarkte besonders bei Frauen vielfach übersehen werden und jedenfalls als Thema in der Öffentlichkeit kaum eine Rolle spielen. Krebs rangiert aber trotzdem an zweiter Stelle der Todesursachen bei uns, während an dritter Stelle bereits die hausgemachten Todesfälle durch Fehler der Medizin folgen.

Offensichtliche Zusammenhänge – von der Wissenschaft lange ignoriert

Wenden wir uns diesem unabhängig von Geschlecht und ethnischem Hintergrund bedrohlichsten Thema zu. Herzerkrankungen entwickeln sich über das ganze Leben, wie wir längst wissen. Selbst von den jungen gefallenen US-Soldaten im Koreakrieg hatten schon fast 80 Prozent Arteriosklerose und damit Anzeichen einer beginnenden Herzerkrankung.

Neueste Forschungen zeigen, wie gefährlich gerade die nicht so großen arteriosklerotischen Ablagerungen sind, die die Gefäße weniger als zur Hälfte verengen. Doch wie langsam und geradezu träge sich wissenschaftliche Erkenntnisse durchsetzen, wenn sie nicht mit wirtschaftlichen Interessen korrespondieren, zeigt folgende kurze Geschichte: Bereits im Jahre 1946 belegte ein kalifornischer Arzt namens Lester Morrison, dass sich mittels moderater Reduktion von tierischem Fett und Fleisch die Überlebenschancen von Herzinfarktpatienten deutlich steigern ließen. 1948 begann die Framingham-Studie in einer Kleinstadt außerhalb von Boston, Massachusetts. Sie läuft nun schon in der vierten Generation mit insgesamt über 15 000 Teilnehmern und hat zu über 1000 wissenschaftlichen Veröffentlichungen geführt, denen wir das meiste Wissen über Herzerkrankungen verdanken. Aus dieser Studie stammt unsere Kenntnis von Risikofaktoren wie vor allem hoher Cholesterinspiegel und Bluthochdruck, Rauchen, Übergewicht und mangelnde körperliche Bewegung. Der Ernährung wurde damals noch kaum Beachtung geschenkt. Zehn Jahre später, 1956, konnten die Forscher Lyon, Yankley und Gofman belegen, dass Patienten mit fortgeschrittenen Herzproblemen bei Beachtung einer fett- und cholesterinarmen Diät eine viermal niedrigere Sterblichkeitsrate aufwiesen. Solche Studien brachten Cholesterin und Fett stark in den Verdacht und ins Gerede. Heute wissen wir, dass sie Ausdruck einer an tierischem Protein überreichen Diät sind. Der Organismus versucht, mikrofeine Haarrisse in Gefäßen – aufgrund von Stress und Hochdruck und verstärkt durch Vitamin-C-Mangel – mithilfe von Protein und dann auch Cholesterin abzudichten. Erst spät kommt übrigens jener Kalk hinzu, nach dem das Phänomen Arterienverkalkung heißt.

Vergleichen wir die Todesraten an koronarer Herzkrankheit in verschiedenen Ländern, finden wir sie umso höher, je größer der Anteil an tierischen Produkten in der Ernährung ist. Die USA führen die Liste mit über 700 Todesfällen pro 100 000 Einwohnern an, Deutschland liegt bei weniger als der Hälfte, nämlich 300, Öster-

Krank durch Fleisch und Milchprodukte

reich und die Schweiz knapp darunter. Japan mit einem vergleich-
bar minimalen Fleischkonsum liegt nur noch bei 100 Fällen, in Papua Neuginea schließlich ist der Anteil vernachlässigbar gering, wie
verschiedene Studien belegen. Die dortigen Hochlandbewohner
verzehren nur sehr geringe Mengen an tierischem Protein und Fett,
dafür vertrauen sie auf Buah Merah, das Rotfruchtöl, das in ganz
Indonesien als »Wundermittel« auch bei Lebererkrankungen und
Krebs gilt. Mir fiel es in Bali vor Jahren durch seine extreme Rotfär-
bung auf, ich probierte es selbst und empfahl es mit gutem Erfolg
verschiedenen Patienten. Ein politisches Bündnis wie die EU ist aber
so abgeschirmt gegen alle »außereuropäischen« Heilmittel, dass es
nur über Umwege zu besorgen ist.[9]

Mutige Vorreiter

In Cleveland, Ohio, setzte ein mutiger Arzt und Forscher Zeichen.
Dr. Caldwell B. Esselstyn hatte nach elf Jahren chirurgischer Tätig-
keit nach eigenen Aussagen jede Illusion bezüglich der gängigen modernen Behandlung von Herz-Kreislauf-Erkrankungen und Krebs
verloren. Ihm war aufgefallen, wie viele Menschen dieser Welt überhaupt nicht an Herz-Kreislauf-Erkrankungen leiden und wie deutlich der Zusammenhang mit der Ernährung ist.
In einer eigenen Studie, die 1985 begann, erzielte er mit einer
fettarmen, auf vollwertige pflanzliche Ernährung setzenden Diät
die bis dahin besten je erreichten Ergebnisse, bei lediglich minimaler Cholesterinsenkung mittels chemischer Pharmaka. Die Patienten mussten auf Fleisch, Fisch, Milchprodukte bis auf Mager-
milch und fettarmen Joghurt und auf Öle verzichten. Nach fünf
Jahren strich er zusätzlich die letzten Milchprodukte. Die Motiva-
tion seiner 18 Patienten wurde sicher sowohl von Angst unterstützt

Herz-Kreislauf-krank durch tierisches Protein

als auch von Hoffnung getragen, denn sie hatten in den acht Jahren vor der Studie bereits an schweren Herzproblemen von Infarkten, Angina-pectoris-Anfällen bis zu Schlaganfällen und den entsprechenden chirurgischen Eingriffen wie Bypass-Operationen und Gefäßplastiken gelitten. Zu Beginn der Studie lag ihr durchschnittlicher Cholesterinwert bei 246 mg/dl, während der Studie lag er mit 132 mg/dl noch unter der schulmedizinischen Vorgabe von 150 mg/dl oder sogar 200 mg/dl.

Aber entscheidender war, dass innerhalb von elf Jahren nur ein einziger Patient, nachdem er zwei Jahre lang von der Diät abgewichen war, wieder einen Angina-pectoris-Anfall bekam, während es in den acht Jahren davor insgesamt 49 Herzprobleme gegeben hatte. Dieser Patient kehrte daraufhin zu seiner Diät zurück und verlor die Beschwerden postwendend wieder.

Esselstyn konnte zeigen, dass die Erkrankungen nicht nur trotz fortschreitenden Alters gestoppt wurden, sondern dass sie sich bei 70 Prozent der Patienten unter der praktisch veganen Diät sogar zurückbildeten. An Patienten, die einer Angiographie, einer röntgenologischen Darstellung ihrer Gefäße, zustimmten, konnte er in eindrucksvollen Bildern zeigen, wie sich schon verschlossene Gefäße wieder geöffnet hatten.

5 Patienten waren in den ersten beiden Jahren aus der Gruppe von ursprünglich 23 ausgestiegen und zu ihrer US-amerikanischen Normalernährung zurückgekehrt. Sie erlebten in den Jahren bis 1995 insgesamt 10 schwere Herzprobleme gegenüber 0 in der Gruppe, die sich konsequent an Esselstyns Vorschriften gehalten hatte.[10] Hier waren zum ersten Mal in der Geschichte der westlichen Medizin koronare Herzerkrankungen wirklich erfolgreich besiegt worden. Dafür gebühren Dr. Esselstyn Anerkennung und Dank, denn seine Forschung ist nicht nur bahnbrechend, sondern sie hat viel mehr

Menschen das Leben gerettet als andere, übertriebenerweise gewürdigte Minimalfortschritte in der wissenschaftlichen Forschung. Er wird die verdiente Anerkennung wohl kaum bekommen, denn seine Forschung stammt nicht aus dem Kreis der Wissenschaftsgemeinde. Der Letzte, der ohne an der Universität zu wirken, einen naturwissenschaftlichen Nobelpreis bekam, war Albert Einstein.

Ein anderer Vorreiter ist Dr. Dean Ornish, der 1990 in einer Studie 28 Patienten mit einer Lebensstil-Umstellung behandelte, während er 20 weitere Patienten mit dem schulmedizinischen Standardprogramm versorgte. Die 28 wurden auf eine fettarme pflanzliche Diät gesetzt, bei der nur 10 Prozent der Kalorienmenge aus Fett stammen sollte. Die Patienten durften aber so viel essen, wie sie wollten, sofern es sich um Obst, Gemüse und Getreide handelte. Tierische Produkte waren bis auf Eiklar und eine Tasse fettarme Milch oder Joghurt pro Tag untersagt. Außerdem mussten sich die Patienten drei Stunden pro Woche körperlich ertüchtigen und täglich eine Stunde verschiedenste Stressmanagement-Methoden üben. Zweimal pro Woche trafen sie sich zu Gesprächen.

Innerhalb des Untersuchungsjahres stieg die Vitalität der Patienten und ihre Herzbeschwerden nahmen deutlich ab. Ihr durchschnittliches Cholesterin fiel von 227 mg/dl auf 172 mg/dl und das besonders »gefährliche« LDL-Cholesterin von 152 auf 95 mg/dl. Je strikter sie sich an die Empfehlungen gehalten hatten, desto mehr hatte sich ihre Herzsituation gebessert. 82 Prozent erlebten eine Rückbildung ihrer Gefäßprobleme in nur einem Jahr.

Bei den 20 Patienten in der Kontrollgruppe mit der normalen schulmedizinischen Therapie verschlimmerten sich – wie üblich – die Brustschmerzen, was Häufigkeit und Schwere der Anfälle anbelangt. In Zahlen: Während die Versuchsgruppe einen Rückgang der Beschwerdehäufigkeit um 91 Prozent erlebte, verzeichnete die Kontrollgruppe einen Anstieg von 165 Prozent. Statt abzunehmen, nahmen in der Kontrollgruppe die Blockaden in den Arterien weiter zu. Eine Ethik-Kommission, die ihrem Anspruch wirklich gerecht werden wollte, hätte demnach die normale schulmedizinische Behandlung schon während der Studie unterbinden und verbieten müssen, und zwar weltweit bei Millionen von Patienten. Leider aber verfolgen Ethik-Kommissionen bisher vor allem das Ziel, den Status quo in der Schulmedizin zu schützen statt den Patienten.

Erfolge durch Lebensstil-Programme

Inzwischen ist die Entwicklung in den USA immerhin soweit, dass ab dem Jahre 1993 ausgewählte herzkranke Patienten an solchen Lifestyle-Seminaren teilnehmen konnten, allerdings insgesamt bis 1998 nur 200. Von diesen Patienten, die normalerweise operativen Maßnahmen unterzogen worden wären, waren schon nach einem Jahr 65 Prozent schmerzfrei und blieben das auch in den folgenden drei Untersuchungsjahren. Der Erfolg war so überwältigend, dass 1998 immerhin 40 Versicherungen bereit waren, die Kosten zu übernehmen. Vergleichsweise sind diese gering. Ornish konnte demonstrieren, dass pro Patient 30 000 US-Dollar mit dem Lebensstil-Programm eingespart werden konnten. Bei all dem ist zu bedenken, dass Ornishs Patienten immer noch tierische Produkte zu sich nahmen und Cholesterinwerte um 170 mg/dl auch noch hoch sind, gemessen an denen mit ganz pflanzlicher Ernährung.[11]
Colin Campbell schreibt im Buch »Die China Study«: »Wir wissen nun genug, um Herzkrankheiten nahezu völlig auszuschließen.« Und weiter: »Indem wir die richtigen Nahrungsmittel essen, können wir unsere Herzen gesund erhalten.« Die Ergebnisse aus der China-Studie sind an großen Gruppen erhoben, sodass sie im wissen-

schaftlichen Sinne als signifikant oder sogar hochsignifikant gelten. Signifikant bedeutet, die Möglichkeit, dass es sich um ein zufälliges Ergebnis handelt, liegt unter 5 Prozent, hochsignifikant besagt, diese Wahrscheinlichkeit liege unter 1 Prozent.

Genau wie Esselstyn, Ornish und inzwischen auch Dr. William Castelli, langjähriger Leiter der erwähnten Framingham-Studie, setzt sich Colin Campbell entschieden für eine vollwertige pflanzliche Ernährung ein, eine Nahrung also, die nicht mittels Kunstdünger und chemischen Hilfen wie Herbiziden und Pestiziden, sondern auf natürliche Weise gezogen wurde und auch als biologisch bezeichnet wird. Campbells Studien belegen darüber hinaus, dass auch kleine Mengen an Milchprodukten bereits schädlich und daher wegzulassen sind.

Eine Studie[12], die 20 Länder verglich, konnte belegen, wie dramatisch Herzkrankheiten mit dem Konsum von Tierprotein zunahmen. In Tierversuchen ließ sich zeigen, wie die Fütterung von tierischem Protein die Cholesterinwerte von Versuchstieren hinaufschnellen ließ, während die Verfütterung pflanzlicher Proteine etwa aus Soja den gegenteiligen Effekt hatte und das Blutcholesterin senkte. Vergleichbare Untersuchungen an Menschen offenbarten Ähnliches. Durch den Verzehr von pflanzlichem Protein lässt sich der Cholesterinspiegel effizienter senken als durch Fett- und Cholesterinvermeidung in der Nahrung (zum Thema Cholesterin mehr ab Seite 30).

Hier haben wir den gar nicht häufigen Fall, dass sich Tierversuche mit Ergebnissen bei Menschen decken. Persönlich halte ich sie für problematisch. Abgesehen von den Tieren klammern sie die Seele immer aus und werden so Menschen nicht gerecht. Da sie aber in der »China Study« von einem verantwortlichen Arzt und Tierschützer wie Colin Campbell öfter angeführt werden, habe ich ihre Ergebnisse der Plausibilität zuliebe in einigen Fällen übernommen.

Vitamin D für die Herzgesundheit

Neuerdings gibt es Studien, die belegen, wie sehr unser Herz auch die Sonne braucht, und zwar ganz konkret in Form ihrer Strahlung auf der Haut. So heißt es in einer 2007 veröffentlichten Studie, dass das Bluthochdruckrisiko bei einem Vitamin-D-Spiegel von unter 15 ng/ml im Verhältnis zu Versuchspersonen mit einem solchen von über 30 ng/ml bei Männern um das 6-Fache, bei Frauen immer noch um das 2,6-Fache erhöht war.[13] Natürlich können wir auch Vitamin D essend zu uns nehmen, nämlich über Pilzgerichte (Seite 257).

Vitamin D ist aber nicht gleich Vitamin D, es gibt vielmehr eine besondere Form, die vorbeugende Wirkung nicht nur bezüglich Krebs, sondern auch im Hinblick auf Osteoporose und Autoimmunkrankheiten hat. Diese besondere, aktive Vitamin-D-Form, auch Calcitriol oder 1,25-Vitamin D genannt, funktioniert laut den Vitamin-D-Spezialisten Professor Spitz und Dr. Grant wie ein Hormon[14]. Diesbezüglich kommt der Sonne eine spezielle und bisher weitgehend unterschätzte Bedeutung zu (zum Thema Sonnenbaden Seite 228).

Auf jeden Fall ist es wieder die Ernährung, die bestimmt, wie viel und für welche Funktion der Organismus aktives Vitamin D herstellt. Tierprotein hat die Eigenschaft, dieses aktive Vitamin D oder Calcitriol zu blockieren, indem es den Organismus übersäuert. Dadurch wiederum wird das für die Aktivierung entscheidende Enzym in der Niere gehemmt. Die vor allem durch tierisches Protein und Süßigkeiten entstehende Übersäuerung bringt bekanntlich noch viele andere Nachteile mit sich. Durch Umstellung der Ernährung auf vegane Kost sowie durch Stressreduktion ist sie gut zu bessern. Durch (oft empfohlene) Basenpulver wird vor allem die wichtige Säure im Magen neutralisiert, was nicht eben sinnvoll ist. Die vegane Betonung von Obst und Gemüse ist von Ernährungsseite die beste Antwort auf die allgemeine Übersäuerung.

Calcitriol kann außerdem durch die regelmäßige Aufnahme großer Mengen an Kalzium blockiert werden – und die nimmt man gerade durch den ständigen Konsum von Milch(produkten) zu sich. Heute gibt es einige sehr überzeugende Untersuchungen, die direkt nachweisen, wie wichtig ein hoher Vitamin-D-Spiegel und folglich ausreichende Sonnenbestrahlung für unsere Gesundheit sind. Dass uns Sonne auf der Haut und im Herzen guttut, ist eigentlich jedem klar. Es war zu vermuten, es handle sich dabei um mehr als eine Redensart – umso schöner, wie überzeugend sich dieses Gefühl nun wissenschaftlich bestätigt. Die Sonne ist unser Zentralgestirn, um die sich in unserem Sonnensystem alles dreht so wie in unserem Körper alles ums Herz. Tatsächlich tut die Sonnenstrahlung so ziemlich allen unseren Organen gut. Denn in fast allen wurden Vitamin-D-Rezeptoren gefunden.

Mittagsschlaf – Entspannung fürs Herz

Dass auch ausreichender Schlaf und insbesondere die Mittagsruhe, die dem schwarzen Punkt im weißen Feld des Tai-Chi-Zeichens entspricht, unserer Seele guttut, liegt auf der Hand. Selbst im kurzen Mittagsschlaf kann die Seele Traumbilder hervorbringen und tief in ihre eigenen Gefilde sinken. Wie wichtig das nachts ist, um unsere seelische Gesundheit zu erhalten, belegt die Schlafforschung seit langem.

So ergab eine Untersuchung an berufstätigen Männern, dass diese mit einer regelmäßigen mittäglichen Arbeitspause zum Schlafen ihr Risiko, an Herz-Kreislauf-Erkrankungen zu sterben, um sagenhafte 64 Prozent verringern. An der Universität von Athen wurden zu diesem Zweck 23 681 Menschen beiderlei Geschlechts untersucht. Selbst wenn man nur dreimal pro Woche einen Mittagsschlaf hielt, reduzierte das das Risiko noch um 37 Prozent. Der Effekt war bei arbeitenden Männern deutlich ausgeprägter als bei Rentnern und bei Männern insgesamt stärker als bei Frauen. Einiges spricht dafür, dass diejenigen, die solche Schlafpausen am weitesten von sich weisen, sie am nötigsten hätten: gestresste berufstätige Männer auf dem Weg ins Burn-out.

Ein Herz und (s)eine Seele

Vegane Ernährung bekommt unserem Herzen wahrscheinlich auch deswegen so gut, weil sie die Seele nicht belastet. Das mögen sich viele nicht eingestehen, doch es bleibt die unbewusste Wirkung des Unrechts, das wir heute Tieren antun. Unwissenheit schützt hier, wie so oft, nicht vor Strafe.

Mit konsequent pflanzlicher Ernährung machen wir uns nicht zu Mittätern in den Schlachthöfen noch bei den Folterungen in der Tierzucht oder bei den grausamen Transporten, wir bleiben frei von all dem Missbrauch, der an Kühen und Hühnern stattfindet. Zu Milch- und Eiermaschinen degradiert, vegetieren viele in Tierfabriken dahin, die mit humanitärem Denken genauso unvereinbar sind wie mit der Würde des Tieres. Davon wird in diesem Buch noch ausführlicher die Rede sein.

Mit veganer Ernährung unterstützen wir ganz direkt die Erhaltung der Schöpfung in einer Weise, die unserem Herzen guttun muss. Dass diese von Vegetariern, Tierschützern und -freunden, Biobauern und Umweltschützern längst gefühlten und vertretenen Positionen nun auch wissenschaftlich belegbar sind und nachweislich jedem persönlich solch ungeheure gesundheitliche Vorteile bringen, ist neu und erfüllt mich mit der Hoffnung, dass wir auch kollektiv das Ruder noch herumreißen können. Im persönlichen Leben geht es darum, auf den Weg zu beglückender Gesundheit zurückzukehren, und im

Krank durch Fleisch und Milchprodukte

kollektiven Sinn, unserer Erde wieder Respekt zu erweisen und sie mit all ihren Lebewesen zu retten. Wir könnten uns dem Satz des heiligen Franz von Assisi annähern, der aus reinem Herzen sagte: »Herr, mach mich zu einem Werkzeug deines Friedens.«

Das Herz – Quelle unserer Lebensenergie

Welche Lebensstilveränderungen bei Herzerkrankungen notwendig sind, habe ich in meinem Buch »Herz(ens)probleme« dargestellt (Liste meiner Bücher im Anhang). Eine Einstellung, bei der wir die Sonne im Herzen spüren, unterstützt insgesamt das Leben. Mit solch einer sonnigen Haltung machen wir anderen Menschen Freude und sind für die Welt ein Gewinn. Auch die zugrunde liegenden seelischen Probleme werden in dem genannten Buch gedeutet, und so konnte es schon vielen helfen, zu ihren Herzensthemen zu finden und ihre Herzenswünsche hinter den Symptomen zu entdecken.
Symbolisch ist das Herz Sitz der Seele und Quelle unserer Lebensenergie. Als energetischer Mittelpunkt ist es auch Heimat von Gefühlen und Ängsten. Wenn es uns in die Hose rutscht oder bis zum Hals schlägt, wird das deutlich. Laut Bibel sollen wir aus ihm keine Mördergrube, sondern ihm Luft machen. Letztlich ist es auch unser höchstes Sinnesorgan, wenn wir »mit dem Herzen fühlen« und auf unser Herz horchen und seiner Stimme folgen.
Sein Thema ist die Erfahrung von Liebe und Einheit. Wer seinen Herzensangelegenheiten Beachtung schenkt, sein Herz öffnet und verschenkt und damit die zentralen Themen des Lebens *beherzigt*, sich zu Herzen nimmt, was sein Herz berührt, und sich stetig aus der Zweiheit Richtung Einheit entwickelt, seine Lebensenergie in Gestalt des Blutes in Fluss hält, dessen Herz wird gesund bleiben und lange schlagen, wie es seinem Besitzer seelisch entspricht.

Wenn wir also Sonne in unser Herz lassen, es während eines *herz-lichen* Lebens im übertragenen Sinn weiten und öffnen, werden wir nicht erleben, wie diese Aufgabe auf die Körperebene rutscht und sich im physisch erweiterten Herzen der Herzinsuffizienz ausdrückt. Unser Herz könnte durchaus mit der richtigen Einstellung und Ernährung bis ins hohe Alter fit bleiben. Wir brauchen es auch nicht brechen zu lassen im Infarkt oder strangulieren in der Angina pectoris, sofern wir uns rechtzeitig auf seine Belange einstellen und unsere Herzensthemen leben. Wenn wir unseren Lebensrhythmus finden, wird es uns mit seinem Rhythmus ein Leben lang unterstützen.

Fazit: *Die wissenschaftliche Beweislast gegen Tierprodukte im Hinblick auf Herz-Kreislauf-Erkrankungen ist erdrückend. Mit veganer Ernährung lassen sich Bluthochdruck und Herzprobleme selbst dann noch bessern und oft sogar heilen, wenn sie bereits fortgeschritten sind. So weit bräuchten wir es aber gar nicht kommen zu lassen, denn sie ließen sich mit der entsprechenden Ernährung schon im Vorfeld verhindern – die obendrein ein genussvolleres Leben ermöglicht.*
Auf der seelischen Ebene gilt es, Herzensangelegenheiten Raum zu geben und ihnen zu folgen.
Auch regelmäßiges Sonnenbaden und Mittagsschlaf reduzieren das Risiko von Herz-Erkrankungen erheblich. Entscheidend ist das Miteinander aller beteiligten Faktoren, von pflanzlicher Ernährung bis zur Berücksichtigung der Seele.

CHOLESTERIN – EIN GRUNDLEGENDES PROBLEM

In der Vergangenheit habe ich oft bloßes Cholesterinsenken mittels Pharmazie als falschen Schritt gegeißelt. Natürlich ist hohes Cholesterin ein schlechtes Zeichen. Aber der Kampf gegen Zeichen – Cholesterin ist nichts anderes als ein Biomarker – macht überhaupt keinen Sinn. Notarztwägen zu verbieten, weil ihr häufiger Einsatz ein schlechtes Zeichen sei, ist leicht als dumm zu durchschauen. Statt noch mehr von den letztendlich gefährlichen Fettsenkern der Pharmaindustrie zu schlucken, gilt es den Lebensstil zu ändern, und hier ist die Ernährung ein ganz entscheidender Faktor. Wie viele Menschen mussten erst schweren Schaden nehmen und wie viele sterben, bis Cholesterinsenker wie Clofibrat und Lipobay vom Markt genommen wurden?! Das ist nicht nur ein gefährlicher, sondern schlicht falscher Weg. Er suggeriert, wir könnten so weiter leben wie bisher, wenn wir nur die richtige Chemie schlucken.

Die Halbwertszeit schulmedizinischen Wissens über Pharmakologie ist erschreckend gering. Was heute geschluckt wird, muss möglicherweise morgen schon verboten werden. Würde ich heute noch verschreiben, was ich zum Pharmakologie-Examen vor gut 30 Jahren heruntergebetet habe, machte ich mich strafbar.

Cholesterinsenker nützen aber schon heute nicht beziehungsweise nur der Pharmaindustrie und deren Aktionären. Sie »verbessern« lediglich Werte im Sinne von Systemkosmetik, was nur Uninformierte beruhigt – gefährlich ist das, weil wichtige Zeit für wesentliche Schritte ungenutzt verstreicht.

Der alte englische Spruch »An apple a day keeps the doktor away« geht in die richtige Richtung, nur wird ein Apfel nicht reichen, es bräuchte eine grundlegende Umstellung auf pflanzliche Nahrung,

Empfehlungen für Cholesterin- und Fettwerte

Leider werden wir, was Cholesterin und Nahrungsfett angeht, weiter falsch informiert. Die großen medizinischen Organisationen empfehlen stur, den Cholesterinwert unter 200 mg/dl zu halten. 35 Prozent der Herzinfarkte ereilen aber Menschen mit Werten zwischen 150 und 200 mg/dl. Aus der China-Studie ergibt sich als relativ sicher erst ein Wert unter 150 mg/dl. Die noch überall propagierten Werte, die obendrein häufig mit chemischen Cholesterinsenkern erreicht werden, erweisen sich als Schritt in die Herzinfarkt-Falle.

Die gute Nachricht: Eine vegane Ernährung lässt den Wert sehr deutlich unter 200 mg/dl sinken. Wie die Ergebnisse mit riesigen Studienteilnehmerzahlen aus China demonstrieren, sind Menschen mit Werten unter 100 sogar noch viel seltener mit Krebs geschlagen. Somit sind die bei uns tolerierten Werte noch immer viel zu hoch und zeigen weiterhin nicht nur die Gefahr von Herzproblemen, sondern auch die von Krebs und allen möglichen anderen Zivilisationskrankheiten an.

Ähnliches wie für die Cholesterinwerte gilt für den empfohlenen Fettanteil der Nahrung. Während landauf, landab noch Werte zwischen 25 und 30 Prozent oder sogar darüber empfohlen werden, zeigt die China-Studie ein Optimum von lediglich 10 Prozent. Auch solche idealen Werte lassen sich mit pflanzlicher Ernährung erzielen.

und wir könnten das ganze Cholesterintheater vergessen. Das allerdings schafft einem dann – wie auch andere in der Schulmedizin unpopuläre Maßnahmen wie Fasten und Meditation – tatsächlich die Mediziner vom Hals, was diese nicht schätzen. Ärzte allerdings werden gern damit leben.

Cholesterin ist ein wichtiger Stoff für unsere Nerven, für Geschlechtshormone, für die Fettverdauuung usw., und wir brauchen es uns nicht zuzuführen, der Körper produziert selbst ausreichend davon. Im Überfluss zu sich genommen, wie über Tierprodukte, wirkt es schädlich, nur die chemische Senkung ist noch schädlicher.

Erst die »China Study« machte übrigens deutlich, ein wie schlechtes Zeichen ein hoher Cholesterinspiegel ist. Als Indikator für Herzprobleme war er immer bekannt, doch nun muss er nicht nur als Hinweis auf eine gefährliche Lebenseinstellung gelten, sondern auch auf Fehlernährung, die die Krebsgefahr drastisch erhöht. Aber nicht nur die Krebsgefahr, auch die in Bezug auf so ziemlich alle sogenannten Zivilisationskrankheiten, die weit über die in diesem Buch erwähnten hinausgehen.

Wenn Campbell sagt, »Nahrung zu essen, deren Cholesteringehalt über 0 mg liegt, ist ungesund«, klingt das natürlich provokativ, bringt ihn aber keineswegs auf eine Stufe mit den Anhängern chemischen Cholesterinsenkens. Cholesterin muss und kann durch stimmige Ernährung und eine entsprechende Lebensein- beziehungsweise -umstellung natürlich gesenkt werden.

Fazit: *Fleisch, Fisch, Milch, Eier und Fett lassen das Cholesterin steigen, womit auch die Gefahr nahezu aller Zivilisationskrankheiten wächst. Durch den Verzehr von pflanzlichem Protein kann man den Cholesterinspiegel effizienter senken als durch das Vermeiden von Nahrungsmitteln mit hohen Fett- und Cholesterinwerten. Pflanzliche Ernährung ist der gesündeste Weg zu natürlich niedrigen Cholesterinwerten, und diese stehen für ein längeres, besseres Leben.*

MILCHPRODUKTE FÖRDERN – NICHT NUR – KREBS

Die Rolle von Milchprodukten bei der Entstehung von Krebs lässt sich nicht wegdiskutieren, genauso wenig wie die von Fleisch. Wenn auf Zigarettenpackungen entsprechende Aufdrucke vor Krebs warnen, obwohl nur 2 von 100 Rauchern Bronchialkarzinome entwickeln, gehören sie konsequenterweise auch auf Milch- und Fleischprodukte, etwa: »Fleischverzehr führt zu Krebs und Infarkten«, »Dieses Dessert enthält Milch. Sie kann Krebs verursachen und töten.« Was viele geahnt haben, lässt sich inzwischen auch wissenschaftlich belegen. Darüber wird im Folgenden noch ausführlich zu reden sein. Was macht nun Milchprodukte zu solchen Förderern von Krebs?

Über die biochemischen Gründe für die krebsfördernden Eigenschaften der Milch(produkte) wissen wir inzwischen einiges. Das Problem ist nur, dass so vieles im Organismus so eng vernetzt ist und wir dazu neigen, alles einzeln und isoliert zu betrachten. Kein Vorgang im Körper ist aber wirklich unabhängig vom anderen. Die Natur arbeitet generell mit vernetzten Systemen, die sich gegenseitig beeinflussen. In diesem Gesamtgefüge vielfacher Rückkoppelungen ist weniges einfach als gut und anderes als schlecht zu bezeichnen, alles hat an seinem Platz seinen Sinn und kann schon durch eine geringe Veränderung von Umständen gefährlich werden.

Zu viel des Guten: das Wachstumshormon IGF-1

Der menschliche Organismus verfügt über ein Hormon mit der Bezeichnung IGF-1, was für »Insulin-like Growth Factor 1« steht, also für den Insulin-ähnlichen Wachstumsfaktor 1. Seine normale natürliche Aufgabe ist es, die Wachstumsgeschwindigkeit von gesun-

den Zellen im Sinne von Anregen und die Entsorgung alter, überlebter Zellen zu regeln. In einer Situation, wie sie offenbar durch
den Konsum von viel tierischem Eiweiß eintritt, fängt IGF-1 an, die
Teilungsgeschwindigkeit von Zellen zu erhöhen und die Entsorgung
alter, überflüssiger Zellen zu behindern, was beides Krebs fördert.
Ungünstigerweise wird durch vermehrte Aufnahme von tierischem
Eiweiß wie auch besonders durch Milch noch mehr von diesem
unter solchen Umständen plötzlich gefährlichen IGF-1 produziert.
Tierisches Eiweiß verändert also nicht nur die Arbeitsweise des Hormons, sondern veranlasst auch noch seine Überproduktion.[15] Umgekehrt konnten Forscher zeigen, wie eine Diät mit niedrigem Anteil
an tierischem Protein das IGF-1 reduziert.

Heute kann ein erhöhter IGF-1-Spiegel als Marker für Krebs gelten.
So wie hohes Cholesterin für Herzprobleme und auch für Krebs
und eine Reihe anderer Zivilisationskrankheiten steht. 2002 konnten Chan und Stampfer zeigen, wie erhöhte IGF-1-Werte die Wahrscheinlichkeit, an bösartigem Prostatakrebs zu erkranken, um mehr
als das 5-Fache steigerten.[16]

Da Milch immer ursprünglich Muttermilch und damit Säuglingsnahrung ist und nur von uns zweckentfremdet wird, ist dieser Zusammenhang gut zu durchschauen. Für ein Neugeborenes – genauso
wie für ein Kalb – ist dieses spezifische Wachstumshormon sinnvoll, denn beim Säugling geht es vor allem um Zellvermehrung und
Aufbau eigener Strukturen. Der Abbau von alten Zellen ist weniger
bedeutsam und steht im Hintergrund. Folglich ist IGF-1 in dieser
Zeit ein wichtiges, wenn nicht sogar entscheidendes Hormon. Dass
Muttermilchnahrung seine Bildung anregt, ist von daher verständlich und sinnvoll.

Im späteren Lebensalter dagegen, wenn es nur noch darum geht, den
Zellbestand zu erhalten und der Abbau alter, verbrauchter Zellen in

den Vordergrund rückt, hat IGF-1 keine sinnvolle Rolle mehr und tritt zurück. Wird es nun aber durch zeitinadäquate und damit kontraproduktive Säuglingsnahrung angeregt – und das ist (Mutter-) Milch in jedem Fall –, dann entwickelt es für den erwachsenen Organismus verheerende, eben krebsfördernde Eigenschaften, indem es neuerlich schnelles Wachstum anregt und die Abtötung alter, überlebter Zellen verhindert.

Auch kleine Mengen schaden

Je später folglich im Leben noch Milchprodukte genommen werden, desto schlechter für den Organismus. So wird für reife Menschen zur Falle, was für Säuglinge, Kinder und Heranwachsende durchaus Sinn macht. Wer abgestillt ist, sollte das folglich akzeptieren und Muttermilch den Säuglingen lassen. Alles andere ist Missbrauch, der sich rächt. Bis zur Adoleszenz mögen (Kuh-)Milchprodukte weniger nachteilig sein, günstig sind sie schon wegen der Verschleimung, die sie fördern, in keinem Fall. Dies sieht übrigens die Traditionelle Chinesische Medizin genauso, die sich ebenfalls ganz gegen Milch nach dem Abstillen ausspricht.

Die Beobachtung, dass mit reichlich Milch(produkten) versorgte Kinder besonders häufig erkältet sind, haben auch bei uns viele Therapeuten gemacht. Schleim ist natürlich ein wichtiger Stoff im Organismus. Beim Transport von Stuhl durch den Darm oder beim Geschlechtsverkehr fungiert er als wichtiges Gleitmittel. Wird er jedoch – wie mit Milch(produkten) – im Übermaß zugeführt, ist die Tendenz zu Krankheiten wie Erkältungen oder Asthma, die mit Schleimproduktion einhergehen, unverkennbar.

Wie gefährlich schon kleine Mengen von Milchprodukten wie Joghurt sind, zeigten Studien, die Krebsgefährdete unter Normalkost, mit vegan, also tierproteinfrei Ernährten, und solchen mit einem geringen Joghurtanteil verglichen. Wie nicht anders zu erwarten, waren die vegan Ernährten am besten dran und fast sicher vor Krebs im Vergleich zu den schwer betroffenen Normalessern. Aber selbst ein bisschen täglicher Joghurt brachte dieser Gruppe noch einiges an Krebselend ein.

Muttermilch und Kuhmilch – jedem das Seine

Keine einzige Art außer dem Menschen nimmt einer anderen die Milch weg. Warum sollten wir das nötig haben? Keine andere Art hat auch so viele Krebserkrankungen, auch wenn es daneben viele andere Gründe gibt, etwa aus dem seelischen Bereich.

Warum kann etwas am Anfang des Lebens so Essenzielles wie Milch und damit letztlich tierisches Protein später so schädlich werden? Tatsächlich ist ja auch die eigene Muttermilch immer tierisches oder eben menschliches Protein. Alle Studien, die belegen, wie sehr proteinarme Kost im Laufe des Lebens zu bevorzugen ist, sind natürlich an Erwachsenen gemacht.

Im Kindesalter ist generell viel Protein zum Aufbauen und Wachsen notwendig, auch Fett zum Abpolstern und Auffüllen der Figur. Deshalb bekommt und verträgt das menschliche Neugeborene in dieser entscheidenden Zeit des Anfangs relativ eiweißreiche, verglichen mit anderen Muttermilcharten aber eiweiß- und fettarme und sehr kohlenhydratreduzierte Milch. Diese ist ideal für das Baby, das noch kaum Brennstoff in Form von Kohlenhydraten braucht, aber viel (Auf-)Baumaterial.

Jede Muttermilch ist auf die entsprechende Art abgestimmt und umso proteinreicher, je rascher das Neugeborene wachsen soll. Insofern enthält Kaninchenmilch ungleich mehr Eiweiß als die von

Milchprodukte fördern – nicht nur – Krebs

Kühen und erst recht von Menschen. Das Kaninchenjunge, das in sechs Tagen sein Gewicht verdoppelt, bekommt von seiner Mutter eine Milch, die 10,4 Prozent Eiweiß enthält, Katzenmilch hat 7 Prozent und die Jungen verdoppeln ihr Gewicht in 9 Tagen; Kuhmilch hat immer noch 3,3 Prozent – das Kalb legt in circa 47 Tagen 100 Prozent Gewicht zu. Der menschliche Säugling braucht eine Muttermilch mit nur 1,2 Prozent Protein und kann sich 180 Tage Zeit lassen, sein Gewicht zu verdoppeln. Innerhalb seines ersten Jahres kann ein Kalb sehr schwer werden – und Gleiches sollten Menschenmütter ihren Kindern doch ersparen.

Kuhmilch ist den Bedürfnissen von Kälbern angepasst. Schnelles Wachstum und rascher, starker Knochenaufbau bei nur mäßiger Gehirnentwicklung sind notwendig, damit Kälber in freier Natur rasch mit den Herden Schritt halten und gegebenenfalls vor Raubtieren fliehen können. Für das schnelle Knochenwachstum des Kalbes braucht Kuhmilch vier- bis fünfmal so viel Kalzium wie Frauenmilch und viel mehr Mineralstoffe sowie Eiweiß.

Menschenkinder haben offensichtlich eine ganz andere Ausgangssituation. Lange bei der Mutter, geht es bei ihnen anfangs vor allem um Gehirnentwicklung. Dafür enthält menschliche Milch fast doppelt so viel Milchzucker wie die von Kühen. Milchzucker fördert die Myelinbildung, und dies dient dem Schutz der Nervenzellen. Milch ist ganz offensichtlich nicht gleich Milch, ihre Zusammensetzung ist so individuell wie die Bedürfnisse der jeweiligen Art.

Ziemlich sicher ist das enorme körperliche Wachstum moderner Kinder der Mast mit falscher, das heißt für Menschen ungeeigneter Kuhmilch geschuldet. Sobald wir ausgewachsen und die Wachstumsfugen geschlossen sind, können diese Wachstumsimpulse nicht mehr in die Länge gehen und tendieren wahrscheinlich zu anderem, gefährlicherem Wachstum.

Die moderne Eiweißmast

Wenn der Körperaufbau mit der Adoleszenz geschafft ist, verlieren Eiweiß und Fett im Erwachsenenleben konsequenterweise an Bedeutung. Dagegen sind Kohlenhydrate als guter Brennstoff natürlich ein Leben lang wichtig, aber, wie gesagt, am Anfang beim Säugling doch am wenigsten. Ab der Adoleszenz aber, wenn es nur noch ums Erhalten des körperlich Erreichten geht, wird der Betriebs- und Brennstoff relativ am wichtigsten. Insofern ist verständlich, wenn Protein und Fett nach der Adoleszenz und im Laufe des weiteren Lebens auf den Speisezetteln *natür*lich abnehmen sollten. Diese Ansicht vertreten jedenfalls auch Ernährungsspezialisten wie die Russin Dr. Schatalowa und schon viel früher Rudolf Steiner.

In der modernen westlichen Welt geschieht aber fast das genaue Gegenteil, und das rächt sich. Mit zunehmendem Einkommen steigt im Laufe des Lebens die (Tier-)Eiweißmast auf der Basis des (arche-)typischen Macho-Essens noch an.

Kuhmilch – in vieler Hinsicht schädlich

Dass sich Menschen als einzige Lebewesen bis ins Erwachsenenalter nicht von Milch trennen, ist leicht als ein Aspekt von Regression zu erkennen, ein Verharren im Kindlichen. Solch ein naturwidriges Verhalten für lebensnotwendig zu erklären, wie es die Milchlobby tut, ist ebenso unnatürlich wie fragwürdig. Muttermilch ist nicht nur speziell auf die eigene Art, sondern sogar speziell auf die Bedürfnisse des jeweiligen Säuglingsalters zugeschnitten und passt sich damit seiner Entwicklung und seinen Bedürfnissen in den ersten Lebensmonaten an. Da Stillen von der Schulmedizin schon früh und vor Ende des ersten Lebensjahres als weniger günstig und sogar überflüssig erachtet wird, ist das möglicherweise ein Grund für unseren enormen späteren Milchhunger. Wir bekommen als Säugling nicht genug Milch – im Durchschnitt 4 Monate und nicht 4 Jahre, wie es die Frauen in vielen Teilen der Welt halten, die nicht zu den Wohlstandsländern gehören.

Da die Milch jeder Kuh in ihrer Eiweißzusammensetzung individuell ist und andere Proteine enthält, aber in der modernen Milchwirtschaft mit der von Hunderten und Tausenden anderer Kühe vermischt wird und die Proteine noch zusätzlich durch Pasteurisierung denaturiert werden, kommt ein Eiweißcocktail zusammen, der immer mehr menschliche Immunsysteme überfordert, was Milch zu der Allergiequelle schlechthin macht und, wie noch gezeigt wird, Autoimmunkrankheiten fördert.

Aufgrund der perversen EU-Landwirtschaftspolitik ist die relativ fette, eiweißreiche Milch direkt vom Hof gar nicht mehr erlaubt. Die muss erst in weiteren Fabriken aufbereitet werden. Das bedeutet massiven Entzug von Fett und Eiweiß für die Käseherstellung und Rückfettung mit billigerem Fett, schlimmstenfalls und illegal offenbar auch schon mal von Schweinen. Jedenfalls soll das vorgekommen sein, auch wenn es offiziell verboten ist. Die heute verkaufte Milch ist eine Einheitsflüssigkeit, die geschmacklich verändert und wegen möglichen Nachfettens nicht einmal mehr für Vegetarier mit gutem Gewissen zu verzehren ist.

Negative Energien und Schadstoffbelastung

Die moderne Milch ist längst zu einer Groteske geworden, von zu keinem anderen Zweck als Milchproduktion gezüchteten Hochleistungskühen produziert, die statt auf sonnigen Wiesen zu grasen ständig angebunden in großen Milchfabriken auf engstem Raum in Reih und Glied vegetieren. Die grasfressende Kuh von der grünen

Wiese ist längst ein Auslaufmodell. Somit hängt auch an der Milch ein wenig angenehmes Feld, wenn auch längst nicht ein so brutales wie am Fleisch.

Auch wer auf Milch noch nicht allergisch reagiert, kann sie möglicherweise schlecht verdauen. Da nach der Stillzeit von der Natur gar nicht mehr vorgesehen, haben viele Erwachsene nicht genug vom Enzym Laktase, das die Laktose, den Milchzucker, abbaut. Das ist eigentlich völlig natürlich und kein Problem, es wird nur durch die unnatürliche Ernährung mit Milchprodukten dazu. Laktasemangel führt dann zu Blähungen.

Das Milchfett der Kuh ist ebenfalls problematisch für Menschen, denn es enthält einen viel höheren Anteil an gesättigten Fettsäuren als etwa menschliche Muttermilch, was ein Beitrag zur Arteriosklerose sein könnte.

Ständig mehr werden auch die Schadstoffe, die Kühe über die Nahrung aufnehmen und die sie dann über die Milch weitergeben. Genau wie der Organismus von stillenden Frauen nutzt auch derjenige von Melkkühen die Stillphase zum Loswerden von Schadstoffen wie beispielsweise Quecksilber via Milch. Das heißt: Je mehr Schadstoffen eine Kuh ausgesetzt ist, desto schadstoffbelasteter ist auch ihre Milch.

Selbstverständlich hat der Konsum von Tierprodukten auch Auswirkungen auf die menschliche Muttermilch. So ließen sich darin umso mehr giftige Substanzen feststellen, je mehr Fleisch inklusive Geflügel und Fisch, Eier und Milch(produkte) die Mutter konsumiert hatte.[17] Fleisch enthält im Schnitt 14-mal mehr Pestizide als pflanzliche Nahrungsmittel; Milch(produkte) 5,5-mal so viel.[18] Das »New England Journal of Medicine« veröffentlichte eine Studie, die belegte, dass selbst die schlechtesten Werte der Milch von vegetarisch lebenden Müttern noch besser waren als die besten Werte nicht vegetarisch lebender Mütter. Durchschnittlich war die chemische Vergiftung der Muttermilch vegan lebender Mütter 35-mal geringer als die des Durchschnitts.[19]

Sind Ziegenmilch und Büffelmozarella die Lösung?

Nachdem Kuhmilch und die aus ihr hergestellten Produkte also unserer Gesundheit zuliebe zu meiden sind, taucht die Frage nach Ersatz auf. Ist Büffelmozarella gesünder als der von Kühen? Sind Ziegenkäse, Schafskäse oder gar Stuten- und Eselsmilch eine Alternative?

Der Missbrauch, der den Muttertieren angetan wird und von dem in diesem Buch noch die Rede sein wird, beschränkt sich natürlich nicht auf Kuhställe – Milch von Tieren beruht immer auf demselben Trick oder Betrug an Muttertieren. Dass Schafs-, Ziegen-, Stuten- oder Büffelmilch bisher nicht in industrieller Großproduktion hergestellt werden und die Tiere besser leben, bietet aber natürlich einige Vorteile.

Dennoch muss hier die möglicherweise aufkeimende Hoffnung auf andere Milcharten getrübt werden: Alle Milch von Tieren ist grundsätzlich – zweckentfremdete – Muttermilch und wird, auch wenn das bisher nur bei Kuhmilch wissenschaftlich untersucht ist, ähnliche Wachstumsreize auslösen, die nach der Adoleszenz Krebs fördern. Die Krebsentstehung durch Anregung der Wachstumsfaktoren geschieht in besonderem Maße durch das Kasein der Milch. Die Auswirkungen im Hinblick auf die Krebsentstehung dürften bei Ziegen-, Schafs- und anderer Milch nicht günstiger sein.

Wer sich vegan ernährt, kann auf Alternativen wie Reis- oder andere Getreidemilch, Kokosmilch, Mandelmilch, Hanfmilch und Sojamilch zurückgreifen.

⬤ Alternativen zur Kuhmilch

Reis-, Kokos-, Hanf- und Mandelmilch[20a] (ohne Zusätze) sind natür-
lich(e) Alternativen, aber mit Milch haben sie nur die Farbe und
den flüssigen Zustand gemein. Bisher spricht nichts gegen diese
Alternativen. In Nachtischen und in Currygerichten beispielsweise
spricht sogar einiges geschmacklich sehr dafür. Dies sind allerdings
keine Alternativen für Säuglingsnahrung.

Reismilch   *Gelangt als »Reisdrink« in den Handel und wird aus Wasser,
Reis, Pflanzenöl und Salz hergestellt – Entsprechendes gilt für andere
Getreidearten wie Dinkel und Hafer, aus denen ebenfalls Drinks gefertigt
werden. Als Getränk oder etwa für Müsli verwendbar.*

Kokosmilch   *Kokosnuss mit Wasser. Wird für Süßspeisen ebenso verwendet wie für asiatische Gerichte.*

Mandelmilch   *Mandelmus oder frisch gemahlene und dann geröstete
Mandeln werden mit Wasser verrührt. Lässt sich in der Küche vielseitig
einsetzen, zum Beispiel für Müsli. Selbst Cappuccino mit aufgeschäumter
Mandelmilch ist möglich und gut.*

Sojamilch   *Mehr dazu im folgenden Kapitel.*

Das Sojaproblem

Aus Soja lässt sich so ziemlich alles (nach)machen, was wir an Fleisch-
variationen kennen – von Steak und Schnitzel über »Hühnerbrust«
bis zu »Garnelen« –, und darüber hinaus noch eine Ersatzmilch, die
viele Anhänger gewonnen hat. Wer schon einmal in einem veganen
Restaurant wie dem »Vegetasia« in Wien, dem Gasthaus »Schillin-
ger« nördlich von Wien oder dem »Ginko« in Graz gegessen hat,
staunt, was alles mit Soja und damit pflanzlich möglich ist. Trotz solcher Verlockungen, die besonders für Umsteiger ins vegane Reich zu

Milchprodukte fördern — nicht nur — Krebs

Anfang sehr beruhigend sind, ist die Sojabohne ins Gerede gekommen, und zwar vor allem weil sie den Östrogenspiegel sehr erhöht. Bei Frauen, die viel Östrogen gewöhnt sind, mag das auf dieser pflanzlichen Basis problemloser sein. Sicher jedenfalls ist es unvergleichlich besser, als mittels Hormongaben den Östrogenspiegel in der Wechselzeit zu steigern, wovon wir heute sicher wissen, wie sehr es die Brustkrebsrate erhöht. Vieles spricht dafür, dass asiatische Frauen mit Soja viel besser fahren. Allerdings essen sie in der Regel auch nicht solche Mengen, wie Vegetarier und Veganer das vor allem zu Beginn ihres Umstiegs manchmal machen.

Für Männer besteht das Problem, mit einer Soja-Dauermast sogar weibliche Körperformen zu entwickeln, von »weichen« Hüften über Brüste bis zu runden Kugelbäuchen. Viel mehr weibliche Figurentgleisungen kommen allerdings bei fleischessenden Männern vor, die auf diesem Weg zu viele Hormone abbekommen und ihre Anima, ihren weiblichen Seelenanteil, zu wenig kultivieren, sodass ihnen der Körper das im Sinne von »Krankheit als Symbol« abnimmt.

Kugelbäuche bei Sojafans werden auch noch durch entsprechenden Windstau gefördert, denn Soja ist eine Bohne, und bekanntlich folgt jedem Böhnchen sein Tönchen. Auf der seelischen Ebene, ließe sich argumentieren, täte es vielen Männern ganz gut, etwas weiblicher und damit auch einfühlsamer zu werden. Das Problem ist aber: Die Macho-Typen futtern meist sowieso weiter tierisch – wobei sie auf diesem Weg durchaus auch ein krankhaftes Zuviel an weiblichen (Kuh-)Hormonen und damit Brustvergrößerungen abbekommen können –, und die Umsteiger ins vegane Reich brauchen ohnehin nicht weiblicher zu werden, weder körperlich noch seelisch.

Ein Freund, den meine Warnungen aus dem Soja-Himmel rissen, stellte in der folgenden Verzicht-Phase fest, wie er sich wieder deutlich männlicher und damit auch angenehm durchsetzungsstärker

Krank durch Fleisch und Milchprodukte

nicht nur auf der Geschäftsebene fühlte. Besonders bei kleinen Jungen in der Entwicklung ist strikt darauf zu achten, es mit Soja nicht zu übertreiben. Bei ihnen wurden bei solch gut gemeinter Überversorgung Östrogenspiegel mit über hundertfach erhöhten Werten gemessen. Das veranlasste in England und Neuseeland bereits die Gesundheitsministerien, vor Soja als Kindermilchersatz zu warnen. Allerdings sind beide Länder mit einer Kuhmilchwirtschaft im Weltspitzenbereich geschlagen. Bei Kleinkindern ist also Soja kaum zu empfehlen.

Ein weiterer Schattenaspekt ist die – allerdings vor allem für die Futtermittelherstellung – entstandene Soja-Industrie, die bereits eine ähnliche Gefahr für den Regenwald Amazoniens darstellt wie die Rindfleisch-Produktion für Hamburger-Ketten.

Auch wenn damit einige Wermutstropfen in die Sojamilch gefallen sein mögen, bleibt die Bohne in Maßen statt in Massen eine gute Eiweiß- und Fettquelle. Ob Sojasoße, Tofu, Tempeh oder Miso – für viele sind Sojaprodukte ein unverzichtbarer Bestandteil der veganen Küche. Und es gibt eine weitere Möglichkeit für all jene Umsteigewilligen, die sich doch noch nach Fleisch und entsprechenden Beißgefühlen im Mund sehnen: Viele der aus Soja herstellbaren Fleischersatzstücke lassen sich auch aus Gluten herstellen, das aus Weizen gewonnen wird.

Fazit: *Milchprodukte sind insgesamt als krebsfördernd abzulehnen. In ganz besonderer Weise fördern sie Prostatakrebs. Mit zunehmendem Lebensalter werden sie immer gefährlicher. Zu Beginn des Lebens bis zur Adoleszenz empfiehlt sich sinnvollerweise eine relativ eiweißreiche Kost, wobei im Laufe des Lebens Kohlenhydrate mehr in den Vor-*

dergrund treten sollten. Kinder können also unbedenklicher Milchprodukte zu sich nehmen als Erwachsene – Krebs ist auch ein geringeres Problem in dieser Zeit –, doch wenn sie ausgewachsen sind, wird das gefährlich. Insofern sollten Kinder diesbezüglich essen dürfen, was sie wollen, wobei Eltern darauf genauso Einfluss nehmen dürfen wie die Werbung. Alternativen zu tierischer Milch sind Reis-, Hanf-, Mandel- und – bedingt – Sojamilch.

ZWEIERLEI KOHLENHYDRATE – MINDER- UND VOLLWERTIG

Ernährung unterliegt wie alles der Polarität: Sie kann krank machen wie auch heilen. Das gilt insgesamt genauso wie für die einzelnen Bestandteile. Nach der jahrelangen Verteufelung der Kohlenhydrate durch »Ernährungswissenschaftler« ist es Zeit für ihre Rehabilitation. Eine inzwischen gut gestützte Hypothese besagt, dass dieselben Risikofaktoren, die die Insulinresistenz – und damit Diabetes Typ 2 (Seite 82) – fördern, auch Dickdarmkrebs (Seite 56) begünstigen. Bedenkt man, wie sehr die Insulinresistenz durch raffinierte Kohlenhydrate verstärkt wird, zeigt sich, wie wichtig die Unterscheidung zwischen raffinierten und vollwertigen oder komplexen Kohlenhydraten ist. Gesundheitlich liegen Welten dazwischen. Dass raffinierte Kohlenhydrate auf der ganzen Linie und nicht nur im Hinblick auf Dickdarmkrebs schädlich sind, ist heute nicht mehr zu bestreiten. Hier liegt der Grund für den Boom der sogenannten Low-Carb-

Diäten, die in den letzten Jahrzehnten die westliche Welt erobert haben und von der Atkins- über die South-Beach-Diät bis zu Metabolic Balance reichen. Da sie tatsächlich die in vieler Hinsicht schädlichen raffinierten Kohlenhydrate reduzieren, leisten sie etwas Positives. Wo sie aber stattdessen tierisches Protein und Fett propagieren, verfallen sie ins Gegenteil. Sie reduzieren dann bestenfalls die Wahrscheinlichkeit, an Fettsucht und Diabetes 2 zu erkranken, erhöhen aber das Risiko von Bluthochdruck, Arteriosklerose, Herzinfarkten, Schlaganfällen und vor allem, wie wir heute eindeutig feststellen müssen, definitiv von Krebs. Es handelt sich also um die Wahl zwischen Pest und Cholera. Low-Carb-Diäten verschieben das Risiko lediglich von einem zum anderen. Im Übrigen ist die Möglichkeit, Fettsucht und Diabetes 2 mit mehr Fett und Protein von Tierprodukten zu reduzieren, mindestens umstritten und jedenfalls keineswegs belegt.

Der Wechsel zwischen Verteufelung einerseits und Lob der Kohlenhydrate andererseits fand sich in den letzten Jahrzehnten beim Eiertanz zwischen den verschiedenen Diät-Richtungen häufig. Dabei ist die Lösung sehr einfach. So sicher wie raffinierte Kohlenhydrate tatsächlich ins Elend führen und zu minimieren wären, so sicher zeigen die oben zitierten Studien, wie wichtig vollwertige Kohlenhydrate für die Vermeidung von Krebs, Herzproblemen und vielen anderen Krankheiten sind. Wie sich später noch zeigen wird, sind sie auch die Lösung für Fettsucht und Diabetes, die beiden Geißeln der modernen Menschheit, die die WHO bereits als die Seuchen der Zukunft ausgerufen hat. Das Loblied auf die Kohlenhydrate gilt folglich ausschließlich deren naturbelassenen, vollwertigen Erscheinungsformen. Auch wenn also raffinierte und vollwertige Kohlenhydrate auf die gleichen Grundstoffe zurückgehen, könnten ihre Auswirkungen nicht unterschiedlicher sein.

Zweierlei Kohlenhydrate — minder- und vollwertig

Vorfahrt für vollwertige Kohlenhydrate

Raffinierte Kohlenhydrate (unbedingt zu vermeiden)	Vollwertige Kohlenhydrate (unbedingt empfehlenswert)
weißer und brauner Zucker	Getreide und Reis, ungeschält
Weißmehlprodukte	Hülsenfrüchte
daraus hergestellte Süßigkeiten	Kartoffeln
	Obst und Gemüse, frisch
	Vollkornprodukte

Darin zeigt sich, wie sehr die heutige industrialisierte Nahrungsmittelproduktion unser eigentliches Problem darstellt. Die Raffinierung der Kohlenhydrate macht aus Lebensmitteln tote Nahrung, die uns verstärkt und vergleichsweise früh den Tod bringt. Wer Gesundheit und ein langes und obendrein glückliches Leben im Auge hat, muss Raffiniertes gleichermaßen meiden wie Tierisches, das uns auf dem Teller auch immer als Totes begegnet, und stattdessen verstärkt auf vollwertige Kohlenhydrate setzen.

Fazit: *Vollwertige pflanzliche Kohlenhydrate sind so wertvoll und wichtig wie raffinierte wertlos und gefährlich. Daher sind die Low-Carb-Diäten letztlich schädlich, weil sie mit den raffinierten – was an sich gut ist – auch die vollwertigen Kohlenhydrate reduzieren und damit nicht nur das Risiko von Herz-Kreislauf-, sondern vor allem das von Krebserkrankungen erhöhen.*

Krank durch Fleisch und Milchprodukte

KREBSERKRANKUNGEN UND IHRE URSACHEN

Drei Jahrzehnte lang habe ich die seelischen Hintergründe von Krebserkrankungen gedeutet. Der Ansatz von »Krankheit als Symbol« wie auch von Büchern wie »Krankheit als Sprache der Seele« und »Frauen-Heil-Kunde« zielt darauf, statt dem Körper in Gestalt der Krebszellen die Regie zu überlassen, die Selbstverwirklichung in die eigene Hand zu nehmen und voranzutreiben. Er konnte vielen Patienten beeindruckend helfen und hat einigen manches Wunder beschert. Dem Gedanken der Psychosomatik entsprechend lässt er sich nun, wissenschaftlich fundiert, durch ein Ernährungsprogramm ergänzen, das unsere Chancen im Kampf gegen Krebs noch erheblich verbessert. Damit bekommen wir eine zweite sehr effektive Waffe in die Hand, ohne Nebenwirkungen. Letztlich aber werden sowohl die Bearbeitung des seelischen Anliegens als auch vegane Ernährung über ihre Wirkung auf das Krebsgeschehen hinaus dem ganzen Menschen nützen und dienen.

Krebs und Cholesterin

Schon 1992 war Campbell und Mitarbeitern aufgefallen, dass sich im Tierexperiment mit Ratten Krebs durch proteinreiche Ernährung ein- und durch proteinarme Ernährung gleichsam ausschalten ließ. Zwei Gruppen von Ratten erhielten Aflatoxin, ein starkes Kanzerogen, das Leberkrebs auslöst. Die eine Gruppe erhielt dazu eine mit 20 Prozent Kasein (Milchprotein) angereicherte Nahrung, die andere Gruppe erhielt nur ein Viertel davon. In der ersten Gruppe waren nach 100 Wochen alle Tiere tot oder fast tot. In der zweiten Gruppe waren nach demselben Zeitraum und trotz derselben Aflatoxinzufuhr alle Tiere lebendig und strahlten Vitalität aus, wie sich an ihrem seidigen Fell zeigte.

➤ »Hochwertiges« und »minderwertiges« Protein

Lange Zeit bezeichnete die Schulmedizin tierisches Protein als hochwertig, weil es alle Aminosäuren enthält und Wachstum am schnellsten in Gang bringt. Aber inzwischen wissen wir im Hinblick auf Krebsgeschehen, wie wenig sinnvoll rasches Wachstum um jeden Preis nach der Adoleszenz ist. Außerdem wäre nach dieser Logik Menschenfleisch für uns das beste, also hochwertigste ... Viele Studien zeigen, dass das sogenannte minderwertige pflanzliche Eiweiß zu langsamerem, aber nachhaltigerem Wachstum führt und dabei Krebs nicht nur nicht fördert wie sein »hochwertiges« Pendant, sondern sogar in der Lage ist, ihn zu minimieren. Tatsache ist: Durch pflanzliche Ernährung kann Krebs genauso ausgeschaltet wie durch tierische eingeschaltet werden.

Andererseits wissen wir mittlererweile von pflanzlichem Eiweiß, wie deutlich es Cholesterin natürlicherweise senkt, weil dieses als Verbands- und Dichtungsstoff in so großem Ausmaß nicht mehr notwendig ist. Weiterhin wissen wir, wie pflanzliches Eiweiß das Krebsrisiko senkt und eine Fülle positiver Auswirkungen mit sich bringt. Bisher gibt es keine einzige Studie, die ihm Nachteiliges nachweisen könnte. Die bisherige Verwendung der Bezeichnungen »hochwertig« und »minderwertig« für Proteine ist also schlicht falsch und irreführend. Mit anderen Worten: Pflanzliches Protein ist im Hinblick auf die Gesundheit hochwertig, tierisches nicht nur minderwertig, sondern gefährlich.

Bei Tieren, die von milchproteinreicher auf proteinarme Kost umgestellt wurden, ließ sich das Tumorwachstum um 35 bis 40 Prozent senken. Wurden die Tiere später wieder auf proteinreiche Kost umgestellt, stieg es erneut. Der damit einmal geweckte Verdacht ließ den Autor über Jahre nicht mehr los und bestätigte sich über viele weitere Experimente. Er konnte zeigen, dass Milchprotein die Art und Weise der Zellen beeinflusst, auf Kanzerogene zu reagieren. Da sich das für verschiedene Krebsarten und unterschiedliche kanzerogene Stoffe bestätigte und Ratten einen dem Menschen sehr ähnlichen Proteinstoffwechsel haben, lag der Schritt nahe, das Phänomen an Menschen zu studieren.

Die »China Study« mit ihren großen Teilnehmerzahlen war dieser Schritt und offenbarte weitere ebenso deutliche wie erschreckende Hinweise. Ein hoher Cholesterinspiegel war demnach nicht nur ein Hinweis auf eine vermehrte Wahrscheinlichkeit, an Herzproblemen zu erkranken, sondern zeigte auch ein erhöhtes Risiko in Bezug auf Krebs. Ein hohes Blutcholesterin ergab sich aus tierischen Nahrungsmitteln, die auch den Fettanteil in der Nahrung deutlich steigen ließen. Es war somit ein Anzeiger für die Menge genossener tierischer Nahrung.

Die Schädlichkeit von tierischem Fett

Ähnliche Zusammenhänge, wie sie sich zwischen Blutcholesterin und Krebs ergaben, zeigten sich auch zwischen Fettaufnahme und Krebs, insbesondere Brustkrebs. Campbell zitiert eine Studie von Ken Carroll, seinerzeit Professor an der kanadischen University of Western Ontario, die einen steilen Anstieg der Brustkrebsrate mit einer wachsenden Menge an täglicher Fettaufnahme zeigt, wobei hier nicht zwischen tierischem und pflanzlichem Fett unterschieden wird. Die Sterberate an Brustkrebs liegt demnach bei Thailänderinnen, die gerade einmal 30 g Fett pro Tag aufnehmen, bei nicht einmal einer von 100 000 Frauen. In den Niederlanden mit einer durchschnittlichen Fettaufnahme von 150 g pro Tag liegt sie bei 25 von 100 000 Frauen. Länder wie Österreich mit einer Fettaufnahme

Krebserkrankungen und ihre Ursachen

von gut 120 g am Tag und Deutschland mit über 130 g liegen bei 17 beziehungsweise 18 von 100 000 Frauen, die Schweiz mit 140 g liegt bei 22 betroffenen Frauen.[20]

Diese Untersuchung führt aber insofern in die Irre, als Fett hier offensichtlich nur ein Indikator für die aufgenommene Menge tierischer Nahrung ist. Professor Carroll untersuchte weiter die Auswirkungen tierischer und pflanzlicher Fette gesondert auf die Brustkrebshäufigkeit[21]. Hier fand sich eine noch stärkere Korrelation zwischen tierischem Fett und Brustkrebs, aber kaum noch eine bei pflanzlichem Fett. Es zeigt sich also sowohl über das Gesamtcholesterin im Blut als auch über den Fettanteil in der Ernährung nur wieder derselbe Zusammenhang: nämlich wie enorm tierische Nahrungsmittel die Brustkrebswahrscheinlichkeit erhöhen.

Auch wenn sich die hier erwähnten Studien nur auf eine Krebsart beziehen, lässt Campbell keinen Zweifel daran, dass alles dafür spricht, die erhobenen Befunde generell auf das Thema Krebs auszudehnen.

Brustkrebs

Brustkrebs ist das häufigste Karzinom bei Frauen in modernen westlichen Gesellschaften. Die Forscher Colditz, Willen und Hunter stellten bereits 1993 in einer Studie fest, dass deutlich weniger als 3 Prozent aller Brustkrebsfälle mit Vererbung zu tun haben. Gemessen an dieser Tatsache ist die gesäte Angst vor dem Brustkrebs-Gen und der positiven Familienanamnese beeindruckend. Das dürfte ein ähnliches Phänomen sein wie die eingangs erwähnte bei Rauchern vorsätzlich geschürte Krebsangst. Hier sind insgesamt geringe Risikofaktoren enorm überbetont, die materiell fassbar sind und ins Konzept passen, wohingegen andere wie seelische oder Ernährungsfaktoren, obwohl sie dramatisch sind, unter den Teppich gekehrt werden, da nicht ins gängige Konzept passend. Wissenschaft und vor allem der Umgang mit ihren Ergebnissen ist eben häufig nicht wirklich objektiv, sondern höchst tendenziös. Dabei wäre die Bedeutung der Ernährung durchaus mit dem materialistischen Weltbild vereinbar. Hier dürften Wirtschaftsinteressen den Ausschlag zur Unterdrückung entsprechender Erkenntnisse geben. Außerdem legt der Irrtum, Brustkrebs sei im Wesentlichen erblich, alle Verantwortung in die Hände von Medizinern, was diesen natürlich recht ist.

Selbst der äußerst geringe Anteil von Frauen mit den bekannten Brustkrebsgenen – nach neueren Forschungen sind es tatsächlich nur 0,2 Prozent der Frauen – muss deswegen noch längst nicht Brustkrebs bekommen. Im Augenblick bricht bei ihnen Brustkrebs mit einer Wahrscheinlichkeit von circa 50 Prozent aus. Wie wir aber eingangs sahen, kann Ernährung die Wirksamkeit von Kanzerogenen beeinflussen. Ganz ähnlich wirkt sie auf genetische Dispositionen, wie Versuche mit genetisch zu Krebs disponierten Ratten zeigten. Ernährung kann also auch diese Gene ein- und ausschalten. Mit der richtigen Ernährung ließe sich demnach selbst bei den sehr wenigen genetisch disponierten Frauen die Ausbruchswahrscheinlichkeit verringern.

Mit Ernährung gegen Risikofaktoren
Campbell schreibt zur allgemeinen Brustkrebsgefahr – in den USA erkrankt immerhin jede achte Frau im Laufe ihres Lebens daran: »Es gibt mindestens vier bedeutende Risikofaktoren für Brustkrebs, die durch Ernährung beeinflusst werden können.« Gemeint sind:

1. frühe erste Menstruation
2. spät einsetzende Menopause
3. hohe Spiegel weiblicher Geschlechtshormone im Blut
4. hohes Blutcholesterin

Krebserkrankungen und ihre Ursachen

Die »China Study« belegt, wie Ernährung mit vielen tierischen Produkten und raffinierten Kohlenhydraten (wie Weißmehlprodukten, weißem Zucker etc., Übersicht auf Seite 47) all das fördert, nämlich frühe erste Menstruation, späte Menopause, hohe Östrogen- und Cholesterinspiegel. Insofern erhöht sie die Exposition mit Östrogen während eines Frauenlebens enorm und damit die Brustkrebsrate.

Bisher wurden Frauen mit erhöhtem Risiko in den USA und zunehmend auch bei uns folgende Optionen angeboten:

1. regelmäßige »Vorsorgeuntersuchungen« im Sinne der schulmedizinischen Früherkennung und ständige Selbstbeobachtung mit der Nebenwirkung andauernder Angst.

2. »prophylaktische« anti-östrogene Therapie mit Mitteln wie Tamoxifen mit den Nebenwirkungen drastischer frühzeitiger Wechselbeschwerden und nachlassender weiblicher Ausstrahlung.

3. »prophylaktische« Brustamputation. Von der enormen psychischen Belastung einmal abgesehen, ist dieser grobe Übergriff natürlich mit erheblichen Risiken belastet, allein wenn man bedenkt, was die Nebenwirkungen der Narkosen bei den dann fälligen Operationen betrifft.

Die größte Risikogruppe aber ist von der Schulmedizin noch gar nicht als solche erkannt: jene riesige Gruppe von Frauen, die viele tierische Produkte zu sich nehmen, also Fleisch, Eier und Milchprodukte. Hinzu kommen jene, die zu wenig Sonne im Leben abbekommen. Insofern sind unbedingt folgende Optionen 4 und 5 zu empfehlen, die Optionen 2 und 3 hingegen sollten ersatzlos gestrichen werden (zum Thema Früherkennung mehr ab Seite 65):

4. die konsequente Reduktion tierischer Produkte im Essen, am besten vegane Ernährung.

5. ausreichendes Sonnenbaden.

Die Ernährungs-Option hätte noch eine Reihe weiterer Vorteile, wie sie sich an chinesischen Frauen erweisen. Ernährung mit vollwertigen pflanzlichen Produkten vermindert nicht nur den Zeitraum der Hormonexposition zwischen erster und letzter Menstruation, sondern mildert auch die Symptome der Wechseljahre. Die Beschwerden sind nur dann besonders stark und unangenehm, wenn hohe Hormonwerte abrupt zurückgehen. Bei vegan lebenden Frauen ist das aber nicht der Fall, denn ihre Werte waren in der geschlechtsreifen Zeit nicht so extrem hoch und stürzen danach nicht annähernd so tief. Und natürlich kommen auch alle Vorteile des veganen Lebens hinzu, die schon bei den Herzkrankheiten aufgeführt wurden.

Auch der Beitrag der Sonne zur Reduktion der Brustkrebswahrscheinlichkeit ist inzwischen wissenschaftlich belegbar. Bereits 1999 fasste Dr. Martin Lipkin mehrere andere Studien zusammen und bestätigte die positive Wirkung von Vitamin D. Zwischen 1986 und 2004 fanden Kim Robien und seine Mitarbeiter bei 34 000 Frauen der »Iowa Women Study«, dass die Aufnahme von täglich 800 statt 400 IE (Internationalen Einheiten) Vitamin D das Brustkrebsrisiko um 34 Prozent senkte. Nun folgte Studie auf Studie mit dem immer wieder gleichen Ergebnis: Höhere Vitamin-D-Werte reduzierten das Brustkrebsrisiko erheblich.[22]

Vorbeugung ist echte Vorsorge – die umfassende Lösung

Die erste, in meinen Augen zwingendste Option ist das Durchschauen des seelischen Brustkrebsmusters, wie es in Büchern wie »Frauen-Heil-Kunde« und »Krankheit als Symbol« dargestellt ist, und die daraus folgende echte Vorbeugung durch Akzeptieren der entsprechenden Lebensaufgabe.

Frauen, die sich dieser seelischen Wirklichkeit stellen, indem sie ihrem weiblichen Weg konsequent folgen, und die auf tierische Nahrung und raffinierte Kohlenhydrate verzichten, betreiben die beste denkbare Vorbeugung auf zwei entscheidenden Ebenen. Was die seelische Thematik angeht, *beugen* sie sich tatsächlich freiwillig und erfüllen ihre Lebensaufgabe, während sie mittels der beschriebenen Ernährung ihrem Organismus ermöglichen, bei guter Gesundheit zu bleiben. Gemessen daran sind die von der Schulmedizin angebotenen, oben erwähnten Optionen wirklich furchtbar, vor allem auch wenn man an die schrecklichen Missgriffe der Vergangenheit denkt, die Hormongaben vor der Wechselzeit, die die Brustkrebsrate bis über 60 Prozent erhöhten, aber auch die Mammographien mit ihren Nebenwirkungen, die, obwohl längst überholt, immer noch angeraten werden. Inzwischen ist außerdem unbestreitbar, wie wenig diese strahlenintensive Untersuchungsmethode mit ihrer »weichen«, vom Gewebe absorbierten und deshalb besonders gefährlichen Strahlung geeignet ist, Knoten zu finden. Eine schwedische Studie belegt, dass sie deutlich mehr Brustkrebs verursacht, als sie Positives durch Früherkennung leistet.[23] Mit neueren Methoden wie MRT (Magnetresonanztomografie) werden im Vergleich über 90 Prozent der Knoten gefunden, mit Ultraschall immerhin noch 38 Prozent, während die Mammographie nur 33 Prozent[24] findet und obendrein noch viele falsch positive Befunde produziert.

Auch wenn offenbar aus ökonomischen Gründen noch immer Frauen ganzer Straßenzüge zu solchen vor allem schädlichen Untersuchungen eingeladen werden, liegen längst Fakten in Form wissenschaftlicher Untersuchungen vor, aufgrund derer sich solche Maßnahmen eindeutig verbieten würden. Für moderne Frauen stellt sich hier aus meiner Sicht eigentlich nur die eine Frage: ob sie die Amortisation von Mammographiegeräten ausgerechnet an ihrem empfindlichen Brustgewebe sowie auf Kosten ihrer Lebensqualität und -erwartung vornehmen lassen wollen.

Krank durch Fleisch und Milchprodukte

Frauen, denen das übertrieben erscheint, seien auf den Kommentar von Professor Holzgreve in der »Münchner Medizinischen Wochenschrift« verwiesen, in dem er zu einer äußerst kritischen Einschätzung des Brustkrebs-Screenigs kommt. Bei optimistischster Einschätzung könne bei regelmäßiger Mammographie alle 2 Jahre während 10 Jahren bestenfalls von 1 geretteten Frau von 2500 ausgegangen werden. Dem stünden aber 1000 Frauen mit einem falsch positiven Befund gegenüber, also mehr als ein Drittel, 500 bekämen eine überflüssige Biopsie, und 5 von 15 eine überflüssige Operation, Strahlen- oder Chemotherapie[25]. Hinter diesen trockenen Zahlen verbergen sich schreckliche Dramen. Falsch positive Diagnose bedeutet, mehr als einem Drittel der Frauen wird Brustkrebs diagnostiziert, obwohl sie gesund sind, und damit eine ungeheure Angst gemacht. Insgesamt erleiden 20 Prozent der Untersuchten unnötige Biopsien, das heißt die Brust wird angestochen mit all der Angst dabei und dem bangen Warten auf die Ergebnisse. Die von Professor Holzgreve angeführte Tatsache einer unnötigen Operation, Strahlen- oder Chemotherapie für ein Drittel der Frauen ist unvorstellbar in Bezug auf die damit einhergehende Angst und das Leid. Dem steht eine – von 2500 – möglicherweise gerettete Frau gegenüber.

Dickdarm- beziehungsweise Enddarmkrebs

Dabei handelt es sich um den zweithäufigsten Krebs hierzulande nach Lungenkrebs und den vierthäufigsten weltweit. 50 Prozent aller Menschen im Westen sollen im Alter von 70 Jahren einen Dickdarmtumor mit der Gefahr der Entartung haben. Die Unterschiede zwischen westlichen Industrieländern und Entwicklungsländern wie Bangladesh sind gewaltig. Während in Letzterem nur einer von

200 000 Einwohnern an dieser Krebsart erkrankt, sind es in unseren Ländern durchschnittlich 30, in Tschechien sogar fast 70.

Tierisches Eiweiß erhöht das Dickdarmkrebsrisiko

Welch enorme Rolle dabei Ernährung und Lebensstil spielen, zeigt die Tatsache, wie rasch Einwanderer aus der sogenannten Dritten Welt mit ihren niedrigen Raten die hohen Zahlen der Industrieländer übernehmen, nämlich schon in der zweite Generation. Die Forscher Doll und Armstrong[26] stellten bereits 1975 in einer Studie eine direkte Korrelation zwischen erhöhtem Konsum an Fleisch, tierischem Protein im Allgemeinen, raffiniertem Zucker sowie niedrigem Verbrauch von Vollkorngetreide einerseits und Dickdarmkrebs andererseits fest. Sie verglichen die Zahlen von 23 Ländern. Während in einem Land wie Nigeria mit einem durchschnittlichen Tagesverbrauch von 20 g Fleisch nicht einmal 1 von 100 000 Frauen betroffen war, erkrankten in Neuseeland mit einem durchschnittlichen Tageskonsum von 320 g Fleisch über 40 von 100 000 Frauen.

Eine andere Studie[27] belegte einen eindeutigen Zusammenhang zwischen der mangelnden Aufnahme von Ballaststoffen und Dickdarmkrebs. Mit einem zusätzlichen Konsum von 10 g Ballaststoffen pro Tag ließe sich damit das Dickdarmkrebsrisiko um ein Drittel verringern! 10 g entsprechen einer Handvoll Hülsenfrüchte. Das ergibt eine schöne Ergänzung der zuerst erwähnten Studie: Tierisches Eiweiß erhöht das Risiko deutlich, pflanzliche Nahrung senkt es. Viele weitere Studien erhärten diesen Zusammenhang: Die 20 Prozent der Europäer, die am meisten Ballaststoffe essen, nämlich durchschnittlich 34 g am Tag, haben gegenüber den 20 Prozent, die am wenigsten davon konsumieren, nämlich nur circa 13 g, ein um 42 Prozent geringeres Dickdarmkrebsrisiko. Vergleicht man die Auswirkungen von Fleischkonsum und Ballaststoffen, spricht alles dafür, das Hauptrisiko in erhöhtem tierischem Eiweiß und Fett zu suchen. Ballaststoffe sind demgegenüber von nachgeordneter Bedeutung.

Vorsicht vor Vitamin-D-Mangel

Hinzu kommen noch neue Untersuchungen, die belegen, wie sehr Vitamin-D-Mangel beziehungsweise zu wenig Sonnenlicht zum Dickdarmkrebsrisiko beiträgt. 2008 konnte das Team von D. M. Freedman an 16 800 Teilnehmern von 1988 bis 2000 zeigen, dass diejenigen mit einem relativ hohen (über 80 nmol/l) gegenüber denjenigen mit einem relativ geringen, aber nach schulmedizinischer Meinung durchaus noch ausreichenden Vitamin-D-Spiegel (unter 50 nmol/l) ein um 72 Prozent verringertes Dickdarmkrebsrisiko aufwiesen. Zusätzlich zeigte sich, wie viel länger Patienten mit hohem Vitamin-D-Spiegel nach der Tumordiagnose überleben.[28] Vitamin D, das sich wie schon erwähnt vor allem durch die Sonnenbestrahlung der Haut in dieser bildet, hat also nicht nur vorbeugende, sondern auch heilende Wirkung. Die natürliche Sonnenbestrahlung schlägt also deutlich alle von der Schulmedizin eingesetzten Bestrahlungen.

Weitere Hilfen bei Dickdarmkrebs

Von der Schädlichkeit der raffinierten Kohlenhydrate im Hinblick auf Dickdarmkrebs war bereits die Rede. Eine sogenannte Meta-Studie, die die Ergebnisse von 20 anderen Studien miteinander verglich, fand bei 17 dieser Untersuchungen die Wichtigkeit von körperlicher Betätigung, um Dickdarmkrebs zu vermeiden, bestätigt. Moderate körperliche Ertüchtigung, wie sie sich etwa durch Ausdauertraining im sogenannten Sauerstoffgleichgewicht ergibt, hat sich auch bei Herz-Kreislauf-Erkrankungen und ihrer Prävention bewährt und gehört zu den allgemeinen sinnvollen Gesundheitstipps, die seit langem bekannt und jetzt auch wissenschaftlich belegt sind. »Jogging ist besser als Gehirnjogging«, sagt Gerd Kempermann von der TU Dresden. Regelmäßige Bewegung in der Natur stärkt Immunsystem, Herz-Kreislauf-System und Stoffwechsel und macht obendrein intelligent und glücklich. Wissenschaftlich gesehen liegt das an einem steigenden Serotonin-Spiegel im Gehirn ab einer Ausdauerbelastung von einer halben Stunde, wie eine Studie an 1500 Teilnehmern der Uni Bayreuth belegt.[29]

Dass regelmäßige Bewegung Alzheimer und Demenz vorbeugt, ist seit langem bekannt. In meinem Buch »Aller guten Dinge sind drei« ist dieser Zusammenhang dargestellt und mit bewährten und leicht umsetzbaren Übungen und Empfehlungen illustriert.

➤ Training im Sauerstoffgleichgewicht

Im Sauerstoffgleichgewicht zu trainieren, ist so einfach wie wirksam. Man bewegt sich eine halbe Stunde, am besten täglich, in einer Ausdauersportart wie Joggen, Schwimmen oder Tanzen so intensiv, dass man gerade noch genug Luft durch die Nase bekommt, aber keinesfalls schon durch den Mund hecheln muss. Mit dieser Art moderater Bewegung wird Übersäuerung vermieden und neben der Fettverbrennung das Herz-Kreislauf-System trainiert.[30]

Beim Dickdarmkrebs dürfte der positive Effekt der Bewegung vor allem mit deren günstigen Auswirkungen auf die Verdauung zu tun haben. Bewegung aktiviert die Atmung, und diese massiert über ihren wichtigsten Muskel, das Zwerchfell, die Därme. So beugt Bewegung auf natürliche Weise der Verstopfung vor. Diese aber dürfte eine wesentliche Ursache von Enddarmkrebs sein, dem mit Abstand häufigsten Dickdarmkrebs.

Krank durch Fleisch und Milchprodukte

In dieser Verdauungsförderung liegt wohl auch der Grund, warum Kaffee Dickdarmkrebs verhindern hilft. Sogar Zigaretten muss man hier eine gewisse Hilfsfunktion zugestehen. Wo die sogenannte Verdauungszigarette dieselbe am Morgen in Gang bringt, verhindert sie Verstopfung und beugt so tatsächlich Enddarmkrebs vor. Wer allerdings genügend vollwertige pflanzliche, das heißt automatisch ballaststoffreiche Lebensmittel zu sich nimmt und auf Verstopfung fördernde Eiweißmast mit Tierprodukten verzichtet, geht den sichereren Weg und muss auch nicht mit unangenehmen Nebenwirkungen wie bei der Zigarette rechnen.

Seelische Hintergründe der Verstopfung

Wie bei allen Krankheiten ist auch bei Krebs der seelische Hintergrund ein wesentlicher Faktor, wie in »Verdauungsprobleme« und »Krankheit als Symbol« dargestellt. So verlangt fundierte Vorbeugung im psychosomatischen Sinn, das Verstopfungsmuster und das des Dickdarmkrebses zu durchschauen. Hier gilt es zu lernen, Wichtiges zu behalten, um Überflüssiges fließen lassen zu können und bezüglich materiellen Besitzes seinen ureigenen individuellen Weg zu finden.

Das, was man besitzt, für Entwicklungsprozesse einzusetzen, ist die erlöste Seite, davon besessen zu sein, die unerlöste, heute viel verbreitetere Variante. Verstopfung ist ein Problem von Geben und Nehmen, und ihre weite Verbreitung zeigt, wie betroffen moderne Menschen davon sind, beherrschen doch Materie und letztlich Geld das Leben der meisten. Mein Buch »Die Psychologie des Geldes« bearbeitet dieses Thema bis in symbolische Tiefen. Dass es in diesem Bereich so häufig zu Krebs kommt, verrät, wie viele Menschen hier der »Normopathie«, dem gesellschaftlichen Über-Ich, anstatt dem ureigenen Weg folgen.

Prostatakrebs

Eine einfach zu merkende Statistik besagt, in der westlichen Welt hätten 60 Prozent der sechzigjährigen, 70 Prozent der siebzigjährigen und 80 Prozent der achtzigjährigen Männer ein beginnendes Prostatakarzinom. Es ist sicher der nicht nur in den USA, sondern auch in den westeuropäischen Ländern am häufigsten diagnostizierte Tumor, und er ist für circa ein Viertel der Tumordiagnosen insgesamt verantwortlich. Wenngleich der häufigste Krebs bei Männern, ist er doch nicht der tödlichste. Das ist mit Abstand das Bronchialkarzinom. Beim Prostatakrebs ist zu unterscheiden, ob es sich um einen eher harmlosen, vom deutschen Krebsarzt Julius Hackethal als Haustierkrebs bezeichneten oder um einen wirklich bösartigen, schnell wachsenden Raubtierkrebs handelt.

Besonders brisant ist die Lage, weil der bekannteste Tumormarker, PSA oder »Prostata-spezifisches Antigen«, Mediziner und Betroffene umtreibt. Oberhalb eines Wertes von 4 drohen manche Schulmediziner bereits mit Operation. Bei dieser ist wiederum die Frage, kleine oder große Operation, wobei Letztere sehr häufig Impotenz zur Folge hat.

Der PSA-Wert wird von Naturheilkundlern oft deutlich weniger brisant eingeschätzt, und sie raten zu Prostata-unterstützenden Mitteln wie Kürbiskernen, Tomaten (Lycopin) und Sägepalme (homöopathisch: Sabal serrulata). Nicht selten sinkt der PSA-Wert schon durch diese Behandlung. Zusammen mit der nach meinen Erfahrungen entscheidenden Hilfe in Gestalt der Besserung der seelischen Thematik durch Entwicklung der Sexualität (mehr zu diesem Thema gleich) können die naturheilkundlichen Maßnahmen hilfreich sein und Operationen abwenden helfen.

Das wird besonders der Fall sein, wenn die Ernährungskomponente in Zukunft mitberücksichtigt wird. Denn unbestritten ist die Prostatakrebshäufigkeit noch stärker länderabhängig als die von Brustkrebs und bei Männern westlicher Industriegesellschaften extrem hoch im Vergleich zu denen aus sogenannten Entwicklungsländern. Wechseln aber Männer aus diesen Ländern in Industrieländer und nehmen die dortigen Ernährungs- und Sexualgewohnheiten an, steigt auch bei ihnen die Rate.

Wenig überraschend ist, dass viele Studien inzwischen Vertrautes zeigen, nämlich einen deutlichen Zusammenhang zwischen Verzehr von tierischen Nahrungsmitteln und Prostatakrebs. Campbell fasst knapp zusammen: »(...) eine gewaltige Menge an Belegen zeigt, dass Nahrungsmittel tierischen Ursprungs in direktem Zusammenhang mit Prostatakrebs stehen.«[31]

Beim Krebs der männlichen Vorsteherdrüse kommt aber noch etwas hinzu, nämlich ein sehr deutlicher Hinweis auf die überproportionale Gefährdung durch Milchprodukte (Seite 33). Die Forscher Chan und Giovanucci fanden 2001 in einer Übersichtsarbeit über Dutzende vorliegende Studien heraus, dass diejenigen Männer mit dem höchsten Milchprodukt-Konsum im Vergleich zu denen mit einem niedrigen Milchverbrauch ungefähr das doppelte Risiko hatten, ein Prostatakarzinom zu entwickeln, ihr Risiko, an bösartig metastasierendem und damit tödlichem Prostatakrebs zu erkranken, war sogar vervierfacht.

Vitamin D und Prostatakrebs

Ein weiterer wichtiger Punkt ist wieder Vitamin D, jenes Hormon, das der Körper mithilfe von Sonnenlicht selbst produziert. Ein über längere Zeit niedriger Spiegel an aktivem Vitamin D kann, wie schon gezeigt, Krebs fördern, auch den der Prostata.

2007 konnte Professor Li an 14 900 Männern in einer Untersuchung, die 18 Jahre dauerte, zeigen, dass diejenigen mit einem Vitamin-D-

Spiegel über 62 nmol/l ein nur halb so großes Prostatakrebs-Risiko aufwiesen wie diejenigen mit Werten darunter. Schon 2006 war Vieth in Toronto aufgefallen, dass die Anstiege der PSA-Spiegel bei bereits ausgebrochenem Prostatakrebs in den Frühjahrs- und Sommermonaten geringer waren.[32] Das lässt vermuten, dass die Sonnenbestrahlung nicht nur verhindernde, sondern auch heilende Eigenschaften hat.

Prostata und Seele

Zu all dem kommt die seelische Komponente, die bei der Prostata-Problematik sehr deutlich und möglicherweise für Männer in unserer Gesellschaft etwas peinlich ist. Dass wir bei 70-jährigen Männern fast zu 100 Prozent Prostatavergrößerungen finden, die das Wasserlassen behindern, ist ein besonderes Merkmal der industrialisierten westlichen Hochleistungsgesellschaft. Urin symbolisiert Seelenabwasser. Dass westliche Männer ein Problem haben, im seelischen Bereich loszulassen, zeigt sich nicht nur beim Urinieren im Alter, sondern auf vielen Ebenen und auch schon deutlich früher. Arabischen Männern, die einen Harem zu »betreuen« haben, sollen die entsprechenden Loslassprobleme gänzlich fehlen ...

Aufgabe der natürlicherweise nur haselnussgroßen Vorsteherdrüse ist es, Flüssigkeit zu produzieren, um beim Geschlechtsverkehr, unterstützt von den Cowperschen Drüsen, Gleitmittel bereitzustellen und die Spermien mit Nährflüssigkeit zu versorgen. Dazu aber braucht die Prostata offenbar ein gewisses Training, sie muss sozusagen in längeren Liebesfesten angelernt und trainiert werden, um ihre Aufgabe gut zu erfüllen. Wo das geschieht, neigt sie dazu, ein langes Leben lang gut zu arbeiten und dafür zu sorgen, dass alles so richtig rutscht und flutscht, wenn es sinnlich und genussvoll wird.

Wo sie und ihre Arbeit aber ignoriert werden, weil Liebesfeste diesen Namen nicht verdienen und zu einem kurzen Schnellfeuerwerk verkommen und infolgedessen meist irgendwann ganz verkümmern, ergeben sich Probleme. Nach Jahrzehnten stummer Leidenszeit wird sich die Vorsteherdrüse melden und zu wachsen beginnen. Diese sogenannte Hypertrophie, das Überwachstum, ist in der Regel zuerst gutartig und verweist auf das Problem mit einer immer kläglicher werdenden männlichen »Ausstrahlung«. Diese ist noch nicht besorgniserregend, aber wer weiß, wie schon kleine Jungen auf der Ebene »Wer kann weiter und höher« bezüglich dieser Ausstrahlung konkurrieren, ahnt, wie sehr das allmähliche Versiegen des ehemals stolzen Strahles Männer trifft.

Die bewusste Lösung wäre hier eindeutig nicht die Prostata-Massage durch Urologen, die früher allen Ernstes in Erwägung gezogen wurde, sondern ein lebendiges Sexualleben mit rauschenden, saftigen und vor allem lang anhaltenden Liebesfesten und den entsprechenden Erektionen, bei der die Prostata gefordert ist. Solche sind in einer Gesellschaft, wo es alle eilig haben, natürlich nicht nur nicht die Regel, sondern inzwischen betrüblicherweise für die Vorsteherdrüsen, ihre Besitzer und deren Partnerinnen seltene Ausnahmen. Tatsächlich sind bei uns inzwischen fast alle Männer frigide, sprich: sie bleiben bis zum Samenerguss, von westlichen Menschen mit einem Orgasmus verwechselt, strohtrocken. Auch wenn diese Diagnose im Patriarchat natürlich für Frauen reserviert ist, bleibt das Phänomen doch deutlich. Warum, um Gottes willen, sollte Mutter Natur, die immer sicher geht und auf dem Weg zu ein paar Fröschen ein Vielfaches mehr an Kaulquappen produziert, hier nicht auch auf Nummer sicher gehen und beide Geschlechter für eine saftige »Rutschpartie« in die Pflicht nehmen? Männer anderer (Liebes-) Kulturen zeigen, wie es *natür*lich ginge.

Das Dilemma ist selbst im fortgeschrittenen Alter noch zu verbessern, wie Erfahrungen zeigen. Aber natürlich wäre eine frühzeitige, quasi vorbeugend entwickelte Sexualität bei gleichzeitigem Verzicht auf Muttermilch im späteren Leben und die Verlegung fleischlicher Lust vom Ess- ins Schlafzimmer und damit auf die Ebene eines sinnlich erfüllten Liebeslebens die entscheidende Vorbeugungsmaßnahme. Vor Nebenwirkungen braucht in diesem Fall nicht gewarnt zu werden – genussvolle Sexualität wird auf diesem Weg bis ins hohe Alter Freude machen.

Dagegen ist der ständige Gang zum Urologen mit der Erhebung immer neuer PSA-Werte ganz offensichtlich ein eher kläglich-peinlicher Akt der Früherkennung und obendrein angstbesetzt. Die wirkliche Vorbeugung bringt das Gegenteil von Angst, nämlich echten Lebensgenuss mit sich. Das aber wäre eigentlich Anliegen und Aufgabe der Vorsteherdrüse: Sie will einem wundervollen Sexualleben vorstehen und Vorschub leisten.

Krebsvorbeugung und Krebsfrüherkennung

Vorbeugung ist etwas prinzipiell anderes als Früherkennung. Erstere kann und will das Elend von vornherein verhindern und durch eine entsprechende Lebenshaltung unmöglich machen. Letztere will es möglichst früh entdecken, um es noch rechtzeitig bekämpfen zu können. So verstanden macht Vorbeugung die Mediziner arm, Früherkennung aber macht sie reich. Möglicherweise ist das einer der Gründe, warum Erstere in der Schulmedizin kaum vorkommt, Letztere aber zu einer immer größeren Industrie ausgebaut wird.

Verglichen mit Vorbeugung im Sinne von »Krankheit als Symbol« ist Früherkennung wenig anspruchsvoll, aber dafür fast immer mit Angst verbunden und der Hoffnung, dass – um Gottes willen – nichts gefunden werde. Aber Sicherheit kann sie nie vermitteln, selbst wenn man sich wöchentlich dazu aufraffte.

Krank durch Fleisch und Milchprodukte

Vorbeugung kann und wird dagegen in der Regel sogar Freude machen, denn sie bringt immer etwas grundsätzlich Notwendiges ins
Leben auf einer ungleich erlösteren Ebene, als es die befürchtete
Krankheit könnte, der vorgebeugt wird. Im Buch »Die Lebensprinzipien« widme ich dem Gedanken echter Vorbeugung mithilfe der
Urprinzipien breiten Raum. Solche Vorbeugung muss natürlich immer die Seele mit einbeziehen, aber sie kann auch gut und höchst
effizient die Ernährung berücksichtigen wie auch Bewegung – am
besten in der Sonne, mit Regeneration und Entspannung bis zur
spirituellen Dimension der Meditation.

Die Früherkennung der Schulmedizin, die sich fälschlich und anmaßend Krebsprophylaxe beziehungsweise Krebsvorsorge nennt – ein
dreister Etikettenschwindel –, diesem Anspruch aber nie gerecht
wird, ist natürlich grundsätzlich immer noch besser als Späterken-
nung, jedenfalls solange sie nicht auf gefährliche Maßnahmen wie
etwa Mammographien zurückgreift. Was ihre Wirksamkeit angeht,
kommt sie mit Recht immer öfter ins Gerede, und es distanzieren
sich bereits mutige Schulmediziner davon, etwa die Hamburger Pro-
fessorin Ingrid Mühlhauser oder ihr Münchner Kollege Holzgreve.
Dieser berichtet von einer Meta-Analyse, also einer zusammenfas-
senden Studie bezüglich sechs Einzelstudien zum Prostata-Karzi-
nom, die zwischen 2005 und 2010 an 387 286 Patienten erhoben
wurden und keine signifikante Senkung der Sterblichkeit durch
PSA-Untersuchungen feststellen konnten[33]. Bedenkt man die dadurch ausgelöste Angst, die Umstände der Untersuchungen und daraus folgenden Operationen, so ist von dieser Art von »Vorsorge«
entschieden abzuraten. Solche Distanzierungen erscheinen inzwischen sogar schon im »Deutschen Ärzteblatt« und der »Münchner
Medizinischen Wochenschrift«, was zeigen könnte, wie sehr sich die
Zeiten und Zeichen wandeln.

Krebserkrankungen und ihre Ursachen

Zu diesen Entwicklungen kommt es inzwischen wohl auf der Basis der erschütternden Ergebnisse der sogenannten »evidence based medicine«, einem Ableger der wissenschaftlichen Medizin, der sich die Aufgabe stellt, die medizinischen Maßnahmen selbst wissenschaftlich unter die Lupe zu nehmen. Als Ergebnis dieser Medizin ist die Vorsorge-Untersuchung bezüglich Prostata-Problemen in England schon seit Jahren abgeschafft, da sie nachweislich mehr Schaden anrichtet als Nutzen bringt, indem sie Angst macht und zu falsch positiven, also Fehldiagnosen und daraus folgend überflüssigen Operationen führt.

Dass aber zum Beispiel die Mammographie schon längst nicht mehr vertretbar ist, heißt nicht, eine manuelle Untersuchung der Brust von kompetenter Seite mache keinen Sinn. Sie stünde einer wirklichen Vorbeugung auch keinesfalls im Wege.

Persönlich war ich, obwohl im 60. Lebensjahr, noch nie bei einer der sogenannten schulmedizinischen Vorsorgeuntersuchungen und gedenke auch nicht hinzugehen, solange es sich dabei lediglich um schlimmstenfalls gefährliche oder mindestens äußerst unangenehme Früherkennung handelt. Ich wurde Vegetarier, als mir klar wurde, was mir das gesundheitlich und vor allem spirituell bringen könne, und ich verzichte gern seit nunmehr 40 Jahren auf Fleisch. Seit ich die »China Study« gelesen habe, ernähre ich mich, wie bereits gesagt, vegan.

Auf der seelischen Ebene versuche ich, meiner Lebensaufgabe gerecht zu werden und meinen Weg in beruflicher, partnerschaftlicher und spiritueller Hinsicht zu gehen, was seelischer Krebsvorbeugung entspricht. Außerdem widme ich meinen Herzensthemen und -wünschen Zeit und Raum wie jetzt mit diesem Buch, was der seelischen Vorbeugung von Herzproblemen gleichkommt. Natürlich empfehle ich am liebsten auch anderen dieses Vorgehen.

Zusammenhänge zwischen Krebs und Fleischprodukten – lange ignoriert

Keinesfalls soll hier der Eindruck entstehen, als wäre das Wissen über den Zusammenhang von Krebs und Ernährung völlig neu und als hätte die »China Study« keine Vorgeschichte. Wir kennen dieses Thema und warnen davor seit Jahrzehnten, die »China Study« hat nur durch ihre großen Teilnehmerzahlen und ihre Zusammenfassung so vieler Studien das Fass zum Überlaufen gebracht. Mit ihr müssten auch Schulmediziner, die sich der Wissenschaft wirklich verbunden fühlen, die Kurve zum Umdenken kriegen. Hier nun zum Abschluss des Krebsthemas eine ganze Reihe älterer Studien, die alle auf dasselbe hinauslaufen und zeigen, wie lange hier in der Medizin schon geschlafen wird und wider besseres Wissen wesentliche Zusammenhänge verschwiegen werden.

Schon 1992 lautete das Fazit einer Studie, die insgesamt 200 (!) Studien verglich: »Bei den meisten Krebsarten haben Personen mit einem kleinen Früchte- und Gemüsekonsum (…) das doppelt so hohe Risiko, an Krebs zu erkranken, als die mit größerem Konsum.«[34] Der Zusammenhang wurde in den allermeisten der Studien deutlich, allerdings nicht in allen, doch bei keiner ergab sich ein Vorteil im Weglassen der Pflanzennahrung oder ihrem Ersetzen durch Tierprotein.

Der japanische Wissenschaftler Hirayama vom Institute of Preventive Oncology in Tokio kam schon im Jahr 1990 auf der Basis einer über 17 Jahre geführten Forschungsstudie mit 265 118 Erwachsenen in sechs Präfekturen Japans zu folgendem Schluss: »Starke Fleischesser zeigen eine stärkere Tendenz zur Erkrankung an Darm-, Lungen- und Brustkrebs. Das Risiko wird noch viel größer, wenn Sie dazu Raucher sind und nicht jeden Tag regelmäßig grüne und gelbe Gemüse essen.«[35]

Krebserkrankungen und ihre Ursachen

Ebenfalls 1990, vor über 20 Jahren, schrieben die Autoren einer Metaanalyse von zwölf separaten Studien: »Unsere Analyse zeigt eine konsistente, statistisch signifikante, positive Beziehung zwischen Brustkrebsrisiko und Aufnahme von gesättigten Fetten bei Frauen nach der Menopause. Ein schützender Effekt wurde für eine Vielzahl von Früchten und Gemüsen aufgezeigt; insbesondere Vitamin C zeigte den größten Schutzeffekt.«[36]

Die Schlussfolgerung der Autoren einer weiteren Studie: »In Übereinstimmung mit anderen Studien ergab sich, dass Frauen ihr Risiko, an Eierstockkrebs zu erkranken, durch eine Ernährungsumstellung merkbar senken könnten: Reduzieren der Aufnahme von gesättigtem Fett und größerer Konsum an Gemüse.«[37]

Oder für Wissenschaftler geradezu radikal und schon vor über 20 Jahren, nämlich 1990: »Wenn Sie über die vorliegenden Daten [zum Dickdarmkrebs] in Ruhe nachdenken, müssten Sie folgern, dass die optimale Menge, die Sie von rotem Fleisch essen sollten, gleich Null wäre.«[38]

Claus Leitzmann und Andreas Hahn schrieben vor 15 Jahren in »Vegetarische Ernährung«: »Epidemiologische Analysen kommen zu dem Schluss, dass durch entsprechende Nahrungsauswahl das Colon- und Magenkrebsrisiko um 90 %, das Brustkrebsrisiko um 50 % und eine Reihe anderer Krebsrisiken (Lunge, Mund, Hals, Rachen, Speiseröhre, Blase, Gebärmutterhals) um mindestens 20 % gesenkt werden könnte. (…) Wie aus zahlreichen epidemiologischen Studien hervorgeht, zeigen Vegetarier ein deutlich geringeres Krebsmorbiditäts- und Krebsmortalitätsrisiko als der Bevölkerungsdurchschnitt, insbesondere bei Darm- und Brustkrebs. Gleichzeitig ergab sich aus einer Longitudinalstudie, dass auch die 5-Jahres-Überlebensrate bei bereits brustkrebserkrankten Vegetarierinnen höher liegt als bei nicht-vegetarisch lebenden Patientinnen. (...) Ein dauerhaft hoher Fettverzehr gilt als Hauptrisikofaktor für Darmkrebs. (...) Wird auf eine ballaststoffreiche Ernährung geachtet, reduziert sich das Risiko an Darmkrebs zu erkranken statistisch um etwa 40 %.«

Die Autoren kamen dementsprechend zu dem Schluss: »Es ist gerechtfertigt, die Vegetarier als eine Gruppe mit niedrigem Krebsrisiko zu bezeichnen. Eine primär pflanzliche Ernährung ist gleichbedeutend mit einer hohen Zufuhr an verschiedenen präventiven Nahrungsfaktoren wie Ballaststoffen, Vitaminen, Mineralstoffen und pflanzlichen Sterinen.«[39]

Und die »Ärzte Zeitung« meldete schon 1997: »Rauchen bleibt mit einem Anteil von rund 20 % wichtigste Krankheitsursache. Doch neue epidemiologische Daten lassen erkennen, dass Ernährungsfehler mindestens im gleichen Umfang an der Krebsentstehung beteiligt sind.«[40] Und sie wird 1999 deutlicher: »Eine energie- und fettreiche Kost mit viel Fleisch und wenig Gemüse wird im Zusammenhang mit etwa einem Drittel aller Krebserkrankungen gesehen. Eine Korrelation zwischen Ernährungsgewohnheiten und Karzinominzidenz wurde bisher für achtzehn Tumorarten nachgewiesen.«[41]

Die Beweislast ist erdrückend, und wir hätten es also schon lange gewusst. Aber für diejenigen Kollegen, die es immer noch nicht glauben können und einfach nicht wissen wollen, die an der Methodik einzelner Studien herumnörgeln oder ihren Unwillen umzudenken mit anderer Pseudowissenschaftlichkeit rationalisieren, noch zwei Punkte:

1. Es gibt keine einzige Studie, die eine positive Wirkung von Fleisch auf Krebs belegt.

2. Im Anhang[42] gibt es noch eine lange Liste von Studien, die schon 1975 beginnt, also vor 36 Jahren. Alle weisen in dieselbe Richtung: Fleischessen fördert Krebs, Pflanzenessen hält gesund.

Krebserkrankungen und ihre Ursachen

Zum Schluss noch der Hinweis auf die Website www.fleisch-macht-krank.de mit einer Auflistung weiterer internationaler Studien, die alle in dieselbe Richtung weisen.

Fazit: *Je höher das Blutcholesterin, desto höher ist die Wahrscheinlichkeit, an Krebs zu erkranken. Auch der Anteil an tierischem Fett in der Nahrung erhöht die Krebsgefahr. Rein pflanzliche Kost reduziert umgekehrt das allgemeine Krebsrisiko nachweislich sehr deutlich. Seit Jahrzehnten weisen zahlreiche Studien Tierprodukte als krebsgefährdend und pflanzliche Nahrung als wirksamen Schutz gegen Krebs aus, womit Letztere zur echten Vorbeugungsmaßnahme wird, zusammen mit dem Annehmen der seelischen Aufgabe, die sich mit der Erkrankung stellt.*
So sinnvoll und förderlich echte Vorbeugung ist, so gefährlich können Früherkennungsmaßnahmen wie Mammographie sein. Selbst Schulmediziner distanzieren sich zunehmend davon. Pflanzliche Ernährung kann nicht nur die Wirksamkeit von Kanzerogenen, sondern auch diejenige von genetischen Dispositionen verringern. Vegane Ernährung und regelmäßiges moderates Sonnenbaden beziehungsweise ausreichende Versorgung mit Vitamin D reduzieren das Krebsrisiko wirksam. Bei Dickdarmkrebs ist zusätzlich zu erwähnen: Eine ballaststoffreiche pflanzliche Kost fördert die Verdauung ebenso wie regelmäßige Bewegung, womit der Verstopfung entgegengewirkt wird, vermutlich die wesentliche Ursache für diese Krebsart. Der Zusammenhang zwischen dem Verzehr von Milchprodukten und dem Risiko einer Krebserkrankung erweist sich bei Prostatakrebs als besonders auffällig.

Krank durch Fleisch und Milchprodukte

AUTOIMMUNKRANKHEITEN: WAS GESCHIEHT IM KÖRPER?

Die Schulmedizin hält sich viel darauf zugute, die großen Infektions-krankheiten besiegt zu haben, aber bei genauer Betrachtung ist das alles andere als wahr. Die großen Seuchen haben wir durch verbes-serte Hygiene, ausreichende Ernährung und bessere Heizmöglich-keiten überwunden. Durch diese Maßnahmen stieg die Abwehrkraft und verdarb den Seuchen-Erregern das Terrain.

Krieg auf der Körperebene

Entzündungen aber gibt es nach wie vor, auch wenn wir noch so sehr mit Impfungen, Antibiotika und fiebersenkenden Mitteln gegen sie zu Felde ziehen. Der Grund auf seelischer Ebene ist unser Mangel an Mut, das Leben in Angriff zu nehmen, zu Auseinandersetzung und offensiver Selbstverwirklichung. Stattdessen sinken die anste-henden Konflikte in Form von kleinen und mittleren Kriegen auf die Körperebene, wo sie sich als Infektionen ausdrücken. Auch diese scheuen wir und unterdrücken sie mit schulmedizinischen Mitteln. So verschieben wir die Aggressionsenergie aber nur im Körper und ernten das Ergebnis als Allergien.

Eine wissenschaftliche Studie, die kaum in medizinischen Zeitschrif-ten, dafür aber in Magazinen wie »Der Spiegel« und »Profil« Fu-rore machte, belegt, dass eine Antibiotika-Kur in den ersten zwei Le-bensjahren die Allergie-Wahrscheinlichkeit im Lauf des Lebens um über 50 Prozent erhöht. Es gibt wenig Grund zur Annahme, dass das in späteren Jahren nicht so bleibt.

Wir verschieben auf diesem Weg lediglich Aggressions-Energie von der akuten auf die chronische Ebene. Jetzt hat das Immunsystem anstatt eines akuten Entzündungskrieges eine allergische Dauerfehde auszutragen[43]. Der Kampf, der sich als Infektion im Körper entzündet hat, nimmt im allergischen Geschehen immer mehr bürgerkriegsähnliche Gestalt an. Das Abwehrgeschehen selbst richtet die schlimmsten Probleme an.

Dramatische Zunahme von Autoimmunkrankheiten

Natürlich mögen wir auch die Allergien nicht und bekämpfen sie mit Antihistaminika und Kortison, und auch das gelingt, aber wieder nur vordergründig. Denn wo soll die so unterdrückte Aggressions-Energie hin? Im Sinne von »Krankheit als Symbol« spricht alles dafür, dass sie sich in Gestalt von vielfältig zunehmenden Autoimmun- bzw. Autoaggressionskrankheiten ausdrückt.

Tatsächlich haben wir nicht nur einen deutlichen Anstieg an Schilddrüsenproblemen im Sinne von Hashimoto-Thyreoiditis, einer chronischen Schilddrüsen-Entzündung, sondern immer mehr Krankheiten müssen inzwischen der Autoimmunthematik zugerechnet werden wie das rheumatische Geschehen von Polyarthritis (der Gelenke) und Polymyositis (der Muskeln) bis zu Sjögren-Syndrom, aber auch die Weißfleckenkrankheit (Vitiligo), Diabetes 1 und multiple Sklerose, Lupus erythematodes, Muskelschwäche (Myasthenia gravis), die Nierenerkrankung Glomerulonephritis, Sklerodermie, eine Spielart der Hepatitis bis hin zu Formen von Augenentzündung (Uveitis).

Andere wie beispielsweise die Darmkrankheit Morbus Crohn, aber auch Parkinson sind zumindest in den Verdacht geraten, Autoimmunkrankheiten zu sein. Insgesamt kennen wir heute bereits an die 40 Autoimmunerkrankungen, eine dramatische Steigerung innerhalb einer Generation.

Krank durch Fleisch und Milchprodukte

Auch das überaus weitverbreitete Thema Rheuma – in Deutschland allein wird die Zahl der Rheumatiker auf circa 5 Millionen geschätzt – sei hier wieder anhand von Studien etwas genauer beleuchtet. Tierische Produkte wie besonders Fleisch, Wurst und Fisch enthalten viel Arachidonsäure, zu deren Abbauprodukten Prostaglandine und Leukotriene gehören. Prostaglandine vermitteln Schmerz und das Prostaglandin E2 kommt bei Rheumatikern vermehrt in der Gelenkflüssigkeit vor und ist an der Knorpelzerstörung bei Rheuma beteiligt.[44]

Je mehr Arachidonsäure die Nahrung enthält, desto mehr Entzündungsstoffe können gebildet werden. So ist es nicht verwunderlich, wenn Studien die entzündungshemmende und schmerzlindernde Wirkung vegetarischer Kost bei Rheumatikern belegen.[45] Vegane Ernährung ist dabei offensichtlich wegen des völligen Fehlens von Arachidonsäure besonders effektiv.[46]

Ein Grund für die heute zunehmende Allergisierung und Auslösung von Autoimmunproblemen vor allem durch Milch könnte darin liegen, dass die Menschen früher die Milch von immer denselben wenigen Kühen oder nur einer Kuh tranken, während sie heute einen unüberschaubaren Mix von unzähligen Kühen bekommen. Jede Kuh hat aber ihr spezifisches Protein, so individuell wie ein Fingerabdruck. Insofern könnte der Organismus mit dem modernen Proteinmix überfordert sein. Auch die früher fehlende, heute generelle Pasteurisierung und damit Denaturierung der Milch könnte eine Rolle spielen.

Das Prinzip Aggression

Insgesamt kommen wir heute eher weniger gut mit dem Prinzip der Aggression aus, wie auch die nicht enden wollenden Kriege auf Erden zeigen. Ähnlich wie es auf Mutter Erde an vielen Orten in von Menschen gemachten Konflikten brennt, scheinen sich selbst geschaffene Konflikte auch in immer mehr ihrer Individuen zu entzünden. Es gibt natürlich keinen Grund, warum die gerade beschriebenen entzündungs- und schmerzlindernden Wirkungen veganer Kost durch Ausschaltung der Arachidonsäure sich auf Rheuma beschränken sollten. Letztlich müssten wir noch alle Depressionen mit ihren autoaggressiven Selbstmordtendenzen zu den Autoimmunerkrankungen rechnen.

In den USA, auch in dieser Hinsicht Vorreiter, leiden bereits gesichert fast 3 Prozent der Bevölkerung oder fast 9 Millionen Menschen an Autoimmunerkrankungen, wahrscheinlich aber eher mehr als 12 Millionen.

Autoaggressionserkrankungen treten fast dreimal so häufig bei Frauen auf, die mit dem urprinzipiell männlichen Archetyp der Aggression noch mehr Probleme haben. Außerdem nehmen sie mit dem geographischen Abstand zum Äquator deutlich zu. Am krassesten wird das bei multipler Sklerose, die in nördlichen Ländern mehr als 100-mal häufiger vorkommt als in Äquatornähe. Hier liegt der Verdacht nahe, die Sonne und damit Vitamin D beziehungsweise Calcitriol könnten eine wesentliche Rolle spielen. Es mag aber auch mit der gen Norden strengeren und weniger Sonne im übertragenen Sinn ins Leben lassenden Grundeinstellung zusammenhängen.

Kampf gegen den eigenen Körper

Unser höchst differenziertes Immunsystem, das wie gut organisiertes Militär eines Landes über alle möglichen Waffengattungen verfügt, bekämpft draußen immer nur Proteinmoleküle in Gestalt von sogenannten Antigenen. Ob Viren oder Bakterien oder welche Erreger auch immer, entscheidend sind deren oberflächliche Proteinstrukturen für den Gegenschlag des Körpers. Das Immunsystem nimmt immer zuerst Maß an den Feinden und stellt dann Spiegelbilder ihrer äußeren Gestalt her, die als Schablonen oder Vorlagen dienen, um nach diesem Abbild Antikörper zu produzieren.

Bei Infektionen und Allergien bilden die äußeren Eiweißstrukturen von Erregern und Allergenen die Vorlagen, bei der Autoimmunerkrankung aber eigene Körperstrukturen aus Protein. Da all unsere Oberflächen und Grenzflächen aus Eiweißmolekülen bestehen, sind die Erscheinungsformen äußerst vielgestaltig. Hier hat der Organismus daher eine enorme Ausdrucksvielfalt zur Verfügung, um die anstehenden Aufgaben symbolisch darzustellen.

Die wissenschaftlich zu klärende Frage wäre, warum der Organismus körpereigene Strukturen mit fremden, zu bekämpfenden verwechselt. Darauf haben wir noch keine befriedigende Antwort. Aber wir können eindeutig feststellen, je mehr Protein wir ihm zuführen, desto mehr steigt die Gefahr, eigene mit fremden Eiweißstrukturen zu verwechseln und Krankheiten der Autoaggressionsthematik entstehen zu lassen. Die »China Study« zeigt, wie Kost, die proteinarm ist, die Wahrscheinlichkeit für diese Krankheiten reduziert. Tierisches Protein wirkt sich wiederum besonders ungünstig aus und dabei wieder an der Spitze die Kuhmilch.

Spurensuche

Ein denkbarer Weg zur Autoimmunkrankheit könnte folgendermaßen aussehen: Ein Säugling wird nicht oder nur die gemessen an den natürlichen Anforderungen viel zu kurze Spanne von vier Monaten gestillt. Gynäkologen empfehlen teils sogar nur drei Monate. Die als Ersatznahrung eingesetzten Säuglingsmilch- beziehungsweise Kuhmilchpräparate überfordern den frühkindlichen Darm und gelangen – wenn auch nur in winzigen Mengen – halbverdaut ins Blut oder Gewebe, wo sie das unreife Immunsystem sensibilisieren, das mit der Produktion von Antikörpern beginnt. Für diesen Weg sprechen die in Studien gefundenen Antikörper gegen Kuhmilch bei Erkrankungen wie Diabetes 1, aber auch der sogenannte Rheumafaktor, ebenfalls ein Protein.

Genauso könnte später ein etwa durch Übersäuerung oder Histaminüberempfindlichkeit vorgeschädigter Darm kleine Proteinanteile ins Blut oder Gewebe gelangen lassen. Dazu würden sich vor allem halbverdaute und damit schon verkürzte Proteine eignen.

Wenn diese nun körpereigenen Eiweißstrukturen ähneln, könnte das das Immunsytem verwirren, sodass es eigene Körperstrukturen für fremd und feindlich hält und in der Folge angreift. Bei Diabetes handelt es sich um eine Verwechslung mit den Eiweißstrukturen der Bauchspeicheldrüse, bei der multiplen Sklerose mit denen der Myelinscheiden – diese dienen dem Schutz der Nervenzellen –, bei Hashimoto-Thyreoiditis mit dem Gewebe der Schilddrüse usw.

Diabetes 1

Besonders deutlich wird die Autoaggressionsproblematik beim juvenilen oder Diabetes 1. Inzwischen gibt es einige Studien, die auf dessen Auslösung durch Kuhmilch hinweisen. Eine finnische Studie[47] konnte zeigen, dass das Blut von über 140 Kindern mit juvenilem Diabetes ausnahmslos Antikörper gegen Kuhmilch enthielt, die höher waren als die gesunder Kinder. Auch hier gibt es also wieder den schon vertrauten Zusammenhang von Kuhmilchkonsum und Diabetes-1-Erkrankung, den die Forscher Dahl-Jorgensen, Joner und Hanssen bereits 1991 für 12 Länder belegen konnten:[48]

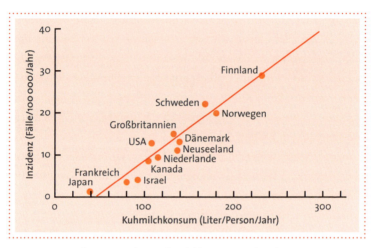

Der Zusammenhang zwischen Kuhmilchkonsum und Diabetes 1 in mehreren Ländern[49]

Je höher der Kuhmilchkonsum, desto gravierender das Diabetes-1-Vorkommen. In Japan mit einem Pro-Kopf-Verbrauch von 40 Litern pro Jahr liegt es gerade bei 2 Kindern pro 100 000, in Holland mit über 100 Litern schon bei 10, in Finnland mit fast 240 Litern pro Kopf und Jahr aber bei fast 30.

Eine von Virtanen, Laara und Hypponen im Jahre 2000 begonnene Studie, die noch andauert, zeigt, wie erheblicher Kuhmilchkonsum das Diabetes-1-Risiko um das 5- bis 6-Fache erhöht.

Alles spricht dafür, wenn man die große Zahl der Studien auf einen Nenner bringt, dass gar nicht gestillte oder sehr früh abgestillte Kinder ein erheblich erhöhtes Risiko haben, an Diabetes 1 zu erkranken. Dieses Risiko wird durch eine mögliche genetische Disposition noch erhöht. Und das heißt natürlich nicht, lange gestillte Kinder könnten nie Diabetes entwickeln, nur tun sie es eben viel seltener. Auch ist die Rolle der Seele mit zu berücksichtigen und das ganze

Thema Liebe und Süße des Lebens.[50] Bei Diabetes fließt die Glukose und damit die Süße des Lebens durch und kann nicht aufgenommen und festgehalten werden. Genau das aber gilt es zu lernen: durchlässig für die Liebe zu werden, ohne sie festzuhalten.

Zu beobachten wäre hier auch noch, inwieweit die Aufnahme von Kuhmilch der Mutter während der Stillzeit hineinspielt. Von anderen allergischen Krankheiten wie Neurodermitis ist dieser Zusammenhang bekannt. Hört eine Mutter völlig auf, Milchprodukte zu sich zu nehmen, verschwindet manchmal die Neurodermitis.

Rückwirkend zeigt sich hier nochmals, was für einen schrecklichen Schaden das lange Stillverbot der Schulmedizin verursacht hat. Man wollte die Kinder vor den in der Muttermilch nachgewiesenen Schadstoffen bewahren und schadete Müttern und Kindern in anderer, nicht bedachter Hinsicht ebenso unabsichtlich wie nachhaltig. Das zeigt einmal mehr, wie sorgfältig jeder Eingriff in die Natur abzuwägen ist. Die Schöpfung zu verbessern, ist nicht leicht, und die Schulmedizin scheitert oft mit diesem hohen Anspruch und schadet, wo sie helfen wollte.

Die beste Vorbeugung von Diabetes 1 (und wahrscheinlich anderen Autoimmunkrankheiten) ist also langes Stillen – möglichst von Müttern, die sich vegan ernähren –, das den Kindern Kuh- oder andere tierische Ersatzmilch gänzlich erspart.

Für die multiple Sklerose finden wir eine ganz ähnliche Kurve bei der Häufigkeitsverteilung nach Ländern, und beide Krankheiten teilen auch die auffällig abnehmende Häufigkeit zum Äquator hin, was aber mehr oder weniger für alle Autoimmunprobleme gilt. Bevor dem Sonnenlicht aber eine entscheidende Rolle zugeschrieben wird, ist zu bedenken, dass der Milchkonsum gen Norden ähnlich zunimmt, wie die Sonnenstunden abnehmen. Vielleicht ist diese eigenartige geographische Verteilung also nur eine Spiegelung der

Krank durch Fleisch und Milchprodukte

nun schon so häufig gefundenen Tierprotein- und vor allem Milch-problematik. Möglicherweise spielt aber auch beides eine Rolle, denn Mangel an Vitamin D und vor allem seiner aktivierten Form ist, wie andere Untersuchungen zeigen, auch nachweislich an Auto-immunprozessen beteiligt.

Der Zusammenhang könnte biochemisch folgendermaßen aus-sehen: Die Sonne produziert mit ihrer Strahlung in der Haut Vita-min D, das in der Niere in seine aktive Form umgewandelt wird, die offensichtlich gegen Autoimmunkrankheiten hilft. Nun hatte sich aber bereits gezeigt, dass tierproteinreiche Kost und insbesondere Milchprodukte – wahrscheinlich durch Übersäuerung – diese Um-wandlung in die aktivierte Vitaminform verhindern oder jedenfalls vermindern kann.

Fazit: *Autoimmunkrankheiten werden durch Tierisches in der Ernährung gefördert. Insbesondere vor Kuhmilch ist in diesem Zusammenhang zu warnen, vor allem wenn sie schon Säuglin-gen verabreicht wird. Kuhmilch fördert Diabetes 1 umso mehr, je früher sie einem Kind zugemutet wird. Mit pflanzlicher Ernährung kann die Erkrankungswahrscheinlichkeit reduziert und bereits bestehende Erkrankungen können gebessert werden.*

FETTSUCHT UND DIABETES 2 AUF DEM VORMARSCH

Schenken wir der Weltgesundheitsorganisation (WHO) Glauben, so drohen uns mit Fettsucht und Diabetes 2 die entscheidenden Seuchen der Zukunft. Im Vorreiterland USA gibt es inzwischen deutlich mehr Übergewichtige als Normalgewichtige. Der Anteil der Fettsüchtigen ist in den 20 Jahren von 1978 bis 1998 von 15 auf über 30 Prozent gestiegen und hat sich damit mehr als verdoppelt. Inzwischen machen Übergewichtige und Fettsüchtige jeweils über ein Drittel der Bevölkerung aus, was nur noch ein knappes Drittel Normal- und Untergewichtiger übrig lässt.

Übergewicht sprengt alle Maße

Besonders beunruhigend ist in den USA der hohe Anteil von über einem Drittel der 20-Jährigen, die bereits fettsüchtig sind. Auch die Superfetten sind in den USA im Kommen. Hier ergibt sich ein makabres Szenario: Sie müssen schlimmstenfalls bereits mit Kränen aus ihren Zimmern gehievt werden, um ins Krankenhaus zu gelangen. Gar nicht so selten können sie nach ihrem vorzeitigen Tod nicht mehr im Ganzen abtransportiert werden. Dann bleibt nur ein Ende, wie wir es für Milliarden Tiere routinemäßig vorsehen. Allmählich holt uns der Schatten ein.

Was der Mensch sich selbst und den Tieren antut, spiegelt sich gegen Ende des Lebens immer mehr in einer Karikatur dessen, was Gott nach dem Alten Testament mit ihm im Sinn hatte: ein Ebenbild seiner selbst zu schaffen. Gott gleich waren wir aufgerufen, unser Bewusstsein über alles und alle Grenzen auszudehnen, und haben mal wieder die Ebene verwechselt und dem Körper die Aufgabe zuge-

Krank durch Fleisch und Milchprodukte

schoben, der nun über sämtliche Grenzen hinauswächst – in einer Weise, die alles Vorstellbare überschreitet.

In Deutschland ist die Tendenz laut Gesundheitsbericht des Bundes aus dem Jahre 2005 ähnlich, wenn auch noch nicht so furchterregend. Aber auch hier wird die besondere Betroffenheit der jüngeren Jahrgänge deutlich. Bei den unter 18-Jährigen sind nicht einmal 1 Prozent der Mädchen, aber schon fast 4 Prozent der Jungen fettleibig, bei den 18- bis 25-Jährigen sind 41 Prozent der Mädchen und fast 55 Prozent der Jungen adipös, bei den 25- bis 30-Jährigen steigen die weiblichen Zahlen noch auf 43 Prozent, die männlichen liegen bei 28 Prozent. Wer solche Zahlen deuten kann, sieht auch auf uns eine Fettsuchtwelle zurollen.

In Österreich sind laut Ernährungsbericht von 2008 sogar schon rund 40 Prozent der Erwachsenen übergewichtig oder fettsüchtig[51], bei Schulkindern im Alter von 6 bis 15 Jahren 17 bis 18 Prozent der Mädchen und 20 bis 21 Prozent der Jungen.

Das Übergewichtsproblem nimmt weltweit epidemische Ausmaße an. 1,6 Milliarden Menschen sind bereits übergewichtig – das heißt mit einem Body-Mass-Index (BMI) über 25 –, 400 Millionen sind adipös (BMI über 30), davon die Mehrzahl Frauen[52]. Hochgradiges Übergewicht im Kindes- und Jugendalter ist aber nicht nur der entscheidende Risikofaktor für Adipositas im Erwachsenenalter, sondern auch der Grundstein für frühzeitige Herz-Kreislauf-Erkrankungen, degenerative Skeletterkrankungen und Diabetes 2.

Diabetes 2 – ein weltweites Problem

Die epidemische Zunahme von Diabetes 2 wurde inzwischen von der WHO als Problem erkannt. In den USA hat diese Krankheit laut Angaben der Campbells innerhalb von 10 Jahren um 70 Prozent zugenommen. Besonders beängstigend ist auch hier wieder der Anstieg bei Jugendlichen. Inzwischen ist Diabetes 2, der zu Zeiten meines Examens vor gut 30 Jahren noch Altersdiabetes hieß, ein Krankheitsbild junger Menschen und sogar von Kindern.

In den 90er-Jahren hat diese Krankheit in den USA in der Bevölkerungsgruppe der 30- bis 40-Jährigen um 70 Prozent, in derjenigen der 40- bis 50-Jährigen um 40 Prozent und in derjenigen der 50- bis 60-Jährigen um 31 Prozent zugenommen. Vom Volk der Pima-Indianer sollen insgesamt bereits über 50 Prozent der Gesamtbevölkerung – also Säuglinge und Kleinkinder eingeschlossen – unter Typ-2-Diabetes leiden.

In Deutschland lässt sich dagegen der Name Altersdiabetes noch nachvollziehen, aber auch hier gibt es eine insgesamt steigende Tendenz, die allerdings während des Lebens kontinuierlich zunimmt. Bei den unter 50-Jährigen liegt der Anteil der Diabetiker noch unter 3 Prozent der Bevölkerung, um dann bei Männern zwischen 50 und 60 auf 8 Prozent zu steigen, während Frauen unter 3 Prozent bleiben. Zwischen 60 und 70 klettern die Werte auf 13 beziehungsweise 12 Prozent und erreichen für Frauen zwischen 70 und 80 fast einen Wert von 20 Prozent.

Laut Schätzungen der Internationalen Diabetes-Föderation wird sich der Diabetikeranteil im Jahre 2050 in den USA auf 14 Prozent der Gesamtbevölkerung belaufen, in Deutschland auf 13,5, in Österreich auf 13,1 und in der Schweiz auf 12,4 Prozent. Für Deutschland bedeutete das eine Steigerung innerhalb von gut 30 Jahren um 170 Prozent, und es könnte noch schlimmer kommen. Oder aber: Es könnte auch viel besser kommen, wenn wir zu einigen einfachen Einschränkungen bereit wären. In den USA belaufen sich inzwischen allein die Kosten für Diabetes 2 auf angeblich 100 Milliarden Dollar pro Jahr.

So kommt es zu Diabetes 2

Bis ins Detail reicht heute unser Einblick in die Entstehungsgeschichte ernährungsbedingter Krankheiten wie Diabetes 2. Zellmembranen werden in ihrem Fettsäuremuster wesentlich von der Zufuhr von Fett durch die Ernährung bestimmt. Dieses wiederum hat erhebliche Auswirkung auf die Empfindlichkeit der sogenannten Insulinrezeptoren. Tierprodukte enthalten relativ viele gesättigte Fettsäuren. Studien belegen nun, wie die hohe Zufuhr gesättigter Fettsäuren Insulinresistenz fördert, eine Vorstufe von Diabetes 2.[53]

Eigentlich ist bereits länger bekannt, wie sehr eine hohe Zufuhr gesättigter Fettsäuren wie bei der üblichen westlichen Ernährung mit viel Fleisch und Milchprodukten das Risiko der Insulinresistenz und damit für den Typ-2-Diabetes erhöht. Die Insulinresistenz führt zunächst zu Hyperinsulinismus, also einem chronisch erhöhten Insulinspiegel. Dieser ist aber ein Risikofaktor für Herz-Kreislauf-Krankheiten und für verschiedene Tumorarten.

Anhänger der Atkins-Diät (Seite 90) mit viel Fleisch und Fett begründeten die angeblichen Vorteile dieser Ernährungsform mit der verminderten Insulinantwort, die eine Gewichtsreduktion erleichtern würde. In Wirklichkeit führen aber eiweißreiche Nahrungsmittel zu einer deutlich höheren Insulinantwort, als ihrem glykämischen Index entsprechen würde.[54]

Seelische Gründe für Übergewicht, Fettsucht und Diabetes 2

Radikale Entwicklungen legen auch radikale Schritte nahe. Zwar wird bei keinem Krankheitsbild der Zusammenhang mit der Ernährung so deutlich, doch spielen seelische Gründe wie immer auch hier eine große Rolle: Hier steht bei Gewichtsproblemen das Thema

Fülle und Erfüllung im Mittelpunkt, beim Diabetes[55] die Süße des Lebens und die Liebe. Wo also zusätzlich zur Ernährungsumstellung und zu ausreichender Bewegung bewusst statt auf körperliche auf seelische Fülle und entsprechende Erfüllung gesetzt wird, werden mit großer Sicherheit Übergewicht und Fettsucht überflüssig. Wer auch noch das Thema der Sinnlichkeit und Liebe erlöst und die Süße des Lebens im übertragenen Sinne erfährt, ist obendrein vor Diabetes 2 sehr sicher. In gut 30 Jahren Arztsein habe ich noch nie einen vollwertig vegan und aus der Fülle lebenden Menschen erlebt, der übergewichtig gewesen wäre oder Diabetes 2 entwickelt hätte.

Fazit: *Der weltweite Anstieg an Übergewicht, Fettsucht und deren Folgekrankheiten wie Diabetes 2 ist ebenso dramatisch wie alarmierend. Der Zusammenhang zwischen Fleischkonsum und Diabetes 2 ist offensichtlich. Vegane vollwertige Ernährung kann hier vieles von vornherein verhindern und bereits Vorhandenes bessern – vor allem wenn auch der Schritt von der körperlichen Fülle zu einem erfüllten Leben geschafft wird beziehungsweise die Süße des Lebens Raum erhält. Diabetes 2 ist über diese Erkenntnis und die entsprechende Ernährungsumstellung wie auch Fasten praktisch immer zu beseitigen.*

Krank durch Fleisch und Milchprodukte

WIE MAN OHNE SCHÄDLICHE DIÄTEN GEWICHT VERLIERT

Für Übergewicht und Fettsucht, die beide auf der Ernährungsebene Vorstufen von Diabetes 2 sind, ist im Wesentlichen der Konsum großer Mengen raffinierter Kohlenhydrate (Seite 47) und ebensolcher Mengen tierischen Proteins und Fettes verantwortlich. Die Lösung ist sehr einfach und wird inzwischen durch zahlreiche Studien gestützt: neben moderater körperlicher Bewegung – mehr dazu gleich – vollwertige pflanzliche Ernährung[56]. Daraus ergibt sich automatisch der Verzicht auf Tierisches.

Studien, die den Vorteil vegetarischen und erst recht veganen Lebens auch im Hinblick aufs Gewicht belegen, gibt es mittlerweile zahlreiche. Die Forscher Key und Davey[57] kommen zu dem Schluss, dass die Wahrscheinlichkeit von Übergewicht unter Menschen, die auf Fleisch verzichten, äußerst gering ist. Die Campbells fassen einige Studien zusammen und stellen fest, dass vegetarisch und vegan lebende Teilnehmer durchschnittlich deutlich leichter sind. Außerdem zitieren sie eine ganze Liste von Studien, in deren Verlauf Übergewichtige angehalten wurden, beliebig viele fettarme pflanzliche Lebensmittel zu essen. Die Ergebnisse waren immer erhebliche Gewichtsverluste in kurzer Zeit. Am meisten Gewicht verloren dabei jene, die mit dem größten Übergewicht begonnen hatten.

Schlanke Menschen nehmen mit dieser Ernährung natürlich gar nicht ab, wie ich aus eigener Erfahrung bestätigen kann. Das heißt, mit vegetarischer oder veganer Ernährung ist es leicht, »sein Gewicht« zuerst zu finden und dann zu halten, insbesondere, wenn man sich zusätzlich in ausreichendem Maß bewegt, was Menschen mit dieser Kostform ungleich leichter fällt, da sie sich vitaler und lebendiger fühlen.

Stolpersteine unterwegs

Natürlich gibt es auch jene Vegetarier, die dünne Luft atmen, weil sie die Nase so hoch in den Wolken tragen, und sich als die ungleich besseren Menschen fühlen. Das ist die Hybris, vor der schon die heilige Hildegard von Bingen alle Fastenden warnte. Es ist, wie Bruder David Steindl-Rast einmal sagte, ein großes Glück, sich früh für diese Lebensform entscheiden zu können. Daraus könnte im Idealfall Demut folgen. Wo es aber im Gegenteil zu Hochmut führt, kommt dieser sprichwörtlich vor dem Fall und wird zur Herausforderung und wichtigen Aufgabe.

Und es gibt weitere Stolpersteine. Wer nur Fleisch oder auch alles Tierische weglässt und den Schritt zu vollwertiger Pflanzenernährung nicht schafft, kann als Pudding- oder Junkfood-Vegetarier noch immer Übergewicht zulegen und krank werden. Es braucht also unbedingt beide Schritte: hin zum Vollwertigen und Pflanzlichen oder, negativ ausgedrückt, weg vom Raffinierten und Tierischen und am besten gleich auch vom Arroganten.

Weitere Hilfen für Übergewichtige

Von großem Vorteil ist natürlich auch möglichst tägliche Bewegung im Sauerstoffgleichgewicht (Seite 59). Im Laufe eines Jahres macht das einen erheblichen Unterschied nicht nur im Hinblick auf das Gewicht, sondern auch auf den Gesundheitszustand. Wer sich jeden Tag sozusagen nebenbei bewegt – etwa indem er die Treppe nimmt statt den Aufzug – oder auch mit bewusstem Training, wiegt durchschnittlich 6 bis 7 kg weniger.

Hier kommt noch ein entscheidender Vorteil der pflanzlichen Kost zum Tragen, der sich selbst in Tierversuchen demonstrieren ließ. Colin Campbell konnte bei seinen Experimenten mit Ratten zeigen, dass diese, wenn sie mit einer nur 5-prozentigen statt wie üblich 20-prozentigen Kaseinkost gefüttert wurden, also mit nur einem Viertel des Anteils an Kuhmilch, nicht nur deutlich weniger Krebs bekamen und weniger Cholesterin im Blut aufwiesen und dass ihre Lebenserwartung erheblich stieg, sie nahmen auch geringfügig mehr Kalorien zu sich, die sie allerdings verstärkt in Körperwärme umsetzten. Dadurch wurden sie nicht dicker als diejenigen in der Vergleichsgruppe. Tatsächlich aber waren sie auch doppelt so aktiv, was in der Zeit gemessen wurde, die sie im Laufrad verbrachten, und das blieb während der gesamten Untersuchungszeit so.

Die vollwertig pflanzliche Ernährung, die einer kohlenhydratreichen, eiweißarmen Kost entspricht, führt ganz ähnlich auch bei Menschen zu einem höheren Grundumsatz. Der Organismus wird dabei sozusagen mehr gefordert, leistet mehr und verbrennt so deutlich mehr Kalorien. Das ist auch logisch, denn pflanzliche Nahrung ist – etwa was das Eiweiß angeht – viel weiter vom eigenen Eiweiß entfernt. Der Organismus muss also mehr Energie aufwenden, um es sich zu eigen zu machen.

Die einfachste Form der Eiweiß-Ernährung wäre für den Menschen eindeutig Menschenfleisch. Das hätte schon genau die Aminosäuren-Zusammenstellung, die wir bräuchten. Tierisches Eiweiß von Affen wie Schimpansen, die sich im Erbgut nur um 2 Prozent von uns unterscheiden, wäre das Nächsteinfache. Dann kommt das Eiweiß von anderen Säugetieren, deren Fleisch unserem eigenen immer noch ähnlich ist. Das kennt jeder Medizinstudent, der auf seinem Teller beim Fleischessen dieselben Strukturen findet wie beim Präparieren der Leiche, und natürlich jeder Chirurg.

Ganz offenbar wollen wir aber kein Menschenfleisch essen, auch Schimpansen gelangen nicht auf unsere Speisekarten und Raubtiere schon gar nicht – jedenfalls bei uns in der westlichen Welt. Wir

haben also schon eine gewisse positive Entwicklung geschafft. Das
für den Körper Einfachste ist in diesem Fall offensichtlich nicht das
Naheliegendste und eben nicht das Beste.

Ein Schweinezüchter in Kanada hatte eine ganze Reihe von Frauen
ermordet und wie seine Schweine verarbeitet. Als herauskam, dass
er sie der »normalen« Fleischproduktion zugeführt und problemlos vermarktet hatte, war die Empörung groß und die Betroffenheit
immens. Aber natürlich hatte das Menschenfleisch auch nicht mehr
Schaden angerichtet als es Fleisch immer tut. Wahrscheinlich war
der Schweinefleisch-Konsum anschließend gesunken, weil man einen gesunden Ekel entwickelt hatte. Rein physiologisch gesehen
hatten die Kanadier der Gegend es ihrem Organismus nur leicht gemacht und ihm sehr einfach verarbeitbares Protein geliefert. An diesem Punkt würden aber – zum Glück – auch diejenigen Bedenken
bekommen, die streng materialistisch argumentieren.

Sobald sich der Mensch mit pflanzlicher Ernährung versorgt,
macht er es seinem Organismus schwerer, denn der muss seinen
Aminosäure-Stoffwechsel aufwendiger organisieren und die Nah-
rungsbestandteile neu und insgesamt intensiver mischen. Kohlenhydratreiche Ernährung fordert unseren Organismus also mehr als
eiweiß- und fettreiche. Sie regt den Stoffwechsel an und damit die
Verbrennung. Was fordert, fördert aber zugleich.

Andererseits führt solch kohlenhydratreiche vollwertige Ernährung
auch – wie im Experiment mit den Ratten – zu mehr Bewegungsdrang und damit zu einem weiteren Weg des Abnehmens. Sie ist
also im Hinblick auf die Gewichtsentwicklung moderner Menschen
doppelt segensreich. Obendrein ist sie, wie sich nun schon vielfach
zeigte, auch in umfassender Weise gesundheitsfördernd. Somit ist
die Ernährung, die zur Gewichtsreduktion führt, auch diejenige, die
die Gesundheit erhält.

Eiweißmast-, Low-Carb- und Low-Fat-Diäten

Beim Gegenteil, den sogenannten Low-Carb-Diäten – also solchen, bei denen die Kohlenhydrataufnahme reduziert wird – wie der von Atkins oder auch der bei uns in den letzten Jahren populär gewordenen Metabolic Balance, ist das leider nicht der Fall, denn sie erhöhen den Anteil von Eiweiß und Fett, vermeiden weder Milchprodukte noch achten sie auf ausreichend vollwertige Kohlenhydrate.

Die australischen Forscher Bilsborough und Crowe kamen 2003 in einer Studie[58] zu dem Schluss, Low-Carb-Diäten würden langfristig die körperliche Mobilität beeinträchtigen, aber es kommt noch schlimmer: Sie würden Lipidanomalien, das heißt Fettstoffwechselprobleme, fördern und zu Komplikationen führen wie Herzrhythmusstörungen, Herzmuskelschwäche, erhöhtem Krebsrisiko, Nierenschäden und Osteoporose. Sogar für plötzliche Todesfälle seien sie verantwortlich.

Weitere häufige Nebenwirkungen der Eiweißmast im Sinne der Atkins-Diät reichen von Verstopfung bei über zwei Drittel der Diät-Teilnehmer über verstärkten Mundgeruch bei knapp zwei Dritteln, Kopfschmerzen bei der Hälfte bis zu Haarausfall.[59]

Unbestritten ist die Gewichtsabnahme bei Proteinmast, wie sie etwa auch die sogenannte Manager-Diät empfahl. Diese kommt dadurch zustande, dass sie den Organismus überfordert, der solche Eiweißmassen nie gelernt hat zu verarbeiten. Er scheidet sie – im besten Falle – aus oder lagert sie ab. Arterienverkalkung beginnt mit der Einlagerung von Protein, und auch der Rheumafaktor ist wie bereits erwähnt aus Eiweiß.

Abnehmen ist natürlich wichtig bei Übergewicht, aber wir müssten den Preis bedenken, den wir dafür zahlen. Tatsächlich macht auch Rauchen schlank, weil es den Organismus so in Stress versetzt, dass dieser um etwa 10 Prozent mehr Energie verbraucht. Noch effizien-

► Eine einfache Regel: Essen, was Seele und Körper guttut

Es ist für die Seele wichtig, nur das zu sich zu nehmen, was wir von Anfang bis Ende problemlos und ohne Widerwillen selbst verarbeiten können. Da fallen dann für die meisten schon alle Geschöpfe weg, die ein Gesicht haben und eine Mutter, die sie geboren hat und ihr Gesicht erkennt. Für Körper und Seele einfacher wird es auch, wenn man sich auf Pflanzen beschränkt, die gewachsen sind, Wurzeln geschlagen und Blüten gebildet haben – etwas, das für Mars, Bounty und die meisten Süßigkeiten nicht gilt. Sie werden auch weder dazu beitragen, uns zu verwurzeln, noch unser wahres Wesen zur Blüte bringen.

Nach dem Fasten gebe ich meinen Seminarteilnehmern als Faustregel mit, nicht mehr zu essen, wofür im Fernsehen geworben wird. Diese Dinge haben das meist nötig, wir sie aber nicht.

ter wären diesbezüglich Chemotherapien. Offensichtlich können das aber nicht unsere Strategien gegen Übergewicht sein …

Auch die Effekte der Low-Fat-Produkte sind keineswegs inspirierend. Tatsächlich haben sie es nicht einmal geschafft, den Fettanteil der Nahrung wirksam zu reduzieren. Außerdem schmecken die entsprechenden Produkte zu vielen zu wenig, und so bleibt dieser Ansatz unbefriedigend. Im Übrigen ist er auch vom Gedanken her nicht überzeugend – Schweine werden auch nicht mit Fett gemästet, sondern mit Kohlenhydraten und durch Bewegungsmangel.

In der 2009 erstellten europaweiten sogenannten EPIC-Studie konnte an fast 30 000 Deutschen gezeigt werden, wie vor allem vier Risikofaktoren das moderne Leben bestimmen: Übergewicht, ungesunde Ernährung, mangelnde körperliche Aktivität und Rauchen. Nur noch 9 Prozent der Deutschen weisen keinen dieser vier Hauptrisikofaktoren auf, die meisten aber bereits mehrere. Die medizinischen Konsequenzen sind enorm und bestätigen das bisher Gesagte:

Krank durch Fleisch und Milchprodukte

Wer keinen der vier Faktoren aufweist, reduziert sein Risiko, an Diabetes Typ 2 zu erkranken, um 90 Prozent, das eines Herzinfarktes um 81 Prozent und die Gefahr einer anderen chronischen Erkrankung um 78 Prozent.[60]

Und auch folgendes Argument darf nicht vergessen werden: Mit Reduktionsdiäten geht ja im Allgemeinen ein Verzichts- und Leidensgefühl einher, wodurch in der Regel der Rückfall in alte Gewohnheiten vorprogrammiert ist.

Fazit: *Formel-Diäten funktionieren auf Dauer nicht, aber Bewegung und pflanzliche Ernährung helfen aus der Fettsuchtfalle. Würden wir die heiligen Kühe der Ernährung im übertragenen Sinn schlachten, als da wären 1. Fleisch- und 2. Milchprodukte und 3. Raffinierung der Kohlenhydrate, bräuchten wir gar keine echten Kühe mehr zu schlachten und entzögen stattdessen unseren Zivilisationskrankheiten eine wesentliche Grundlage.*

OSTEOPOROSE – EIN PROBLEM DER MILCHKONSUMENTEN

Wären die Hinweise der Wissenschaftler im Dienste der Milchwirtschaft richtig und Milch könnte unsere Knochen fest und stark machen, müssten wir unglaublich gute Knochen haben, denn wir folgen diesen Ratschlägen mehrheitlich seit Jahrzehnten. Das genaue

Gegenteil ist aber wahr, die Bevölkerungen des deutschsprachigen Raumes gehören in die Spitzengruppe der Milchkonsumenten und haben trotzdem erhebliche Osteoporoseprobleme – wie wir noch sehen werden gerade deswegen!

Hohe Knochendichte und Osteoporose

Oberschenkelhalsbrüche gelten als ein verlässliches Maß für mangelnde Knochenstabilität, keinesfalls aber für die Knochendichte, die zu messen lukrative Mode in entsprechenden Praxen wurde. Die Zahlen dieser Frakturen[61] weisen unsere Länder als höchst Osteoporose-gefährdet aus, genau wie die USA, Neuseeland und Australien, drei andere Länder mit Weltspitzenniveau beim Konsum von Milchprodukten und der Entwicklung von Osteoporose.

Die Knochendichte ist auf alle Fälle kein guter Indikator für Osteoporosegefahr und ihre Messung sinnlos, jedenfalls für Patientinnen. Der beste Anzeiger für Osteoporose-Gefahr ist das Verhältnis von tierischem zu pflanzlichem Eiweiß in der Nahrung. Je höher der Anteil von Ersterem ist, desto größer die Gefahr.

Übersäuerung – ein unterschätzter Faktor

Wenn nun über Jahrzehnte Länder mit höchstem Milchkonsum zugleich die mit den höchsten Oberschenkelfraktur- und folglich den höchsten Osteoporose-Raten sind, sollte Umdenken eigentlich das Natürlichste der Welt sein. Aber schon 1992 hatte eine Studie der renommierten Yale-Universität – 34 andere Studien zusammenfassend – ergeben: 70 Prozent der Knochenbrüche sind dem hohen Konsum von tierischem Eiweiß zuzuschreiben.[62] Dieses erhöht den Säuregrad des Gewebes wie wenig anderes, und der Organismus muss diese Säure wieder neutralisieren, wozu er Kalzium aus den Knochen verwendet, was in der Konsequenz die Kalziumausscheidung im Urin erhöht.

Bereits 1920, also vor mehr als 90 Jahren, beschrieb Sherman diesen Effekt. Bis heute aber wurden daraus keine Konsequenzen gezogen. Der Grund dürfte in der Interessenpolitik liegen. Denn renommierter als Yale kann eine Universität kaum sein, und 90 Jahre müssten auch zum Umdenken reichen. Insofern ist der Rat, zur Osteoporose-Verhinderung Milchprodukte zu nehmen, gefährlich und wenn er von Medizinern kommt sogar böswillig, denn schon vor Jahren konnte man in einer renommierten Medizin-Zeitschrift lesen: Käse gibt den Knochen Saures. Genau das aber vertragen sie nicht.

Das über die Milch zugeführte Kalzium kann den Effekt der Kalziummobilisierung aus den Knochen aufgrund von Übersäuerung offensichtlich nicht ausgleichen. Milch ist demnach zwar ein guter Kalziumlieferant, aber ein noch besserer Kalziumräuber. Unter dem Strich ist die Bilanz jedenfalls negativ: Milch richtet deutlich mehr Schaden an, als sie Nutzen bringt.

Einiges spricht dafür, dass Übersäuerung der entscheidende Faktor nicht nur, aber auch bei der Osteoporose-Entstehung ist. Die Grundlagen der Übersäuerung sind wieder eiweißreiche Ernährung im Allgemeinen, die vor allem durch tierisches Eiweiß zustande kommt, und künstliche Dinge wie Süßigkeiten, die praktisch immer aus raffinierten Kohlenhydraten wie vor allem Zucker bestehen. Als weiterer und nach meinen Erfahrungen wesentlicher Faktor kommt noch die Lebensstimmung hinzu. Menschen mit schlechter Stimmung neigen viel schneller zum Übersäuern als solche mit aufgeräumter, offener Haltung gegenüber dem Leben.

Schon 1931 hat der deutsche Nobelpreisträger Otto Warburg letztlich zwei entscheidende Wahrheiten zum Thema Krebs formuliert:

Wo Krebs auftaucht, ist 1. Übersäuerung nicht weit und 2. fehlt es an Sauerstoff. Übersäuerung ist ein noch weit unterschätztes Thema in der Schulmedizin, und es ist gut, wenn sie jetzt wenigstens für die Osteoporose wissenschaftlich belegbar als Problem erkannt wird.
Die Campbells präsentieren eine Graphik der Universität von Kalifornien (San Francisco), die die Ergebnisse von 87 Studien aus 33 Ländern zusammenfasst. Sie zeigt, dass die Gefahr von Hüftfrakturen bei steigender Versorgung mit pflanzlichem Protein sinkt.

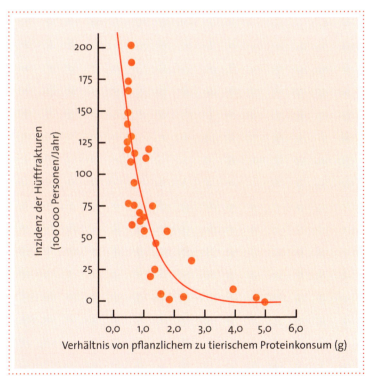

Der Zusammenhang zwischen Hüftfrakturen und dem Verhältnis von pflanzlichem zu tierischem Eiweiß in der Ernährung in mehreren Ländern[63]

Danach liegt die Wahrscheinlichkeit, eine Oberschenkelhalsfraktur zu erleiden, in Ländern, in denen das Verhältnis zwischen pflanzlicher und tierischer Proteinaufnahme kleiner als 1 ist, wo also mehr tierisches als pflanzliches Eiweiß konsumiert wird, zwischen 50 und 200 pro 100 000 Einwohnern. Ab einem Verhältnis von 2, also sobald doppelt so viel pflanzliches wie tierisches Protein aufgenommen wird, geht die Rate praktisch auf 0 zurück. Das aber heißt, vermehrter Konsum von pflanzlichem Eiweiß bei Weglassen des tierischen bringt Osteoporose praktisch zum Verschwinden.

Eine Studie derselben Universität von 2001[64] verglich sieben Jahre lang die Knochendichte, die Oberschenkelhalsbrüchigkeit und den Konsum unterschiedlicher Proteine bei 1000 Frauen über 65. Dabei wurden nicht die Frauen verschiedener Länder miteinander verglichen, sondern verschiedene Werte derselben US-Amerikanerinnen, was die Verfälschung der Ergebnisse durch andere Faktoren verringert. Die Ergebnisse fielen ähnlich deutlich aus: Frauen mit dem höchsten Anteil tierischen Proteins hatten eine fast viermal so hohe Fraktur-Wahrscheinlichkeit wie die mit dem niedrigsten, ihre Knochendichte nahm im Untersuchungszeitraum von sieben Jahren viermal so rasch ab wie bei den Frauen mit dem niedrigsten Anteil an tierischem Eiweiß. Zu bedenken ist, dass diese amerikanischen Frauen mit dem niedrigsten Proteinanteil immer noch die Hälfte ihres Eiweißes aus tierischen Quellen bezogen. Würden sie diesen Anteil auf ein Viertel reduzieren oder ganz vermeiden, wären ihre Ergebnisse noch viel besser, wie die davor zitierte Länderstudie nahelegt.

Für deutsche Esser inspirierend mag noch der Vergleich mit Nigerianern ausfallen. Deren Anteil an tierischem Protein in der Ernährung liegt bei nur 10 Prozent verglichen mit unserem, ihre Fraktur-Wahrscheinlichkeit ist 99 Prozent niedriger. Das belegt dieselbe Länderstudie[65], mit der dieses Kapitel begann. Nigerianerinnen nehmen wie die meisten Afrikaner kaum kalziumreiche Kuhmilch zu sich und haben viele Kinder, die sie mehrere Jahre stillen. Gemäß Schulmedizin müssten sie also massiv an Osteoporose leiden. Das Gegenteil ist aber wahr, unsere Frauen haben Osteoporose, die Nigerianerinnen kennen sie gar nicht.

Milchkonsum schadet Knochen, Sonne tut gut

Die Sinnhaftigkeit des uns beziehungsweise unseren Frauen gebetsmühlenartig empfohlenen Kalzium- beziehungsweise Milchkonsums ist wissenschaftlich nicht zu belegen, es gibt stattdessen gegenteilige Studien wie die von Wachsman und Bernstein, die bereits 1968 zeigten, wie höherer Kalziumkonsum die Wahrscheinlichkeit von Knochenbrüchen erhöht.[66] Der frühere Harvard-Professor und Kalzium-Experte Hegsted vertritt die Ansicht, lang andauernde übermäßig hohe Kalziumzufuhr beeinträchtige die Fähigkeit des Organismus, Kalzium und seinen Gebrauch im Körper zu regulieren.

Inzwischen gibt es eine größere Zahl wissenschaftlicher Studien, die belegen, wie einerseits erhöhte Kalziumzufuhr und andererseits hoher Konsum tierischer Nahrung Osteoporose fördern. Milch ist unser einziges Nahrungsmittel, das diese beiden Nachteile in sich vereint. Sie wäre vorrangig zu meiden.

Eine herausragende Rolle spielt auch hier das schon erwähnte aktive Vitamin D oder Calcitriol (Seite 25). Die Sonne ist also wieder einmal ganz wichtig. Ihre Funktion für den Knochenstoffwechsel und die Verhinderung von Rachitis (Knochenerweichung) ist schon seit Jahrzehnten bekannt.

Nicht auszudenken, was eine Ernährung frei von tierischen Proteinen oder mit nur minimalem Anteil daran und ein sonniges Leben bewirken beziehungsweise an Leid vermeiden könnten! Aber natürlich müsste die Milchwirtschaft dramatisch zurückgehen, würden Chirurgen einen deutlichen Rückgang bei Frakturen des Alters verzeichnen, könnten Gynäkologen und Orthopäden ihre Knochendichte-Messungen vergessen und Pharma- und Nahrungsergänzungsmittelindustrie müssten umdenken. Keiner dieser Industriezweige außer der Milchwirtschaft müsste deswegen aufgeben, und selbst die Bauern könnten ungleich Sinnvolleres leisten, als Milch zu produzieren.

Eine Forschergruppe um Tuan Nguyen vom Garvan Institute of Medical Research in Sydney[67] hat unter 105 sich streng vegan ernährenden Nonnen aus verschiedenen buddhistischen Klöstern in Vietnam keinerlei Osteoporose gefunden. Der Querschnittsstudie zufolge kam es bei ihnen nach der Menopause auch keineswegs zu einem beschleunigten Rückgang der Knochendichte. Dabei hatten die Forscher bei den 50 bis 85 Jahre alten Nonnen deutliche Osteoporose erwartet, denn die verzichteten im Rahmen ihrer veganen Ernährung gänzlich auf kalziumreiche Milchprodukte. Ihre tägliche Kalziumaufnahme betrug lediglich ein Drittel der empfohlenen Zufuhr. Dennoch war ihre Knochendichte nicht geringer als in einer Vergleichsgruppe gleichaltriger Frauen, die alles Mögliche aßen.

Die seelische Aufgabe

Seelischen Ballast abzuwerfen und vegane Ernährung verhindern Osteoporose. Frauen in und nach den Wechseljahren, die am häufigsten betroffen sind, sollten die anstehenden Themen im Bewusstsein bewältigen, statt sie in den Körper zu verdrängen.

In der Lebensmitte gilt es demnach, im übertragenen Sinn Ballast loszuwerden, also körperlich zum Beispiel zu viele Kilos, und seelisch Überflüssiges, etwa Aufgaben, die nicht mehr in die zweite

Lebenshälfte gehören. Muss nämlich der Körper diese Aufgabe übernehmen, bleibt ihm nur die Knochenentkalkung.

Fazit: *Tierprodukte – besonders Milch – fördern Osteoporose. Das Gleiche gilt für Übersäuerung, die wiederum insbesondere durch Tierprodukte sowie durch Süßigkeiten entsteht. Daher ist es wichtig, sich vor allem mit vollwertigen pflanzlichen Kohlenhydraten, viel grünem Blattgemüse und von Bohnen zu ernähren, die besonders kalziumreich sind. In Bewegung zu bleiben – körperlich und geistig – ist ebenso empfehlenswert, um einer Übersäuerung entgegenzuwirken, am besten natürlich bei Aktivitäten, die in die zweite Lebenshälfte passen.[68]*

ALTERSKRANKHEITEN LASSEN SICH AUFHALTEN

In der ersten Lebenshälfte können wir unser Alter aus dem Pass ablesen, in der zweiten am Zustand unserer Gefäße. Nun ist bereits im Kapitel über Herz-Kreislauf-Probleme (ab Seite 18) deutlich geworden, wie sehr unsere Gefäße unter der Mast mit tierischem Eiweiß leiden. Erhalten wir sie dagegen mit vollwertiger pflanzlicher Kost gesund, werden wir lange etwas von ihnen haben und können typische Alterungsprozesse, die häufig mit Durchblutungsproblemen zusammenhängen, aufhalten.

Alzheimer und Demenz

Ein weiterer heute immer entscheidender werdender Faktor ist die Alzheimersche Erkrankung als verschärfte Form rasch voranschreitender Demenz. Zurzeit sind 1 Prozent der US-Bevölkerung über 65 Jahren davon betroffen. Diese Zahl verdoppelt sich alle fünf Jahre. Die Schweiz weist noch erheblichere Zuwachsraten als Deutschland auf, während diese in Italien deutlich geringer sind. In Österreich ist etwas mehr als 1 Prozent der Bevölkerung betroffen, 20 000 Erkrankungen kommen jährlich hinzu[69]. Laut »World Alzheimer's Report« aus dem Jahr 2009 werden 2010 weltweit über 35 Millionen Menschen an Demenz leiden. Dies entspricht laut »The Lancet« einer 10-prozentigen Steigerung gegenüber der letzten Erhebung im Jahr 2005. Es ist damit zu rechnen, dass sich in Zukunft die Zahl an Demenz Erkrankter alle 20 Jahre in etwa verdoppelt.

Nach meiner in »Krankheit als Sprache der Seele« dargelegten Deutung ist das seelische Thema hier das in der Bibel eingeforderte »Wieder werden wie die Kinder«. Wenn wir dieses Thema in den Körper sinken lassen, werden wir kindisch und nennen es Alzheimer. Als Ganzes lautet der Bibelsatz übrigens: »So ihr nicht umkehret und wieder werdet wie die Kinder« und zeigt an, wie wichtig erstens die Umkehr in der Lebensmitte ist und zweitens die Wiederentdeckung des inneren Kindes. Nach meinem Eindruck ist die Alzheimer-Wahrscheinlichkeit umso größer in einem Land, je erheblicher die allgemeine Kinderfeindlichkeit ist. Nun ist diese wissenschaftlich nicht zu messen, aber als Vater einer behinderten Tochter habe ich in den vergangenen fast 20 Jahren die Erfahrung gemacht, dass sie in hocheffizienten Ländern wie vor allem der Schweiz und Deutschland größer ist als etwa in Italien mit seiner bekannten Kinderliebe. Darüber hinaus dürften die zunehmenden Demenzerkrankungen auch mit der Reaktion des Gehirns auf jahrelanges Verdrängen der heute meist über 65-Jährigen zusammenhängen. Wenn vieles unverarbeitet übergangen wird und man sich angewöhnt hat, Unangenehmes wegzuschieben, lernt unser überaus anpassungsfähiger Organismus zu vergessen und macht ein generelles Programm daraus. Erschwerend kommt wahrscheinlich die immer frühere Pensionierung hinzu, mit der jene Mehrheit, die sich vorher über Arbeit definierte, in die Sinnlosigkeit entlassen wird. Umweltbelastungen, Lebensstil und Fleischkonsum tun ein Übriges.

Einiges davon wie die Kinderfeindlichkeit scheint mir auch wiederum mit der Ernährung zu korrelieren. Alles Kindliche gehört wie das Urweibliche zum Archetyp des Mondes. Die typische Ernährung des ökonomisch reichen, archetypisch männlichen Pols ist reich an tierischem Eiweiß, die des ökonomisch ärmeren, archetypisch weiblichen Pols setzt dagegen mehr auf Kohlenhydrate.

Bei der Alzheimerproblematik gibt es noch weitere Hinweise in Richtung der Ernährung. Höhere Werte an Homocystein, einem Abbauprodukt der Aminosäure Methionin, die vor allem in tierischem Eiweiß vorkommt, vergrößern die Wahrscheinlichkeit, an Alzheimer zu erkranken, um das 4,5-Fache, niedrige Werte, also eine Unterversorgung mit Folsäure (lateinisch für Blattsäure), einem Vitamin, das wir vorwiegend über grünes Blattgemüse zu uns nehmen, erhöhen das Alzheimer-Risiko um mehr als das 3-Fache.[70] Eine Übersicht zum Folsäuregehalt verschiedener Lebensmittel finden Sie auf Seite 259.

So ergibt sich auch hier, wie nicht anders zu erwarten, dieselbe Logik: weg vom Tierischen, hin zum vollwertig Pflanzlichen. Insgesamt ist es vorbeugend wiederum sinnvoll, sich unserer *natür*lichen Herkunft erinnernd, den sanfteren, ursprünglicheren Weg in der Ernährung zu wählen.

Dabei gilt es, sich dem von unserer Kultur vorgegebenen Lebensweg anzuvertrauen, der durch eine hoch geschätzte Kindheit und Jugend

und ein heute meist anstrengendes aktives Berufs- und Partner-
schaftsleben auf eine Lebensmitte zielt, die im biblischen Sinn der
Umkehr und Rückbesinnung zu widmen ist, um schließlich zum Archetyp der weisen alten Frau oder des weisen alten Mannes zu führen. Dazu aber braucht es die volle Funktion des Gehirns, die zu erhalten ebenso sinn- wie genussvoll ist. Die zweite Lebenshälfte sollte
deutlich weniger Aktivität enthalten als die erste und wäre folglich
mit mehr Ruhe und Besinnung gesegnet, wozu die Sinne zu erhalten
und die Sinnlichkeit zu pflegen wären. Beides wird durch eine sensible, dem weiblichen Archetyp und eine dem ihm entsprechenden
Pflanzenreich nahe Ernährung gefördert.

Wenn die Sehkraft nachlässt

Tierische Ernährung führt nicht nur zu vorzeitigem Versagen der
Sinnesorgane. Die Campbells weisen darauf hin, dass sie sogar
zu Erblindung führen kann. Sie beziehen sich dabei auf die über
1,6 Millionen US-Amerikaner, die an einer Makula-Degeneration
– sie betrifft die Netzhaut – leiden und von denen viele sogar daran
erblinden.[71]

Das Risiko, daran zu erkranken, lässt sich durch vollwertig pflanzliches Essen laut einer Studie, die die Wirkung pflanzlicher antioxida-
tiver Vitamine untersucht, um bis zu 88 Prozent reduzieren.[72]

Für den grauen Star oder Katarakt, von dem die Hälfte aller Amerikaner über 80 und insgesamt 20 Millionen US-Bürger über 40 betroffen sind, gilt Ähnliches. Mit dem Konsum von mehr dunklem Blattgemüse, das die entsprechend notwendigen Antioxidantien enthält,
um die im Alter immer bedrohlicher werdenden freien Radikale in
Schach zu halten, könnten wir uns ein Leben lang eine bessere Sicht
erhalten und so mehr Durchblick für die wesentlichen Dinge.

Fazit: *Das innere Kind wiederzuentdecken und uns vegan zu ernähren, hält Krankheiten wie Alzheimer fern. Auch im Hinblick auf das verbreitete Nachlassen der Sehkraft und der übrigen Sinneskräfte im Alter wirkt sich pflanzliche Ernährung ausgesprochen positiv aus.*

DIE GROSSEN VORTEILE VEGANER ERNÄHRUNG

Jeder vegetarisch oder vegan lebende Mensch muss immer wieder die Sorge von Fleischessern ertragen, ob er denn auch genug von allem bekomme und nicht Mangel leide. Verkehrter könnte die Welt nicht sein! Wir müssen uns viel eher um die Fleischesser sorgen, weil sie – unbewusst – so viel Schmerz, Leid und Elend in sich hineinfressen, wegen ihrer Protein- und Fettmast, die an der Entstehung all der beschriebenen Krankheiten mitwirkt, und nicht zuletzt wegen der Gefahr, an Vitamin-B-Mangel im Hinblick auf Folsäure zu leiden, nicht genug Vitamin C zu bekommen und außerdem viel zu wenig Ballaststoffe.

Der ständig bei Vegetariern befürchtete Eisenmangel ist bei einer vollwertigen, ausgewogenen pflanzlichen Ernährung überhaupt kein Problem, aber die übervollen Eisenspeicher bei Fleischessern sind oft eines, wie jetzt Studien zeigen, da sie die Herzinfarktrate mehr als verdoppeln.[73] Die Fähigkeit, Eisen aufzunehmen, hängt – im Sinne von »Krankheit als Symbol« – vor allem von der Bereitschaft ab, sein Leben offensiv und mutig zu leben und dem Aggressionsprinzip Raum zu geben.

Krank durch Fleisch und Milchprodukte

Diese Verdrehung der Sorge hat damit zu tun, dass viele den Menschen inzwischen für einen geborenen Fleischesser halten, aber nichts könnte verkehrter sein, er ist ganz überwiegend ein Pflanzen- und eigentlich Früchteesser beziehungsweise Frugivore – dafür spricht alles, von seinem Gebiss bis zu seiner Darmlänge. Die Fleischesser oder Carnivoren unterscheiden sich in vieler Hinsicht. Auf Seite 105 ein Anatomievergleich zwischen Früchte- und Fleischessern.[74]

Das Hohelied der Ballaststoffe

Auch wenn von wissenschaftlicher Seite intensiv gesucht wurde, konnte den Ballaststoffen bisher kein Nachteil nachgewiesen werden. Sie verringern beispielsweise nicht die Eisenresorption des Organismus, wie schon behauptet wurde – im Gegenteil. Ballaststoffe sind ein entscheidender Faktor unseres Wohlbefindens.

Mit Volumen gegen Verstopfung
Ballaststoffe sind nichts als pflanzliche Fasern, die am Stoffwechsel teilnehmen, ohne sich dabei chemisch einzumischen. Aber wie bei den Katalysatoren der Chemie ist diese bloße Teilnahme doch unverzichtbar. Sie binden Wasser im Darm und ziehen es sogar in ihn hinein, was den Stuhl weicher, damit darmgängiger macht und sein Volumen erhöht. Beides beugt der Verstopfung vor, die inzwischen als Volkskrankheit gelten muss und eine der Hauptursachen für Enddarmkrebs ist. Als ich einmal eine Praxis im Ruhrgebiet vertreten sollte, sagte mir der erfahrene Kassenarzt, die Damen über 50 bräuchte ich gar nicht zu fragen, ob sie verstopft seien, sondern gleich, was sie dagegen täten. Das war übertrieben, aber nur wenig. Nicht zufällig klagten auch über zwei Drittel der Teilnehmer an der Studie über Eiweißmast-Diät nach Atkins über Verstopfung (Seite 90).

Die großen Vorteile veganer Ernährung

► Anatomievergleich zwischen Früchte- und Fleischessern

	Früchteesser (Frugivoren) (Mensch, Menschenaffen)	Fleischesser (Carnivoren) (Löwe, Tiger, Wolf, Raubtiere)
Zähne	Abgeflachte Backenzähne zum Zermahlen der Nahrung	Reißzähne, stark entwickelte Eckzähne, spitze Backenzähne
Speichel	Alkalischer Speichel für den Stärkeabbau; viele Speichel- drüsen zur Vorverdauung	Saurer Speichel zur Verdauung tierischen Proteins; es fehlt das stärkeabbauende Enzym Ptyalin; wenig Speicheldrüsen
Kiefer	Seitlich bewegbar zum Zermahlen der Speisen	Nur Auf- und Abwärtsbewegung möglich, zum Reißen und Beißen
Magen	Längliche Form, komplizier- te Struktur; weniger Salzsäure und Pepsine	Einfacher runder »Sack« mit zehnmal mehr Salzsäure als bei Vegetariern, um zähe Tiermuskeln, Knochen etc. zu verdauen
Darm	Lang und verschlungen, große Oberfläche	Kurz, glatt, damit das schnell ver- wesende Fleisch rasch wieder aus dem Körper gelangt
Leber	Vermag nur die vom Körper selbst gebildete Harnsäure abzubauen (kaum Urikase- bildung)	Viel aktiver, vermag mit zehn- bis fünfzehnmal mehr Harnsäure fertig zu werden (größere Urikase- bildung)
Vita- min C	Tägliche Zufuhr über die Nahrung (Früchte) not- wendig	Kann Vitamin C selbst im Körper bilden
Urin	Alkalisch	Sauer
Haut	Millionen Poren, Schweiß- drüsen	Keine Poren, kein Schwitzen durch die Haut
Nägel	Flach, keine Krallen	Krallen
Gang	Aufrecht, um Früchte von den Bäumen zu pflücken	Waagrecht für schnelle Fort- bewegung auf der Jagd

Krank durch Fleisch und Milchprodukte

Inzwischen essen große Teile der Bevölkerung der reichen westlichen Länder eine Abart solcher Eiweißmast-Diäten mit ihrer Überfülle an tierischem Eiweiß in Gestalt von Fleisch und Milchprodukten. Dabei merken sie gar nicht mehr, wie extrem sie auf Diät sind. Selbst dass sie daran erkranken, nehmen sie nicht mehr wahr, geht es doch fast allen in der Umgebung ähnlich. Durch die tierproteinreiche Ernährung sinkt obendrein zusätzlich ihr Bedürfnis nach Bewegung, und so kommt als zweiter Punkt, der die Verstopfung beträchtlich fördert, Bewegungsmangel hinzu. Der satte Löwe ist bekanntlich faul. Das lässt sie wie schon die an Tierprotein reiche Ernährung, die fast zwingend auch zu viel tierisches Fett und damit gesättigte Fettsäuren enthält, zunehmen, was wiederum Bewegungsmangel und Verstopfung weiter fördert.

Wer aber körperlich nicht mehr richtig verdaut, gerät in Gefahr, auch im übertragenen Sinn sein Leben nicht mehr angemessen zu verdauen. So entwickeln sich Teufelskreise auf körperlicher und seelischer Ebene, und es braucht immer mehr, um sie wirksam zu durchbrechen.

Indem sie Verstopfung unterbinden, verhindern Ballaststoffe, wie durch verschiedene Studien belegt, den zweithäufigsten Krebs, den des End- beziehungsweise Dickdarmes. Sie haben diesen zusätzlichen Heileffekt auf den Darm, den sie einerseits füllen und andererseits zur Arbeit zwingen. Sowohl die Peristaltik – die rhythmisch über den Darm laufenden Bewegungen – als auch die Füllung fördern die Darmentleerung. Dass Arbeit an sich gut und besser als keine Arbeit ist, selbst unabhängig davon, was sie bringt, ist inzwischen auf vielen Ebenen belegt, von der körperlichen bis zur sozialen. Ein entleerter Darm ist nicht nur den meisten subjektiv angenehm, er ist auch gesünder als ein verstopfter. Der weltweit anerkannte »Darmpapst« Dennis Burkitt von der Universität Dublin machte das Feh-

··· 106 ···

Die großen Vorteile veganer Ernährung

► Ballaststoffgehalt von Nahrungsmitteln (pro 100 g)[75]

über 30 g	Leinsamen, Kleie, Kakaopulver
15–25 g	getrocknete Bohnen, Linsen, Erbsen
10–15 g	Vollkornroggen, -weizen, -gerste
5–10 g	Dinkel, Grünkern, Hafer, Vollkornbrote, Vollkornnudeln, gekochte Bohnen, gekochte Linsen, viele Nüsse und Ölsamen (z. B. Walnüsse, Haselnüsse, Kürbiskerne, Leinsamen, Sesam, Sonnenblumenkerne), Schokolade mit hohem Kakaoanteil
1–3 g	Vollkornreis, Kartoffeln, die meisten Obstsorten, Fruchtgemüse, Blattgemüse, Salat, Vollmilchschokolade
unter 1 g	Gurken, polierter Reis, Kartoffel- und Reisstärke

len von Ballaststoffen neben Dickdarmkrebs auch für Krankheiten wie die Divertikulose, die Ausbildung kleiner Dickdarmtaschen, und darüber hinaus auch für Hämorrhoiden und Krampfadern verantwortlich.

Sättigungseffekt, ohne dick zu machen

Hinzu kommt: Ballaststoffe vermehren zwar die Menge unseres Essens stark, tragen aber praktisch nichts zur Kalorienmenge bei. Das heißt für Menschen, die ihren Lebenshunger auf der Bewusstseinsebene nicht leben und stattdessen ständig auf der körperlichen futtern, sind sie die Nahrung der Wahl, um trotz Essen Gewichtszunahme zu vermeiden. Subjektiv machen sie Teller und Magen voll und erhöhen so den Sättigungseffekt spürbar im Sinne einer Art natürlicher Appetitzügler.

Das ist auch der Trick unserer beim Fasten-Wandern eingesetzten sogenannten Fastensuppe. Als Gemüsesuppe voller Ballaststoffe, die kaum Kalorien enthält, dürfen die Teilnehmer davon so viel zu sich nehmen, wie sie wollen. Mit großen Gemüse- und vor allem Kohlstücken darin, aber auch durchpassiert als richtig dicke Suppe ist subjektiv der Magen voll und der ganze Mensch daher leistungsbereit. Wandernd muss er aber den Stoffwechsel in Gang bringen und dazu ordentlich Kalorien verbrennen. Nach einer Woche ist das Ergebnis eindrucksvoll. Obwohl der Bauch immer voll war und Hunger subjektiv keine Rolle spielte, ist einiges an Körpergewicht verloren. Wichtiger ist aber noch, wie sichtbar die Teilnehmer dabei Muskeln aufbauen. Da diese ebenfalls Gewicht haben, ist der Fettverlust insgesamt noch deutlich größer, als die Waage anzeigt.

Eine Fastenwoche[76] ist – im Sinne des Umpolens – jedenfalls immer eine gute Möglichkeit, die oben dargestellten Teufelskreise wirksam zu durchbrechen, um danach auf Ernährungsebene völlig neu zu beginnen.

Natürlich entgiften mit Ballaststoffen

Ballaststoffe sind, obwohl sie sich so wenig einmischen, von wunderbarer Zauberkraft und können alle möglichen in den Darm gelangten Gifte dort binden, was zu deren Entsorgung mit dem Stuhl führt. Und: Ballaststoffe kommen nur in pflanzlicher Nahrung vor, und zwar je vollwertiger diese ist, desto ausgeprägter. Mit veganer Ernährung ist also der Bedarf an Ballaststoffen bestens gedeckt.

Genau hier ergibt sich für Allesesser eine prekäre Situation. Während nämlich vegan Lebende jede Menge Faserstoffe aufnehmen, aber kaum Gift, ist es bei den Essern von Tierprodukten genau umgekehrt. Etwa 78 Prozent aller Dioxine und Furane, der gravierendsten Gifte also, werden über tierische Nahrungsmittel aufgenommen, immerhin fast ein Viertel aus Milch und Milchprodukten, was also auch viele Vegetarier betrifft. Im Verlauf der Nahrungskette kommt es zu einer immer stärkeren Anreicherung schwer abbaubarer Schadstoffe. An deren Ende können dann leicht toxische Mengen durch die Akkumulation entstehen. Wo – wie bei Allesessern – erhöhte Gefährdung und mangelnde Entgiftung durch fehlende Ballaststoffe zusammentreffen, wird es besonders problematisch.

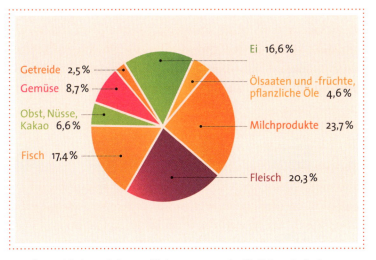

Anteil verschiedener Lebensmittelgruppen an der täglichen Aufnahme von Dioxinen und ähnlichen Umweltgiften[77]

Bei fast jedem Lebensmittelskandal betonen Verantwortliche und Politiker gebetsmühlenartig, es handle sich nicht um toxikologisch relevante Konzentrationen und eine Gefährdung der Verbraucher sei deshalb ausgeschlossen. Hierzu gibt es inzwischen zwei erhellende Studien der Universität von London aus dem Jahr 2002, die zeigen, wie mehrere sogenannte Xenoöstrogene im Zusammenspiel eine erhebliche hormonelle Wirkung entfalten, die jede einzeln unter dem toxikologisch relevanten Wert bleiben.[78] Viele Umweltgifte sind solche Substanzen mit hormoneller Wirkung.

Antioxidantien – die bunte Fülle der Lebensmittel

»Bunt ist gleich gesund« hieße hier die Kurzformel. Mit farben-
prächtigen Früchten und buntem Gemüse führen wir uns nicht nur
Farben mit ihrer ganzen Vielfalt und Schönheit zu, sondern, wie sich
immer mehr herausstellt, mit den darin enthaltenen Antioxidantien
auch (über)lebenswichtige Stoffe. Allein das Wissen, dass alles, was
wir zu uns nehmen, in der einen oder anderen Form auch in uns
weiterlebt, könnte großen Appetit auf diesen attraktivsten Teil der
Nahrung machen. Was wir uns in den Mund stecken und hinunter-
schlucken, ist zweifellos in uns drinnen. Warum also sollte es nicht
von Bedeutung sein, wenn wir mit Lust Schönes und Anregendes
auswählen und integrieren?!

Wie man Lebensfreude essen kann

Obst und Gemüse sehen in jeder Form von der Knospe bis zur reifen Frucht und auch in jeder Phase der Zubereitung aus wie echte
Lebens-Mittel, was für tierische Produkte kaum gilt. Im Gegenteil,
allein die Umwandlung vom lebendigen Tier zum Fleisch im Metz-
gerladen ist für fühlende Wesen milde gesagt höchst abstoßend. Das
gilt auch für die Milch- und Eierproduktion auf dem heute üblichen
Massenniveau, worauf ich im zweiten Teil des Buches noch eingehe.
Die bunten Früchte und Gemüse bleiben dagegen in jedem Stadium
attraktiv, regen (die Sinne) an und sind, wie sich immer deutlicher
erweist, in ihrer Mischung für unsere Gesundheit so unübertroffen
wie unersetzlich.

Wo immer wir die Naturheilkunde der Völker dieser Welt betrachten, kommen wesentlich Pflanzen ins Spiel und kaum Tierisches.
Was aber so viele Leiden lindert, kann sie, rechtzeitig als Nahrung
zu sich genommen, auch verhindern. Das ist nun in vielen wissenschaftlichen Studien erwiesen und findet in den farbenfrohen Früch-

Die großen Vorteile veganer Ernährung

ten voller Antioxidantien eine Art Höhepunkt. Diese Stoffe können tatsächlich auch unser Leben farbig und bunt machen und uns helfen, vom Überleben zum Leben und zu Lebensfreude zu finden. Ihre Wirkungen sind in natürlicher Form der Früchte und Gemüse immer besser als in Kapselform.

➤ Ernähren Sie sich bunt!

Ernähren Sie sich abwechslungsreich und schöpfen Sie dabei aus der Fülle der bunten Lebensmittel, hier sortiert nach den unterschiedlichen Antioxidantien:

Carotinoide: *Aprikosen, Pfirsiche, Tomaten, Paprika, Brokkoli, Grünkohl, Spinat, Karotten*

Vitamin C: *Zitronen, Orangen, Johannisbeeren, Paprika, Kiwi, Tomaten, Sanddorn, Kartoffeln*

Vitamin E: *Nüsse, Mandeln, Weizenkeimöl, Maisöl, Sonnenblumenkerne, Sojaöl*

Flavonoide: *Kirschen, Pflaumen, Beeren, Äpfel, Rotkohl, roter Rettich, Zwiebeln, Radieschen, Radicchio, Auberginen*

Saponine: *Erbsen, Bohnen, Spinat*

Das Immunsystem der Pflanzen

Antioxidantien kommen beinahe ausschließlich in Pflanzen vor – nur Spuren davon finden sich in Tieren, die diese wiederum aus gefressenen Pflanzen haben. Bei der Umwandlung von Sonnenenergie zuerst in einfache Zucker und später vor allem in komplexe Kohlenhydrate, in Fette und Proteine vollbringt die Pflanze ein Wunder, das für uns bis heute technisch unnachahmbar bleibt.

··· 111 ···

Bei dieser Photosynthese verwandeln Pflanzen Sonnenenergie in Materie mittels Elektronenübergängen in ihren Atomen. Die Elektronen springen dabei im Atom von Schale zu Schale und wechseln so in unterschiedliche Energiezustände. Auf diese Weise wandeln Pflanzen die archetypisch männliche Energie des Himmels (Vater) in die archetypisch weibliche der (Mutter) Natur. Das erst macht Leben auf unserem Planeten möglich. Antioxidantien sind dabei unverzichtbar, denn sie schützen die Pflanze bei diesen hoch energetischen Prozessen vor Schäden. Tatsächlich können Elektronen sich verirren und sogenannte freie Radikale bilden, was die Pflanze gefährdet. Antioxidantien helfen, indem sie freie Radikale und auch Elektronen ein- beziehungsweise abfangen. Sie sind sozusagen das Immunsystem der Pflanze, das deren innere Ordnung stabilisiert.

Schutz vor Zellschäden

Freie Radikale bilden sich, wie die Wissenschaft heute weiß, auch in unserem Organismus, etwa bei übertrieben intensiver Sonnenbestrahlung, durch den Kontakt mit giftigen oder kanzerogenen Stoffen wie auch durch ungeeignete Nahrung. Sie sind eine ständige Bedrohung, da sie die Gewebe starrer und lebloser machen, wie wir das beim Altern erleben. Krankheiten wie Arteriosklerose, Krebs, Rheuma, grauer Star und viele andere, wahrscheinlich auch alles, was wir mit Altern umschreiben, werden durch solche freie Radikale ausgelöst oder jedenfalls gefördert.

Im Gegensatz zu Pflanzen fehlen uns, wie auch allen Tieren, Antioxidantien, um uns vor Zellschäden durch freie Radikale zu schützen. So müssen wir uns diesen Schutzschirm der Antioxidantien ausborgen. Zum Glück hat Mutter Natur die Pflanzen mit ihren bunten Farben so attraktiv gemacht, dass wir diese sofort erkennen und uns einverleiben möchten.

Die großen Vorteile veganer Ernährung

Ganz offenbar braucht unser Organismus trotz seines eigenen differenzierten Immunsystems auch noch diesen Vorgänger aus der Evolution, das Schutzsystem der Pflanzen, um in Form zu bleiben. Statt es aufwendig in uns zu entwickeln, hat die Evolution dieses frühe System integriert – über die Notwendigkeit, Pflanzen zu essen. Ähnlich wie wir bestimmte Aminosäuren und Vitamine aufnehmen müssen, sind wir auch auf sehr viele Antioxidantien angewiesen, wobei Vitamine häufig Antioxidantien sind, etwa Vitamin C.

Wahrscheinlich brauchen wir auch einen gewissen Prozentsatz an freien Radikalen, schließlich vermögen wir deren Entwicklung im Organismus gar nicht ganz zu verhindern. Der Sonne beispielsweise können und sollen wir uns nicht entziehen, sie ist wichtig für uns, schon um Calcitriol, das aktive Vitamin D, zu bilden. Es ist also ein Glück, Antioxidantien aus Pflanzen zu bekommen, und wir dürfen es ausgiebig genießen. Zwar können wir extremen Stress vermeiden, um die Produktion freier Radikale nicht ausufern zu lassen, aber andererseits sollten wir einfach für genug Schutz sorgen, um uns in dessen Sicherheit gut entwickeln zu können.

Pflanzen locken uns mit ihrer Farbenpracht an, und wir dürfen uns locken und mit ihren farbenfrohen Schutzschildern beschenken lassen. Es gibt unzählige Antioxidantien. Sie verhindern wirksam vorzeitiges Rosten oder Altern unseres Organismus. Tatsächlich ist Rosten und damit Altern von Metallen ebenfalls ein Oxidationsprozess, mit dem Mutter Natur sich langsam, aber sicher selbst Metalle wieder einverleibt. Auch unser Altern und allmähliches Einrosten ist nichts anderes als ihr Bestreben, uns körperlich irgendwann wieder zu sich zu holen. Dieser Transformationsprozess der Erneuerung und des Todes ist in der indischen Mythologie wunderschön mit der Göttin Kali dargestellt, die Leben aus rotem Schoß schenkt und es wieder mit ihrem blutroten Mund verschlingt.

Krank durch Fleisch und Milchprodukte

Wie Farbe in die Lebensmittel kommt

Eine große Gruppe von Antioxidantien sind die Karotinoide, von denen allein Hunderte existieren. Sie färben Tomaten rot, Kürbisse gelborange, Zitronen gelb und Orangen entsprechend ihrem Namen. Wenn sie rot auftreten, werden sie Lykopine genannt, gelb heißen sie Beta-Carotine und Orange Cryptoxanthine. Vitamin C, die Ascorbinsäure, ist ein wichtiges, allerdings farbloses Antioxidans wie auch Vitamin E. Ein Mensch, der viel Karotin zu sich nimmt, wird tatsächlich leichter und rascher braun.

In dem, was uns die pflanzliche Nahrung mit den in ihr enthaltenen Antioxidantien in großer Vielfalt zur Verfügung stellt, zeigt sich der wunderbare Kreis des Lebens, in den uns Mutter Natur gestellt hat. Wir könnten ihn achten, bewundern und schätzen, uns an ihm erfreuen, ihn uns einfühlsam zunutze machen, statt ihn überall zu behindern und zu zerstören wie der moderne, sich so anmaßend zivilisiert nennende Mensch.

Vitamin-C-Mangel und Krebs –
ein unbestreitbarer Zusammenhang

In der »China Study« dokumentieren die Campbells einen eindrucksvollen Zusammenhang vor allem zwischen Vitamin C aus Obst und der Anfälligkeit für Krebs und andere Krankheiten. In den Gegenden Chinas mit niedrigem Obstkonsum und folglich niedrigen Vitamin-C-Werten im Blut war die Krebsrate fünf- bis achtmal so hoch wie in denen mit hohem Obstverbrauch und Vitamin-C-Spiegel.

Ganz ähnliche Zusammenhänge fanden sich für Herzinfarkt, Schlaganfall und eine Fülle weiterer Krankheiten. Bei Magenkrebs ließ sich ein ähnlich verhindernder Effekt durch hohe Werte von Beta-Carotinen zeigen.[79]

··· 114 ···

Statt Nahrungsergänzungsmitteln die Symphonie der Natur

Wer dächte bei Vitamin C nicht an Linus Pauling, den zweifachen Nobelpreisträger, und seinen Kreuzzug für Vitamin C?! Aber anstatt ihm nach dem Chemie- und Friedens- auch noch den Medizin-Nobelpreis zu verleihen, hat man ihn von Seiten der Schulmedizin nicht ernst genommen, sondern lächerlich gemacht. Dabei hatte er so recht! Nur leider unterschied er nicht zwischen natürlichem Vitamin C aus Pflanzen, die wir als Nahrung zu uns nehmen, und chemisch hergestellter Ascorbinsäure. Heute wissen wir, wie entscheidend es darauf ankommt, in welcher Form wir Vitamin C und andere Antioxidantien zu uns nehmen. Zwischen Obst und Pillen liegt eine Welt. Dieser chemisch nicht fassbare, aber in der Realität riesige Unterschied ist für Wissenschaftler und besonders für materialistisch orientierte Menschen äußerst schwer anzunehmen, zumal wir ihn noch nicht verstehen, sondern nur immer wieder bestätigt finden. Der Grund dürfte schlicht und einfach darin liegen, dass die Gesundheit der ganzen Symphonie der Natur bedarf, nicht nur einiger Einzelteile. Wahrscheinlich gibt es Spuren von Stoffen, die notwendig sind, um die Antioxidantien wiederum zu aktivieren, und die nur in der entsprechenden Pflanze vorkommen. Das ist Pech für die Industrie, aber typisch für die Natur. Mit ein wenig mehr Demut könnten wir einsehen, dass Mutter Natur noch die allermeisten ihrer Wunder vor der Naturwissenschaft verbirgt und wir auf absehbare Zeit gut beraten sind, uns an die Natur zu halten und Wissenschaft – übrigens ihrem eigenen Anspruch entsprechend – kritisch zu betrachten.

Das Ganze ist mehr als die Summe seiner Teile

Ein Wissenschaftler – der Chemiker und Humanist Justus von Liebig – war es auch, der uns mit einer großen Entdeckung und einem kleinen Denkfehler den Segen und das Elend des Kunstdüngers beschert hat. Er hatte mit den wesentlichen Nahrungsbestandteilen etwas sehr Bedeutendes gefunden und wollte so den Hunger auf der Welt lindern. Seine Entdeckung aber fiel, wie so häufig, Geschäftemachern aus Industrie und Handel in die Hände, die daraus einen (finanziellen) Welterfolg machten. Im System des Kapitalismus brachte das den Hungernden der Welt nichts, bescherte uns aber auf der Schattenseite eine Nahrung, die ihren Lebensmittelcharakter eingebüßt hatte – Liebig hatte bei der Entdeckung des Kunstdüngers all die Nährstoffe in ihrer Gesamtwirkung übersehen: Vitamine, Mineralien, Spurenelemente und eben auch Antioxidantien. Genau dasselbe ist im Augenblick unser Problem bei den Nahrungsergänzungsmitteln. Und auch hier hat sich die Industrie längst des Themas angenommen ...

Dabei wäre die Lösung einfach: viele unterschiedlich bunte Lebensmittel, wie wir sie in Obst und Gemüse vorfinden, sogar bis hin zu essbaren Blumen wie etwa der ebenso schönen wie antibiotisch wirkenden Kapuzinerkresse. Wir müssten uns nur den Geschenken der Natur wieder öffnen und sie in ihrer Ganzheit einfach annehmen, ohne sie verbessern zu wollen.[80]

Weitere Nachteile der Nahrungsergänzungsmittel

Nach meinen Erfahrungen haben fast alle Nahrungsergänzungsmittel und ihre Propagandisten den entscheidenden Nachteil, andere, wichtigere Schritte zu verhindern. Mit dem Schlucken von ein paar Pillen oder Kapseln wird das schlechte Gewissen beruhigt und das ungute Lebensgefühl übertüncht. Außerdem verschreiben Mediziner natürlich gern Pillen und Kapseln. Viel wichtiger und richtiger als das Fehlende aufwendig nachzuliefern wäre, es von Anfang an beizubehalten, wie es vollwertig pflanzliche Ernährung im Wesentlichen ermöglicht.

Die großen Vorteile veganer Ernährung

Dass die Nahrungsergänzungsmittel-Produzenten so detailversessen sind, hat damit zu tun, dass sich nur isolierte Teile für die moderne Geschäftswelt lohnen. Ein isoliertes Alkaloid lässt sich gut vermarkten, eine ganze Pflanze dagegen nicht. Wirklich sinnvolle Nahrungsergänzung für moderne Menschen, die einfach nicht mehr genug gute Nahrung zu sich nehmen, müsste also immer von im Ganzen verarbeiteten Pflanzen ausgehen und würde dadurch automatisch auf größere Mengen kommen, die in Kapseln und Pillen gar nicht unterzubringen sind. Insofern war es wenig überraschend, als Nahrungsergänzungsmittel in entsprechenden Studien weniger positiv als erwartet abschnitten. In einer groß angelegten Studie ließ sich etwa keine präventive Wirkung von Beta-Carotin im Hinblick auf Lungenkrebs zeigen. Weder für die Einnahme von Vitamin C, A, E, Folsäure noch für Multivitamin-Präparate ließen sich positive Wirkungen bei Herzerkrankungen und Krebs nachweisen.[81] Trotzdem wissen wir natürlich, wie entscheidend wichtig all diese Stoffe sind, nicht nur die »China Study« hat es belegt. Sie müssen aber offenbar in der richtigen Form ganzer Früchte und Pflanzen genossen werden.

Die Grundüberlegung hinter Nahrungsergänzungsmitteln ist jedenfalls richtig, die durch Kunstdüngerlandwirtschaft und Raffinierung entstandenen eklatanten Mängel moderner Ernährung mittels Ersatz der wichtigsten Spurenelemente zu beheben. Die Frage ist nur, wie das zu leisten ist. Es spricht einfach alles für ganze Pflanzen und eine Ernährungsumstellung im schon oft erwähnten Stil.

Pflanzen enthalten nachweislich alle notwendigen Antioxidantien, Ballaststoffe und Mineralien. Nur Vitamin A, D und B_{12} kommen vor allem in Tierprodukten vor, dafür aber auch viel mehr Cholesterin und Fett. Cholesterin sowie die Vitamine A und D kann unser Organismus selbst herstellen: Vitamin A aus Beta-Carotin, Vitamin D, wie bereits ausgeführt (Seite 25), über Sonnenbäder und Pilzgerichte.

··· 117 ···

Fertiges Vitamin A im Übermaß eingenommen, kann sogar toxisch wirken, seine pflanzlichen Vorstufen wie Beta-Carotin im Gegensatz dazu aber kaum.

Lediglich Vitamin B_{12} (Seite 260) bleibt ein Problem. Es wird zwar im Dickdarm von Bakterien produziert, diese Menge reicht aber meist nicht. Nur Pflanzen aus biologischem Anbau böten genug – ein weiteres Argument für vollwertige Früchte aus der Bio-Landwirtschaft, wenn sie nicht zu sauber gewaschen würden. Sinnvollerweise müsste man Pflanzen, am besten natürlich aus dem eigenen Garten, einfach ungewaschen zu sich nehmen, ein Gedanke, der heute in unserer Hygiene-Welt für viele fast undenkbar ist. Es gibt aber auch natürliche Präparate mit Vitamin B_{12} bakteriellen Ursprungs oder aus bestimmten Algen (Seite 261). Das komplexe Molekül ist technisch noch längst nicht nachmachbar.

Auch Wohlgefühl und Ausstrahlung zählen

Persönlich haben mich auch oft Ausstrahlung und Gesundheitszustand von Verkäufern und Vertretern von Nahrungsergänzungsmitteln wenig überzeugt, dem von ihnen gepredigten Weg des Pillenschluckens zu folgen. Wenn ich sie anschaute, wollte ich durchaus nicht werden wie sie. Gesundheit muss auch im Äußeren ihren Ausdruck finden und anziehend wirken, sonst stimmt etwas nicht. Dies sollte für uns alle ein Kriterium bei der Entscheidung sein, und wir sollten uns nicht zuletzt folgende Fragen stellen: Wie fühlen wir uns mit welcher Nahrung und wie mit welcher Einstellung? Aber auch: Wie wirken wir auf andere, unsere Umgebung, unser Umfeld?

Am Wendepunkt

Ich bin davon überzeugt, dass wir heute vor einem Umkehrpunkt in der Ernährungslehre stehen. Im Griechischen heißt Umkehrpunkt

»katastrophé«, und die Katastrophe haben wir längst. Wir erkennen und durchschauen sie nur noch nicht ausreichend. Wer sich klar macht, wie viele Menschen allein durch Fehlernährung und Schulmedizin erkranken und schließlich sterben, kann das nur Katastrophe nennen. Aber wir könnten mithilfe von Wissenschaftlern wie den Campbells, Caldwell Esselstyn und Dean Ornish jetzt den Umkehrpunkt schaffen. Die Fakten liegen auf dem Tisch, und sie sprechen eine deutliche Sprache. Die Zeitqualität passt für radikale Umbrüche, auch auf der Ernährungsebene. Der Hauptverdienst für diesen kommenden Umschwung – ich hoffe, dieses Buch wird ihn beschleunigen – gebührt Colin Campbell, der einen Medizin-Nobelpreis mehr verdient hätte, als viele, die ihn für vergleichsweise winzige und weniger bedeutende Schritte bekamen.

Fazit: *Das Gesündeste ist einfach und ursprünglich: Pflanzen sind reich an wertvollen Ballaststoffen, die nicht nur der Volkskrankheit Verstopfung vorbeugen, sondern mit deren Hilfe Gifte über den Darm den Körper wieder verlassen. Bunte pflanzliche Lebensmittel wie Tomaten, Paprika und Orangen machen nicht nur das Leben bunter, sondern sie enthalten vor allem eine Vielzahl an Antioxidantien, die für den Zellschutz sorgen, Krankheiten verhindern und das Leben verlängern. Dem Mangel an Nährstoffen, wie er aufgrund des Einsatzes von Kunstdünger und dem Prozess der Raffinierung entstanden ist, lässt sich nicht mit Nahrungsergänzungsmitteln begegnen, die die Symphonie der Pflanzen noch nicht einmal in Ansätzen nachahmen können. Aus vollwertiger, biologisch angebauter pflanzlicher Nahrung können wir alle erforderlichen Nährstoffe beziehen.*

Krank durch Fleisch und Milchprodukte

TOT ODER LEBENDIG?
WORUM ES WIRKLICH GEHT

Wer käme schon auf die Idee, einen Formel-1-Rennwagen mit Billig-
benzin und Altöl zu betreiben?! Es müsste wirklich jedem einleuchten, dass es genauso wenig Sinn macht, sich selbst mit Minderwerti-
gem abzufüllen.

Letztlich läuft es bei der Ernährung immer auf die Kardinalfrage
hinaus: tot oder lebendig? Tote Nahrung bringt uns rascher und
elender, weil von chronischen Krankheiten heimgesucht, zu Tode,
lebendige Lebensmittel bauen auf und bringen uns geistig-spirituel-
len Zielen näher. Insofern stehen raffinierte Kohlenhydrate selbstverständlich neben tierischer Nahrung auf der Seite des Toten.
Nach der Raffinierung kann ein Korn, seines Keimlings beraubt,
nicht mehr keimen. Es ist tot, ein volles und deshalb vollwertiges
Korn mit seinem Keimling keimt sehr wohl und noch sehr lange.
So ist es israelischen Forschern gelungen, einen 1000 Jahre alten
Samen zum Keimen zu bringen. Diese innere Lebendigkeit macht
vollwertige Früchte, Gemüse und Getreide so empfehlenswert.

Was wir Tieren antun, tun wir uns an

Mit noch dramatischerer Konsequenz als bei den Pflanzen stellt sich
die Entscheidung zwischen tot und lebendig bei den Tieren, denn
wenn wir sie essen, bescheren wir ihnen durch die Schlachtung ein
vorzeitiges, elendes Ende. 52 Milliarden Landtiere müssen jährlich
für 6 Milliarden Menschen sterben; rechnen wir die Fische dazu,
sind es noch ungleich mehr. Deren Schwingungen, die von den un-
säglich leidvollen Bedingungen ihres Daseins, dem Mästen und ihrer
Todesangst geprägt sind, nehmen wir mit dem Essen automatisch zu

uns. Fast alles Fleisch entsteht heute in Mastbetrieben – und viele, die es verzehren, wirken ebenfalls eigenartig gemästet, und sie sind es tatsächlich.

Letztlich geht es beim Fleischverzehr um Leichenschmaus im doppelten Sinn. Man isst Totes und den Tod zugleich und arbeitet obendrein mit Messer und Gabel auf sein eigenes Ende hin.

Aber auch andere Tierprodukte wie Milch und alles, was daraus entsteht, muss abgetötet werden. Melkt man eine Kuh, pasteurisiert die Milch und gibt sie anschließend ihrem neugeborenen Kalb, stirbt dieses in überschaubarer Zeit, weil die abgetötete Milch kein Leben mehr vermitteln kann.

Selbst Eier, letztlich flüssige Kükenbasis, können kein Leben mehr hervorbringen. Das hoffen die meisten sogar und sind entsetzt, wenn einmal ein befruchtetes Ei im Becher landet. Industrie-Eier sind heute praktisch immer unbefruchtet und insofern eine Art künstlich vermehrter Menstruationsabfall.

All diese tierischen Nahrungsmittel haben ihren eigentlichen Sinn – zu leben – kaum erfüllt, sind sozusagen unreif, wenn sie auf den Tellern landen. Und dazu braucht es noch gar nicht die ethisch besonders bedenkliche Unsitte, Säuglinge zu verspeisen, was mittels Lamm- oder Kalbfleisch, Spanferkel oder Rehkitz geschieht.

Lebens- statt Nahrungsmittel

Wir müssen unterscheiden zwischen toten *Nahrungs*mitteln, die uns überleben lassen, und *Lebens*mitteln, die Leben vermitteln, weil sie lebendiges Licht enthalten und weitergeben – und eben auch die Informationen des Lebens.

Und der Mensch lebt nicht vom Brot allein, sondern auch von Energien, Schwingungen und Feldern, die daran hängen. Dessen sind wir uns in der modernen Welt zu wenig bewusst und können uns über die Wissenschaft freuen, wenn sie mit ihren Studien bestätigt, was fein eingestimmte Menschen längst spürten.

In einem Ashram – einem Meditationszentrum –, in dem ich vor Jahren Gast sein durfte, war es nur den fortgeschrittensten Schülern des Meisters erlaubt, in der Küche Hand an Lebensmittel zu legen. Zu wichtig waren ihm der Akt des Kochens und die dabei gehegten Gedanken. Ähnlich wichtig, lehrte er uns, seien die Gedanken während des Essens. Die würden wir mitessen. Insofern ist schweigende Bewusstheit in manchen solcher Gemeinschaften beim Essen wichtiger Bestandteil des Rituals und erleichtert es, Gedanken zu kontrollieren. Auch schon eine kurze Besinnung vor dem Essen mag helfen. Früher hatte das Tischgebet sicherlich diese positive Nebenwirkung auch bei uns. Aber selbst heute wäre ein kurzer Moment der Achtung für das Mahl eine wirksame Möglichkeit.

Eine Frage der Schwingung

Letztlich geht es auch bei pflanzlicher Nahrung um Schwingungen, die wir zu uns nehmen. Insofern sind natürlich auch Lebensmittel, die unter vertretbaren, natürlichen Bedingungen gewachsen sind, denjenigen vorzuziehen, die industriell, in Gewächshäusern und unter Einsatz von Kunstdünger, produziert wurden. Es ist für die Bekömmlichkeit ein Unterschied, ob natürlich gewachsen, mit lebensförderlichen Gedanken gekocht und serviert oder in Fabriken hergestellt und lieblos hingestellt und verzehrt. Jeder spürt das und wird lieber von einem freundlich zugewandten als einem missmutigen Kellner bedient. Natürlich ist das auch ein gewichtiges Argument für biologisch-ökologisch angebaute Produkte.

Die pflanzlichen Lebensmittel sind – mit wenigen Ausnahmen wie Sprossen – immer dann am besten, wenn sie ausgereift sind und uns gleichsam als Geschenk zufallen wie reifes Obst. Auch eine Seele, die sich dieser Zusammenhänge gar nicht bewusst ist, kann sie spüren und reagiert offensichtlich darauf. Jedenfalls kenne ich diese Erfahrung schon viel länger als die neuen Studien, bin Letzteren aber sehr dankbar, dass sie die Zusammenhänge nun, auch für die Ohren wirklich wissenschaftlich orientierter Menschen, unbestreitbar veranschaulichen.

Wenn sich vollwertige Lebensmittel als so überlegen im Hinblick auf die Vermeidung von todbringenden Krankheiten wie Krebs und Herzproblemen erweisen, dann auch, weil sie den vollen Wert der Pflanze vermitteln und also wirklich *wertvoll* sind. Die Tiere aus Massentierhaltung werden mit allen möglichen Pharmaka am Sterben gehindert, bis sie frühzeitig und unmenschlich maschinell umgebracht werden, zum Leben im eigentlichen Sinn kommen sie nie. Solche Nahrung kann natürlich auch in uns nicht das Leben fördern, sondern nur Tod bringen.

Von Ausdünstungen zu Düften

Der gesunde Mensch, so sagen Inder, riecht nach der zuletzt genossenen Frucht – ein Grund mehr, auf essbare Pflanzen zu setzen. Tatsächlich haben Fleischesser eine unangenehme Ausdünstung, wie ihr Urin, Stuhl und Schweiß deutlich verraten. Eigenurin-Kuren etwa sind bei ihnen undenkbar und auch nicht sinnvoll.

Der Duft von blühenden Pflanzen ist uns dagegen positiv vertraut und wird ja auch in der Parfüm-Industrie genutzt. Letztlich blühen alle Pflanzen irgendwann und sind so ungleich besser geeignet, unser wahres Wesen zur Blüte zu bringen.

Tatsächlich können auch Menschen duften – Berliner kennen den Ausdruck »dufte Typen«. Viele Veganer machen diese angenehme Erfahrung, und fast jeder hat umgekehrt schon einmal jemanden nicht riechen können. Es liegt daran, was wir in uns hineinfüllen und anschließend ausdünsten.

Herdentrieb statt Individuation

Da die Menschen des Westens, der sogenannten zivilisierten Welt, dank Milchprodukten mehrheitlich am Kuheuter hängen, nehmen sie die Schwingung von diesem Herdentier und seinen modernen Lebensbedingungen verstärkt auf. Auch hier steckt natürlich kein guter Duft und schon gar keine Lebendigkeit drin. Wir brauchen nur moderne pasteurisierte Milch stehen zu lassen. Wo früher wohl-schmeckende Dickmilch entstand, verrottet sie heute und geht direkt in ein stinkendes Elend über.

Mit der Milch und ihren Produkten nehmen wir Schwingungen von Kühen in uns auf, in den letzten Jahrzehnten obendrein noch von wehr- und hörnerlosen Kühen, die oft ein Kuhleben lang weder Tageslicht sahen noch natürliches Gras schmeckten. Wie sollen uns deren Milch und Milchprodukte bekommen? Dafür, dass sie schmecken, sorgen inzwischen industrielle Geschmacksstoffe.

Tatsächlich habe ich oft das Gefühl, viele Menschen neigen aus diesem Herdentrieb, den sie schwingungsmäßig ständig zu sich nehmen, gar nicht zur Individuation, wie sie C. G. Jung und alle spirituellen Lehrer empfehlen. Und leider lassen sie sich oft auch wie Rinder und Kühe zur Schlachtbank führen, wenn ich die Ergebenheit betrachte, mit der sie sich von Industrie und Meinungsmachern willig vor jeden Karren spannen lassen und diesen auch noch selbst ins Verderben ziehen. Würden wir uns etwa auf Ziegen- und Schafsmilch umstellen, gäbe es allerdings nach meiner Meinung in diesem Punkt keine wirklich wesentliche Verbesserung, die Schwingung wäre einfach etwas anders.

Das Rohkostideal

Bevorzugen wir dagegen die Schwingungen von Früchten, Gemüse- und Getreidepflanzen, die in ihrer Zeit natürlich reifen konnten, bleibt uns eine deutlich ursprünglichere, weniger verfälschte Schwingung der Süße und des Aromas. Daraus kann auch leichter unsere eigene, ganz individuelle Schwingung entstehen.

Hier zeichnet sich allmählich ein Ideal von Rohkost ab, die unsere ursprüngliche Nahrung gewesen sein dürfte. Würden wir nur noch Früchte essen, wäre das sicher die unschuldigste und von der Schwingung her unproblematischste und schönste Ernährung, vor allem wenn es sich dabei um in der Sonne ausgereifte Früchte handelt, die natürlich auch Süße und Reife vermitteln.

Sie wären unbedingt gegenüber der – lediglich aus Gründen der Praktikabilität – unreif geernteten Massenware vorzuziehen. Bedenken wir, wie vielen Menschen heute die Süße des Lebens und die Reife fehlt, wird das moderne Dilemma in seinem ganzen Ausmaß deutlich. Wir verkommen immer mehr zu einer Kindergesellschaft mit beispiellosem Jugendkult, die sich mit Kinder-Geburtstagsessen an Schnellfutterplätzen mit künstlicher Süße und Aromastoffen Ersatz für das wirkliche Leben sucht. Die Fun-, Freizeit- und Event-Gesellschaft jagt vergeblich der Spannung und Lebendigkeit des richtigen Lebens nach. Porno- und Prostitutionsszene erobern stöhnend und ordinär das Fernsehen, ohne Befriedigung zu vermitteln oder der Süße echter Sinnlichkeit auch nur nahezukommen.

Aber das Schöne ist, wir haben heute sehr weitgehend selbst die Wahl: Sind wir es uns wert, Wertvolles und Vollwertiges zu genießen? Und in letzter Konsequenz: Ist uns das die Erde wert?

Sicher ist es kein Zufall, dass so viele große Geister Vegetarier waren beziehungsweise sind. Wertvolle Gedanken kommen viel leichter aus Gehirnen, die mit wertvollem Brennstoff betrieben werden.

Die heutigen Vegetarier haben sich für diese Lebensweise meist bewusst entschieden, und zwar sowohl aus ethischen Gründen wie auch um der eigenen Entwicklung willen. Ein nächster Schritt könnte zur veganen Ernährung führen, weil auch die früheren Geschenke der Tiere wie Eier und Milch diesen heute unter erschreckendem Missbrauch abgetrotzt werden, weil sie außerdem nicht gut vertragen und als entwicklungshemmend erkannt werden. Dass nun ausgerechnet die moderne, dem archetypisch männlichen Pol gehorchende Macher-Wissenschaft die vegane Ernährung mit vielen Studien so eindeutig als noch gesünder belegt, ist der Polarität zu danken und für mich ein großes Geschenk, das ich Ihnen, liebe Leserinnen und Leser, besonders gerne weiterreiche.

Wenn der nächste Schritt über den Rohköstler zum sogenannten Fruktarier führt – einem Menschen, der nur noch Früchte, wie sie ihm zufallen, zu sich nimmt –, so ist dies ein Weg, dessen Anfang sich bereits jetzt abzeichnet. Irgendwann werden wir das Sinnvolle daran wahrscheinlich sogar wissenschaftlich belegen können. Selbst die Lichtnahrung als letzter und extremster Akt der Reduktion lässt sich wissenschaftlich immerhin schon belegen, wie es der Film »Am Anfang war das Licht« von P. A. Straubinger dokumentiert.[82]

Unser Organismus hat sich jedenfalls in frühesten Zeiten unter vollwertiger pflanzlicher Rohkost-Nahrung entwickelt, spätere Veränderungen waren – zum Teil – notwendige Kompromisse, die aber sicher Probleme der Anpassung mit sich brachten. Je mehr wir deshalb dem ursprünglichen Muster in unserer Lebensweise wieder nahekommen, desto besser für die Gesundheit.

Fingen wir auch wieder an, uns regelmäßig im Sauerstoffgleichgewicht (Seite 59) zu bewegen wie unsere Vorfahren, kämen wir nicht nur in Form, sondern fühlten uns besser, vitaler und glücklicher. Beginnen wir uns intensiv auszuruhen und zu regenerieren, wie es

Tot oder lebendig? Worum es wirklich geht

alle Tiere bei erster sich bietender Gelegenheit tun und sicher auch unsere Urahnen taten, verbessert sich nachweislich unsere gesundheitliche Situation. Das erklärt die beeindruckenden Ergebnisse an Meditierenden und sich mittels entsprechender Methoden nachhaltig entspannender Versuchspersonen, aber auch den verblüffenden Energiegewinn durch Mittagsschlaf (siehe dazu auch Seite 266).[83]
Seit gut drei Jahrzehnten erlebe ich, wie viel wohler sich Menschen in Seminaren fühlen, sobald wir auf ältere beziehungsweise schlichte Muster zurückgreifen, etwa beim Fasten, bei einfacher Ernährung oder im Sauerstoffgleichgewicht laufend, zu natürlichen Rhythmen archaischer Instrumente entspannend oder auch tanzend oder wenn sie mit den Mythen der alten Zeit wieder Kontakt aufnehmen und ihren Seelen Entspannung und Regeneration erlauben. Ähnliches haben viele Naturheilkundler und Seminarleiter erlebt.

Fazit: *Wir haben die Wahl zwischen toter – das heißt raffinierter oder tierischer – und lebendiger Nahrung. Die negativen Auswirkungen von Tierprodukten sind ebenso umfassend wie grausam. Mit vollwertigen, biologisch-ökologisch angebauten Pflanzen entscheiden wir uns für angenehme Schwingungen und für echte Lebens-Mittel.*

Krank durch Fleisch und Milchprodukte

BLICK ZURÜCK IN DIE ENTWICKLUNGSGESCHICHTE

Warum sind vollwertige pflanzliche Lebensmittel so viel besser für unsere Gesundheit als tierische Produkte? Ich glaube, es liegt an der Evolution, unserer Entwicklungsgeschichte. Wir können davon ausgehen, dass unsere frühesten Vorfahren, die ersten Menschen oder menschenähnlichen Wesen, von der Wissenschaft Hominiden genannt, über Jahrmillionen Sammler waren, die sich vor allem mit roher pflanzlicher Ernährung abfinden mussten. Diese war damals und in den folgenden Jahrtausenden selbstverständlich vollwertig. Natürlich mussten die Menschen in der späteren Geschichte Eiszeiten überstehen und waren da sicherlich auch auf tierische Nahrung angewiesen, in extremen Klimazonen wie der Arktis vermutlich von Anfang an. Aber sie lernten wohl erst relativ spät, Tiere mit Waffen zu erlegen, und übrigens noch später, deren Fleisch mit Feuer genießbarer zu machen.

Betrachten wir Ernährung symbolisch, so fällt auf, wie sehr tierische Produkte dem archetypisch männlichen Pol entsprechen, während als anderes Extrem pflanzliche Lebensmittel als archetypisch weiblich einzuschätzen sind. Das typische Futter der Macher beginnt schon morgens mit »Ham and eggs« (Schinken und Eiern) und gelangt über ein großes Stück Fleisch zu Mittag wiederum zu einem Fleischlappen am Abend mit Gemüse auf der Beilagenebene. Der moderne Macher hat sehr wenig Zeit zum Essen und verschlingt es rasch – wie ein Raubtier. Schlingzeit statt Mahlzeit, doch dafür ist weder unser Darm noch unser Gebiss gemacht. Das Futter der Macher ist äußerst reich an tierischem Protein und ähnelt einer Raubtier- oder Krieger-Diät. Milliarden von Menschen schließen sich dieser Extremdiät kritiklos und ohne Rücksicht auf die eigene und die Gesundheit der Erde an, wofür leider alle Zahlen in den sogenannten Schwellen- und Entwicklungsländern sprechen.

Die ganze Lebensform des modernen Machers hat viel vom Raubtier. Er führt ständig Krieg, ob er nun Frauen oder Märkte erobert, sich behauptet und durchsetzt, seinen Mann steht oder sonst wie angibt. Sein Leben ist geprägt vom Konkurrenzkampf, ständig muss er demonstrieren, was für ein toller Hecht er ist. Sehr deutlich macht das der Hollywood-Film »In Sachen Henry«, wo Harrison Ford den Schritt vom Eier und Steaks verschlingenden modernen Macher-Monster zum wieder fühlenden Wesen schafft, ausgelöst durch einen Überfall, der ihn aus seinem gewohnten Leben reißt. Am Ende lehnt er sogar die Frühstückseier ab.

Die Frau beginnt ihren Tag dagegen eher mit einem Müsli, neigt zu Salat- und Gemüseplatten und nimmt sich für gemütliche Mahl-Zeiten auch wirklich Zeit. Archetypisch weibliche Ernährung wäre das Essen, das uns Mutter Natur freiwillig schenkt. Reife Früchte und Gemüse fallen uns ohne große Aktivität zu. Wir brauchen dazu als Sammler nur zu schauen, zu finden und mitzunehmen – wahrscheinlich gehen Frauen deshalb bis heute so gern shoppen. Getreide- und Gemüsebauern müssen auch nur säen, was sie brauchen, und Mutter Natur wird es wachsen lassen. Wenn wir Pflanzen wachsen lassen – am natürlichsten in einer Permakultur, wo vieles durcheinander steht und sich gegenseitig ergänzt, modern aber auch schon in Reih und Glied wie Soldaten –, brauchen sie nur Geduld und Pflege, und wenn sie reif sind, fallen uns ihre Früchte bei der Ernte fast bereitwillig zu.

Wo wir tierisches Protein und Fett produzieren, müssen wir hingegen die Tiere in der modernen Großproduktion zunehmend aktiv quälen und schließlich industriell töten. Tendenziell ist die Produktion tierischen Eiweißes viel eher mit tötenden oder jedenfalls schädigenden Eingriffen verbunden, während das Pflanzen eher mit pflegenden und sanfteren Eingriffen einhergeht.

Fazit: *Auch der Blick in die Entwicklungsgeschichte zeigt: Unsere frühesten Vorfahren haben sich vor allem – und oft ausschließlich – pflanzlich ernährt.*

DIE FISCHFRAGE

Immer wieder wird Fisch eine Sonderrolle unter tierischen Eiweißquellen zugestanden. Richtig ist natürlich, dass Fisch uns in der Evolution und folglich genetisch weniger nahesteht als Fleisch von Säugetieren. Das hat Vorteile, weil wir weniger Neurotransmitter und Hormone teilen. Auch enthält zumindest der Fisch aus kalten Gewässern viel von jenen Omega-3-Fettsäuren, die helfen können, unser Blut in Fluss zu halten. In der Kälte (ant)arktischer Gewässer haben die Fische diesen Vorteil im Laufe der Evolution entwickelt und wir könnten ihn uns zunutze machen, indem wir sie essen. Das erscheint natürlicher und besser, als unser Blut mittels chemischer Stoffe wie Marcumar oder ASS (Acetylsalicylsäure) in Fluss zu halten. Aber noch besser wäre es natürlich, unsere Lebensenergie, für die das Blut ja steht, im übertragenen Sinn durch ein entsprechend lebendiges Leben in Fluss zu bringen und zu halten. Die erwähnten Gründe lassen freilich selbst ansonsten überzeugte Veganer wie Bill

Die Fischfrage

Clinton hin und wieder zu Fisch greifen. Dem steht entgegen, dass Fisch in der »China Study« nicht besser wegkommt als anderes tierisches Protein.

Generell zu wenig bedacht wird beim Fischkonsum auch die Schadstoffbelastung, da Fische im Gegensatz zum Gros unserer anderen Nahrungstiere selbst Fleisch fressen. So wird die Nahrungskette länger und damit die Schadstoffbelastung etwa durch Quecksilber und radioaktive Rückstände viel stärker.

➤ Omega-3-Fettsäuren aus Pflanzennahrung pro 100 g[84]

Tatsächlich können wir Omega-3-Fettsäuren auch auf pflanzlicher Basis bekommen und darüber hinaus in konzentrierter Form zu uns nehmen, wenn die Quellen aus der täglichen Ernährung nicht reichen und wir mit unserer Lust auf den Fluss des Lebens nicht genug Lebenskraft mobilisieren.

Leinöl	53 g	Sojaöl	8 g
Leinsamen	16,5 g	Weizenkeimöl	8 g
Walnussöl	12 g	Walnüsse	7,9 g
Rapsöl	9 g	Sojabohnen	0,9 g

Fazit: *Auf Fisch auszuweichen, ist keine Alternative, von der hohen Schadstoffbelastung ganz abgesehen.*

TEIL 2

DAS LEID DER TIERE

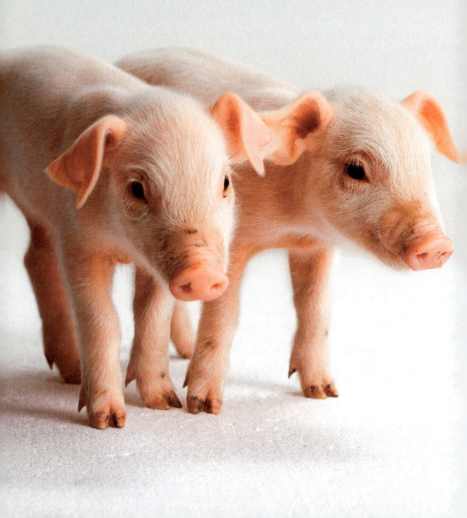

KRIEG GEGEN FISCHE

Der Fischer ist heute so wenig Fischer wie der Bauer noch Bauer. Beide sind zu Fabrikarbeitern verkommen – in Fabriken, in denen es um Geld und Effizienz geht. Die alten schönen Bilder von romantischen Fischkuttern und heimeligen Bauernhöfen dienen nur noch der nostalgischen Irreführung der Verbraucher. In Wirklichkeit herrscht längst Krieg gegen Fische und Hühner, Puten und Schweine. Das Ganze nennt sich Massentierhaltung. Es ist nicht nur Krieg gegen Tiere, sondern es löst auch ganz konkrete Kriege in uns aus in Gestalt von Infektionen – zunehmend auch solche gegen uns selbst, die »Bürgerkriege« der Autoaggressionskrankheiten (Seite 72).

Fischzucht unter grausamen Bedingungen

Wir haben den vorangehenden Teil 1 des Buches mit dem Thema Fisch beendet und schließen im 2. Teil, in dem es um das Leid der Tiere geht, genau dort an. Fische werden heute entweder unter unsäglichen Bedingungen gefangen oder mit unbeschreiblichen Methoden gezüchtet. Mit demselben Tiermehl gefüttert, das schon die Rinder in den Wahnsinn trieb, werden sie in sogenannten Aqua-Kulturen auf engstem Raum in Rekordzeit auf Rekordgewicht gemästet. Eine Ausfallquote von 10 bis 30 Prozent gilt bei Zuchtlachsen als normal. Das dahinter stehende Leid – was es bedeutet, wenn bis zu einem Drittel der Lachse bei dieser Art von Zucht und trotz enormen Einsatzes von Antibiotika verenden – machen solche Zahlen natürlich nicht deutlich. Wer in solch ein Zuchtbecken schaut, sieht immer auch einige Fischleichen dort treiben. Lachse sind eigentlich Einzelgänger, und schon die große Nähe so vieler Artgenossen bringt sie unter extremen Stress und macht sie anfällig für Krankheiten.

Daher werden ihrem Futter neben Farbstoffen für die gewünschte Fleischfarbe gleich auch entsprechende Medikamente beigemischt. Auf der anderen Seite werden Wildfische seltener und damit teurer, weil wir die Meere und Seen dieser Welt so radikal leer fischen. Ein wachsender Teil davon wird aber inzwischen auch als Beifang und Abfall zu Fischmehl verarbeitet und den Zuchtbecken zugeführt. Tatsächlich werden mittlerweile Fischarten, die dem Menschen nicht schmecken, als Futter für Zuchtfische gefangen, womit sie als Futter für Wildfische ausfallen.

Fangmethoden von schlimmster Brutalität

Forscher, die sich um die Nachhaltigkeit des Fischfangs sorgen, wie diejenigen von der Universität von British Columbia, haben in diesem Zusammenhang den Begriff des Vernichtungskrieges geprägt. Moderne Hochsee-Fangflotten arbeiten tatsächlich mit Kriegsmaterial. Mit Echolot und Radar werden heute Fischschwärme wie früher feindliche U-Boote ausgemacht, mit GPS verfolgt und mit Methoden gefischt, die im Krieg von der Genfer Konvention nicht abgedeckt wären.

Außerdem sind die beim populären Sushi-Essen in so niedlich kleinen Portionen servierten Thunfische in manchen ihrer Arten vom Aussterben bedroht. Wir müssen also sowieso bald aufhören, sie zu essen – wenn wir es gleich tun, könnten wenigstens diese Arten überleben. Wer Thunfisch isst, lädt sich außerdem und ganz nebenbei noch Delphine in großer Zahl aufs Gewissen, die in den Netzen kläglich mit verenden.

Selbst ökonomisch ist die Fischerei nur noch als schwachsinnig zu bezeichnen. Über 90 Prozent des Nordsee-Kabeljau wird vor der Fortpflanzungszeit abgefischt. Am eindrücklichsten sind die Zahlen des sogenannten Beifangs. Bei der Garnelen-Fischerei etwa sind 80 bis 90 Prozent des gesamten Fangs Beifang. Schwer verletzt oder tot werden diese Tiere, von denen nicht wenige zu den bedrohten Arten gehören, wieder über Bord geworfen oder aber zu Fischmehl verarbeitet.

Doch auch hier gilt: Zahlen erreichen kaum unsere Seele. Für sie ist es berührender zu erfahren, wie die Garnelen-Fischerei die allermeisten Seepferdchen-Arten zum Aussterben verurteilt. Bei der Langleinen-Fischerei werden pro Jahr etwa 20 000 Delphine und Wale als Beifang verletzt und getötet, 60 000 Meeresschildkröten, 1 Million Schwertfische und über 3 Millionen Haie. Die Schleppnetzfischerei ist aber noch deutlich grausamer. Die Fische werden zusammengequetscht, und wenn sie aus großen Tiefen üblicherweise rasch an die

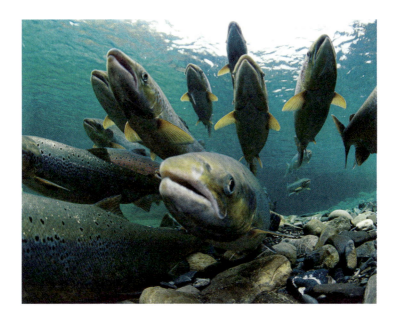

Oberfläche gehievt werden, treibt der Druckunterschied vielen die Augen aus den Höhlen und die Innereien aus dem Maul.

Fischerei ist grausam, und diese Grausamkeit haftet dem Fisch noch an, wenn er als Filet auf unserem Teller liegt und anschließend in unseren Darm gelangt, in unser Blut und in die Zellen.

Der Tod kommt quälend

Grausam ist es auch, wenn Garnelen und Hummer lebend in kochend heißes Wasser geworfen werden. Ihre hochfrequenten Todesschreie lassen sich hörbar machen. Sie klingen unerträglich und gehen durch Mark und Bein. In Restaurants geschieht das natürlich nicht. Dort sind es nicht die feineren, sondern die unsensibleren, – unbewusst – grausameren und seelisch brutaleren Leute, die Meeresfrüchte essen. Diese können ihnen nicht bekommen, denn sie bringen ihre Qualen und ihr Leid mit in den Organismus der Esser. Auch wenn die ihre Schreie nicht hören, landen diese mit ihrem Fleisch in deren Fleisch. Fischen geht es nicht besser, sie werden bei den modernen Fangmethoden systematisch verletzt und hängen über relativ lange Zeit gequält fest, bis sie an Bord ersticken oder gleich auf Eis kommen. In der Eiseshölle bleiben sie länger frisch – und brauchen noch länger zum Sterben. Das vermehrt das Elend, das wir mit ihnen essen, ohne es gleich zu merken. Und wenn wir es dann merken, wissen wir nicht, woher es kommt.

Bei Zuchtfischen ist das nicht besser, einmal abgesehen davon, dass die Gefährdung durch Tsunamis dort steigt, wo für Aquakulturen Mangrovenwälder weichen müssen. Die 70 bis 90 Prozent, die das Martyrium der Zucht überleben, bluten nicht selten aus den Augen wegen der Verschmutzung. Sie müssen auf den Transporten in der Regel 7 bis 10 Tage hungern, damit sie weniger Exkremente produzieren, die das ganze Unterfangen erschweren würden. Getötet werden sie meist durch Aufschlitzen der Kiemen. Anschließend werden sie in einen Wassertank geworfen zum Verbluten. Häufig bei vollem Bewusstsein, gebärden sie sich rasend vor Schmerz bei dieser Schlussfolter. Methoden der Tötung mittels Strom sind nicht zuverlässig und können unter Umständen noch mehr und längeren Schmerz verursachen. Ein Film wie »Unser täglich Brot«[85] liefert hierzu Bilder.

Immer mehr und immer tiefer

Inzwischen ist die Fischerei um ein Vielfaches aufwendiger als Ende des 19. Jahrhunderts. 2002 war der Höhepunkt erreicht, mit 100 Millionen Tonnen »geernteten« Meeresfrüchten. Nur sät niemand, und folglich steht das System vor dem Zusammenbruch. Lediglich 1 Prozent der Arten erholen sich durch Schutz, 16 Prozent sind überfischt und 52 Prozent am Limit befischt.

Das hat dazu geführt, dass moderne Fangschiffe mit Netzen ausgestattet werden, die Fische aus immer größeren Tiefen holen. Diese sind in der Regel uralt; die Wahrscheinlichkeit ist also groß, dass das Filet auf dem Teller von einem Fisch-Methusalem stammt, der schon über 100 Jahre in den Tiefen des verschmutzten Meeres unterwegs war und damit besonders viele Schadstoffe in sich angesammelt hat. Wie bestimmend Gier, Dummheit und Egoismus beim kommerziellen Fischfang sind, zeigt sich nicht nur daran, dass Fische vor der Vermehrungsphase gefangen werden, sondern etwa auch daran, dass allein in der Nordsee mehrere hunderttausend Tonnen Fisch jährlich als Beifang wieder über Bord gekippt werden. Die betroffenen Tiere gehen meist – im wahrsten Sinne des Wortes – elendig zu Grunde.

Das Leid der Tiere

Fazit: *Fische werden heute mit geradezu kriegsähnlichen Methoden gefischt. Für hohe Fangquoten nimmt man nicht nur Grausamkeit, sondern das Aussterben unzähliger Arten in Kauf. Meerestiere, die uns im Restaurant als Delikatessen serviert werden, sterben einen qualvollen Tod. Laut EU liegen die Überkapazitäten allein der europäischen Fischfang-Flotten heute bei über 40 Prozent. Verantwortlicherweise müsste die Hälfte der Flotten stillgelegt werden. Aber selbst wenn sich die EU zu derlei Maßnahmen durchringen könnte, würde es in der globalisierten Welt nur dazu führen, dass andere kämen, um sich die Fische zu holen. Machen wir aber so weiter, muss der kommerzielle Fischfang in etwa 40 Jahren ganz eingestellt werden. Es wird dann schlichtweg in unseren Meeren nichts mehr zu holen sein.*

VERZWEIFELTE KÜHE

Kühe müssen zuerst einmal kalben, bevor sie Milch geben. Um »guten« Profit zu bringen, werden sie anschließend jährlich künstlich besamt und während der Trächtigkeit bis wenige Wochen vor der Geburt weiter gemolken.

Das Rind wird zur Daueramme gemacht und seines natürlichen Lebensrechtes auf Rhythmus beraubt. Wenn Leben Rhythmus ist, wie Rudolf Steiner, der Begründer der Anthroposophie, sagt, nehmen wir dem zur Milchkuh vergewaltigten Rind mit dem Rhythmus auch viel Leben.

Hochleistungskühe mit Rieseneutern

Die Kälber werden ihren Müttern meist schon kurz nach der Geburt weggenommen, was die Mütter tage- und manchmal wochenlang nervös muhend und verzweifelt nach ihrem Kälbchen rufend und suchend zurücklässt. Die Mutter-Kind-Bindung ist bei Kühen sehr ausgeprägt.

Man kann sich vorstellen, was diese frühe Trennung seelisch bedeutet. Kühe durchleiden das einmal pro Jahr und geben selbstverständlich die entsprechenden Hormone und Neurotransmitter der Verzweiflung in ihre Milch und ihr Fleisch ab. Möchten Sie wirklich die Milch von solch einer Kuh zu sich nehmen, verpackt in ein süßes Dessert?! Und die heutige Milch, die gesundheitsschädlicherweise aus einer riesigen zusammengemischten Milchmenge gewonnen wird, hat immer solche Anteile dabei (siehe dazu auch Seite 39).

In der modernen Milchwirtschaft haben wir das Elend besonders weit getrieben, und so kommen hier noch einige verschlimmernde Faktoren hinzu. Die riesigen Euter moderner überzüchteter Hochleistungskühe müssten wir uns nur auf Menschen übertragen vorstellen und das Grauen würde deutlicher. Moderne Kühe sind genetisch zu einem extrem starken Wachstum ihrer Euter und damit ihrer Brustdrüsen verdammt – Brustkrebs ist aber ebenfalls extremes Milchdrüsenwachstum. Hinzu kommt der meines Wissens noch gar nicht ausreichend erforschte Hormoncocktail, denn alle Kuhmilch stammt logischerweise von weiblichen Tieren in einer künstlich über das ganze Leben ausgedehnten forcierten Laktationsphase, die nur auf einer außergewöhnlichen Hormonsituation beruhen kann. Oft sind die Milchkühe eben auch wieder trächtig und haben dann einen völlig unnatürlichen Mix aus Still- und Schwangerschaftshormonen im Blut und sicher auch in der Milch. Brustkrebs und jeder Krebs ist aber außergewöhnliches Wachstum und, wie die Schulmedizin im-

Das Leid der Tiere

mer mehr erforscht, häufig durchaus hormonabhängig. Wir müssten uns nur diese einfachen Zusammenhänge klar machen, und sofort ergäben sich immerhin Verdachtsmomente.

Natürlich stellt sich die Frage: Geht es den Kühen beim Biobauern besser? Untersuchungen ergaben, dass diese Tiere ähnlich oft, nämlich in ungefähr 35 Prozent der Fälle, unter Euterentzündungen leiden, und natürlich hat ihre Milch biochemisch all die Nachteile, von denen in diesem Buch schon so ausführlich die Rede war. Wahrscheinlich haben die Kühe sie unter weniger elenden Bedingungen produziert. So mag diese Milch besser sein, aber etwas so grundsätzlich Verkehrtes wird nie gut.

Ein kurzes Leben für möglichst viel Milch

Die »Milchleistung« moderner Kühe wurde in den vergangenen Jahrzehnten stark gesteigert. Von 4180 kg im Jahr 1981 auf 5350 kg im Jahr 1998 – und dieser Prozess geht weiter. Dadurch erkranken die Kühe vermehrt, erleiden schwerere Geburten und werden, etwa wegen häufiger, meist antibiotisch behandelter Euterentzündungen, immer mehr mit Medikamenten vollgestopft, deren Abbaustufen natürlich in der Milch landen. Die Milchleistung solcher als »Hochleistungsmilchmaschinen« missbrauchten Kreaturen erfüllt schon nach wenigen Jahren nicht mehr die Ansprüche, und dann »müssen« sie geschlachtet und zu Fleisch verarbeitet werden.[86]

Woher kommt das zarte Kalbfleisch?

Aus den Kälbern wird möglichst weißes Kalbfleisch, nachdem sie einige Monate bei einer Mangeldiät gehalten wurden, die sie blutarm vegetieren lässt, damit das Fleisch ebenfalls blutarm und somit rosa bis weißlich bleibt. Die Mehrheit der Kälber – selbst Kälber von Bio-Bauern – werden meist schon in den ersten Stunden von ihren Müttern getrennt und an Kälbermastbetriebe verkauft, wo sie zur Profitmaximierung in einer Art Einzelhaft bei unnatürlichem Futter gehalten beziehungsweise gemästet werden. Das eisenfreie Futter, das dafür sorgt, dass das Kalbfleisch bleich bleibt, wie es der Fleischkonsument erwartet, führt zu extremer Eisenmangelanämie. Das Verlangen der Kälber wird so groß, dass sie aus Verzweiflung sogar ihren Urin trinken würden. Das verhindern extrem enge Boxen, die ein Umdrehen unmöglich machen. Nicht einmal das Lecken an den Eisengittern ihrer Gefängnisse lässt man ihnen, sondern umwickelt diese mit Plastik.

In kleinen Ländern wie Österreich und der Schweiz werden pro Jahr weit über 300 000 Kälber auf diese Weise gequält und geschlachtet, bevor sie vier Monate alt sind. Kalbfleischesser verdienen folglich unser Mitgefühl bezüglich des leidvollen Hormonmixes und vor allem des ungünstigen Karmas, das sie sich mit jedem Bissen aufladen. Auch wenn westliche Menschen auf diesen letzten Aspekt wenig achten, haben mich 30 Jahre Reinkarnationstherapie gelehrt, ihn durchaus ernst zu nehmen. Bei uns erkennen ihn viele erst auf dem Sterbebett, und das ist doch sehr spät. Der dem Osten durchaus geläufige Gedanke, all jene Wesen, die unter uns gelitten hätten, erwarteten uns auf der anderen Seite zusammen mit denen, die wir gefördert und geliebt haben, mag erschrecken und trösten zugleich. So ernten wir spät, was wir beim Einkaufen entscheiden.

Großschlachthöfe und große politische Organisationen

Alle Studien, die sich dem Thema widmen, belegen, wie wir unser Leben durch Fleischverzehr quantitativ erheblich verkürzen und qualitativ deprimierend beschädigen. Auch wenn sie nicht immer miteinander übereinstimmen, so gibt es doch keine, die zu gegenteiligen Aussagen käme, etwa Fleischverzehr könne das Leben verlängern oder zu mehr Gesundheit führen als pflanzliche Nahrung. Im Extremfall wäre eine reine Fleischernährung mit dem Leben nicht vereinbar, wohingegen reine Pflanzenkost zu einem längeren und besseren Leben führt. Die Inuit in Grönland – oft bemühtes Gegenargument von Fleischfans – leben durchaus nicht nur von Fleisch, sondern verzehren immer auch den Mageninhalt ihrer Beute und damit Pflanzliches. Abgesehen davon wurden die Inuit nie alt und haben bis heute die mit Abstand höchste Depressionsrate der Welt.

Was könnten die Gründe sein, die Ernährungswissenschaftler über viele Jahrzehnte für Fleisch votieren ließen? Tierisches Eiweiß, so hieß es immer, sollte uns Kraft bringen und den Muskelaufbau fördern und zu einem guten, langen und gesunden Leben beitragen – also das genaue Gegenteil der Wirklichkeit.

Der Grund ist leicht nachvollziehbar. Letzten Endes geht es um wirtschaftliche Interessen. Große politische Gebilde wie die Vereinigten Staaten von Amerika oder die Europäische Union sorgen dafür, dass große Firmen und Konzerne gefördert werden, einfach weil diese sich entsprechende Lobbyisten leisten können. Klein- und Mittelstandsbetriebe bleiben – wie überall zu beobachten – tendenziell auf der Strecke.

Die Argumentation für die Förderungsmaßnahmen der Großen ist jeweils verdeckt. So hat die EU etwa den einzelnen Bauern die Hofschlachtung untersagt, angeblich aus Sorge um die Hygiene. Die Hygiene-Anforderungen wurden so lange erhöht, bis auch kleinere Metzgereien das Schlachten aufgeben mussten. Inzwischen braucht es praktisch ein Labor. Das Ergebnis ist einfach und eindeutig: Die zunehmend verzehrten Fleischmassen kommen zu mehr als 98 Prozent aus Massentierhaltung, und die Tiere werden in Großschlachthöfen industriell und, wie noch zu zeigen ist, dadurch besonders grausam geschlachtet. EU und USA fördern diesen Trend.

Was Panikattacken bei Menschen mit Schlachtungen zu tun haben

Im Großschlachthof muss ein Kalb oder Rind, ein Schwein oder Schaf miterleben, wie Dutzende Artgenossen vor ihm maschinell umgebracht werden. Was sich dabei in ihm ereignet, können wir uns vorstellen, wenn wir uns in seine Lage versetzen. Ein Verbrecher, der, auf seine Hinrichtung wartend, ein Dutzend Delinquenten vor sich auf dem elektrischen Stuhl oder am Galgen sterben sähe, geriete in einen noch schlimmeren körperlich-seelischen Zustand. Die seelische Todesangst äußerte sich in rasendem Herzklopfen, pumpenden Lungen, massiven Schweißausbrüchen und vor allem in einer Blutchemie maximalen Stresses: Was der Organismus an Angst- und Stresshormonen zur Verfügung hat, würde ins Blut ausgeschüttet. Dermaßen grausam sind Hinrichtungen von Menschen praktisch nie, denn sie geschehen in der Regel einzeln. Tiere aber werden regelmäßig in dieser höllischen Situation geschlachtet, in einem Moment, in dem all ihre Angst- und Stresshormone mobilisiert sind und folglich in Fleisch und Blut übergehen. Da uns die hierzulande gebräuchlichen Schlachttiere in der Evolution nahestehen und wir selbst biologisch gesehen Säugetiere sind, haben wir auch dieselben Hormone und Neurotransmitter wie etwa Adrenalin und essen daher mit ihrem Fleisch auch ihre Angst. Das heißt, ihre Angsthormone werden gleich nach dem Verzehr bei uns wirksam. Wir essen mit ihrem Fleisch buchstäblich jene Todesangst, die sie vor ihrer Hinrichtung hatten – ein Zusammenhang, der eigentlich jedem einleuchten müsste.

Das Leid der Tiere

Vor gut 30 Jahren, zur Zeit meines Medizin-Examens, kannten wir in der Praxis noch keine Panikattacken, wohingegen wir uns heute davor kaum retten können. Damals wurde noch vielfach dezentral und dadurch weniger grausam oder zumindest einzeln geschlachtet, und der Fleischkonsum war insgesamt deutlich niedriger.

Natürlich sind auch seelische und soziale Gründe für unsere zunehmende Angst verantwortlich. Beispielsweise ist das Leben in den wachsenden Städten, in die es immer mehr Menschen zieht, allgemein enger geworden (lat. angustus = eng). Ein ganz wesentlicher Faktor bleibt aber die mit dem Fleisch der Schlachttiere gegessene Angst. Wir fressen nicht nur unsere eigene Angst, sondern auch die Todesangst und das Leid der Schlachttiere in uns hinein.

Sensiblen Menschen dürfte gefühlsmäßig klar sein, wie wenig gesund es sein kann, ein in lang andauernder Todespanik verendetes Tier zu verspeisen. Hier könnte der Grund liegen, warum unseren Vorfahren Fleisch besser bekommen ist. Wenn sie Tiere jagend erlegten, war das ein rascher Tod in gewohnter natürlicher Umgebung des Tieres und schlechtestenfalls ein annähernd fairer Kampf ums Überleben. Keinesfalls hatten diese Tiere nach einem elenden Leben in der Massentierhaltung und entsetzlichen Transporten lange untätig auf ihren sicheren Tod gewartet. Selbst wenn ein Tier früher gehetzt wurde, konnte es durch die Flucht seine Angst- und Stresshormone wieder abbauen. Moderne Schlachttiere müssen in äußerer Ruhe und maximaler innerer Unruhe und Panik auf ihre Schlachtung warten. Ohne Absicht verderben sie uns den Braten nachhaltig. Und wir könnten – im wahrsten Sinne des Wortes – *den Braten riechen*.

In Namibia habe ich erlebt, wie afrikanische Jagdhelfer das Fleisch einer von einem deutschen Trophäenjäger angeschossenen Kudu-Antilope, die verletzt noch fast eine Stunde geflohen war, unberührt liegen ließen. Auf meine erstaunte Frage erklärten sie mir, der Geist

··· 144 ···

des Kudu sei so erzürnt, dass er das ganze Fleisch vergiftet habe. Es sei völlig wertlos und sogar gefährlich giftig. Das Gift, das diese Menschen vermeiden, könnten Wissenschaftler unschwer in jenem Gemisch aus Hormonen und Neurotransmittern ausmachen, das Angst und Panik im Körper des angeschossen fliehenden Tieres zusammenbrauen.

Der sechste Sinn der Tiere

Leider ist die Sensibilität vieler Menschen aber so gering, dass sie das Problem nicht wahr- und also auch nicht wichtig nehmen – was dieses Buch ändern möchte. Gleichsam in der Gefolgschaft von René Descartes übertragen sie ihren eigenen Mangel an Einfühlungsvermögen auf Tiere und gehen davon aus, diese bekämen all ihr Elend gar nicht mit. Das Gegenteil ist aber ganz offensichtlich wahr. In den USA gibt es sogenannte Epileptiker-Hunde, die den kommenden Anfall bei Herrchen oder Frauchen früher spüren als diese selbst und deshalb rechtzeitig davor warnen können. Das alte Sprichwort der Seeleute »Die Ratten verlassen das sinkende Schiff« kennt den sechsten Sinn der Tiere. Schon oft haben rechtzeitig fliehende Tiere weniger sensible Menschen vor Naturkatastrophen gewarnt wie bei der Tsunami-Katastrophe im Jahr 2004. Blindenhunde und genauso Partnerhunde für körperbehinderte Menschen demonstrieren uns immer wieder, wie hoch ihre Sensibilität entwickelt ist.

Wir dürfen also sicher davon ausgehen: Schlachttiere ahnen schon beim Verladen und auch beim Transport, was ihnen droht. Sie spüren es selbstverständlich bei der Ankunft im Schlachthof, und ein Mensch mit Gefühl merkt es ihnen auch an. Sie sträuben sich, weiterzugehen, ihrem Tod entgegen, und »müssen« mit Gewalt und Elektroschockern vorwärtsgequält werden.

Das Bewusstsein der Zelle

Das neue Wissen um das Zellbewusstsein, das uns der Biologe Bruce Lipton heute nahebringt, kann uns weiterhelfen. Er belegt mit seinen Forschungen, wie sehr wir bisher die Genetik über- und das Bewusstsein in jeder Zelle unterschätzt haben. Jede Zelle macht eine Art Bewusstseinsentwicklung durch, und so landet auch das Elend, das die Tiere in der Massentierhaltung und im Schlachthof durchgemacht haben, in deren Zellbewusstsein. Sich von solch »gepeinigten Zellen« zu ernähren, wie wir es beim Verzehr von Tierprodukten tun, *kann* einfach nicht gesund sein.

Auch die moderne Epigenetik zeigt die Gefahren auf, die drohen, wenn wir uns Leid auf Zellebene *zufügen*. Wie schon erwähnt (Seite 9), bestimmen wir damit auch über genetische Programme.

Fazit: *Milchtrinken ist nur auf den ersten Blick harmlos – von den schädlichen Auswirkungen auf die Gesundheit ganz abgesehen: Kühe werden hochgezüchtet, zu Milchmaschinen degradiert und auf Leistung optimiert, ohne jede Möglichkeit, ein normales Leben zu führen. Feinschmecker, die auf zartes helles Kalbfleisch Wert legen, müssen wissen, was der Preis dafür ist: ein kurzes, obendrein qualvolles Kälberleben. Es mag darüber hinaus vielen nicht klar sein, was sie sich mit dem Essen von Fleisch seelisch antun. Angst und Qual der Tiere spiegelt sich bei Menschen in vermehrten Panikattacken.*

DER SCHLACHTHOF – KRITISCHE AUGEN UNERWÜNSCHT

Der Rinderschlachthof, den wir als Beispiel wählen, ist in Wirklichkeit hermetisch vor Zeugen verschlossen. In ihm ist der Weg des Grauens für die Tiere genau vorgezeichnet. Nach dem Transport, meist ausgehungert und durstend, warten die Tiere in engen Gattern, um durch einen noch engeren Gang in die sogenannte Schussbox getrieben zu werden. Dort hält ihnen ein Schlächter den Bolzenschussapparat zwischen die Augen. Der Stahlbolzen fährt in den Schädel, was das Tier bewusstlos oder tot zusammenbrechen lässt.

Wenn es »gut« läuft, sind sie gleich tot

Soweit das makabre Ideal. Auch wenn alles »gut geht«, was nicht so häufig der Fall ist, bleibt dieses Szenario – milde gesagt – grauenhaft. Aus dem Bericht der damaligen Praktikantin und heutigen Tierärztin Christiane Haupt: »Ich möchte von den Rinderschlachttagen erzählen, von den sanften braunen Augen, die so voller Panik sind. Von den Fluchtversuchen, von all den Schlägen und Flüchen, bis das unselige Tier endlich im eisernen Pferch zum Bolzenschuss bereitsteht, mit Panoramablick auf die Halle, wo die Artgenossen gehäutet und zerstückelt werden, – dann der tödliche Schuss, im nächsten Moment schon die Kette am Hinterfuß, die das ausschlagende, sich windende Tier in die Höhe zieht, während unten bereits der Kopf abgesäbelt wird. Und immer noch, kopflos, Ströme von Blut ausspeiend, bäumt der Leib sich auf, treten die Beine um sich ... Erzählen von dem grässlich-schmatzenden Geräusch, wenn eine Winde die Haut vom Körper reißt, von der automatisierten Rollbewegung der Finger, mit der die Abdecker die Augäpfel – die verdrehten, rot-

Das Leid der Tiere

geäderten, hervorquellenden – aus den Augenhöhlen klauben und in ein Loch im Boden werfen, in dem der ›Abfall‹ verschwindet. Von der verschmierten Aluminiumrutsche, auf der alle Innereien landen, die aus dem riesigen geköpften Kadaver gerissen werden, und die dann, bis auf Leber, Herz, Lungen und Zunge – zum Verzehr geeignet – in einer Art Müllschlucker verschwinden.«[87]

Die Fälle, wo es nicht so »normal« läuft, sind häufig. Wird der Apparat nicht richtig angesetzt oder ist zu wenig Druck im System, dringt der Bolzen nicht tief genug. Dann verliert das Rind nicht einmal das Bewusstsein, während ihm der Schädel unter extremen Schmerzen eingedrückt wird, oder es wacht wenig später, während man es zerlegt, wieder auf.

In Zeiten von BSE-Angst durften Bolzenschussapparate nicht verwendet werden, weil sie Gehirn- und Nervenmasse ins Blut bringen können. Wir sahen damals lebendig aufgehängte Rinder, die bei Bewusstsein abgehäutet wurden, was in Deutschland immerhin hörbare Proteste auslöste.

Der Bolzenschussapparat wird in manchen Schlachthöfen aber auch absichtlich schwach eingestellt, damit das Tier nicht gleich tot ist, weil dann auch das Herz stehen bleibt und so das Ausbluten länger dauert. Zeit ist aber in den modernen Tötungsfabriken knapp. Außerdem ist im Tier verbleibendes Blut eine Quelle bakterieller Probleme. Jonathan Safran Foer schreibt über seine Erfahrungen mit amerikanischen Verhältnissen: »Tiere bluten aus, werden enthäutet und zerteilt – bei vollem Bewusstsein. Das kommt ständig vor, die Industrie und die Behörden wissen es. Mehrere Schlachthöfe, die wegen Ausbluten oder Enthäuten oder Zerlegen lebender Tiere mit Bußgeldern belegt worden waren, verteidigten ihr Handeln als in der Schlachtindustrie völlig üblich und wollten – im Grunde zu Recht – wissen, wieso man ausgerechnet sie herausgegriffen habe.«[88]

··· 148 ···

Eine Überprüfung ergab in den USA, dass es »der überwältigenden Mehrheit der Schlachthöfe nicht gelang, Rinder mit einem einzigen Bolzenschuss zu betäuben«. Foer erklärt die hohe Fehlerquote mit der »Kombination aus erhöhtem Schlachttempo – es hat sich in den letzten 100 Jahren um 800 Prozent erhöht – und schlecht ausgebildeten Hilfsarbeitern, die unter grauenhaften Umständen schuften«. Sie hätten mit 27 Prozent die höchste Verletzungsrate aller »Berufe« und würden miserabel dafür bezahlt, pro Schicht über 2000 Rinder zu töten.[89]

Wer kein Sadist ist, wird einer

Dafür, dass unter solchen Bedingungen auch normale Menschen zu Sadisten werden, sprechen verschiedene wissenschaftliche Untersuchungen, bei denen Menschen etwa bei banalen wissenschaftlichen Settings sehr rasch sadistisch reagierten. Sie quälten vermeintliche Versuchspersonen mit erheblichen Stromstößen, wenn ihnen glaubhaft gemacht wurde, es geschähe im Dienste der Wissenschaft. Auch der deutsche Film »Das Experiment« von Oliver Hirschbiegel aus dem Jahr 2001 über einen entsprechenden Versuch verdeutlicht diesen Zusammenhang erschreckend.

Unter den Bedingungen industriellen Schlachtens gelingt es offenbar den meisten Menschen nicht, menschlich zu bleiben. Und das ist noch äußerst vorsichtig ausgedrückt. Mit anderen Worten: Was Fleischesser zu sich nehmen, wurde von Menschen vorbereitet, deren Arbeitsumstände ihren Schatten in Form von Sadismus und Perversion hervorbringen.

Schlachthofarbeiter drehten heimlich in ihrem Betrieb einen Film, den sie der »Washington Post« zuspielten. Dabei sah man nicht betäubte Rinder bei vollem Bewusstsein aufgehängt und mit dem

Das Leid der Tiere

Schlachtband zur Zerlegung fahren oder wie einem Rind ein Elektroschocker ins Maul gerammt wurde. 20 Arbeiter bestätigten mit ihrer Unterschrift diese Zustände nicht nur als wahr, sondern als üblich und ihren Vorgesetzten bekannt.

Hier noch weitere von Foer dokumentierte Aussagen, die das Elend noch deutlicher beschreiben: »Ich habe Tausende und Abertausende von Rindern lebendig in die Zerlegung gehen sehen ... Manchmal hängen sie schon sieben Minuten am Förderband und leben immer noch. Ich habe mal am Enthäuter gestanden, und selbst da waren sie noch am Leben. Da wird die ganze Haut vom Hals abwärts abgezogen.«[90]

Eigentlich sollte das Rind da natürlich längst tot sein, bevor es anschließend als sogenannter »Schlachtkörper« zum Kopfschlachter kommt, der die Haut vom Kopf abzieht. Soweit die Theorie. Hier der Originalton eines Arbeiters dazu: »Oft merkt der Kopfschlachter, wenn er die Kopfseite aufschneidet, dass das Tier noch am Leben und bei Bewusstsein ist, es tritt dann wie wild aus.«[91]

Danach kommt das Rind beziehungsweise der Schlachtkörper zu den »Fußschneidern«. Hier berichtet wieder ein Arbeiter: »Wenn da noch welche zum Leben erwachen (...) dann sieht das aus, als ob sie die Wände hochlaufen wollten ... wenn sie zu den Fußschneidern kommen, na ja, die wollen natürlich nicht warten, bis irgendwer herkommt und das Rind noch mal schießt. Also schneiden sie mit ihren Zangen einfach die Unterbeine ab. Und wenn sie das tun, dann werden die Rinder richtig wild und treten in alle Richtungen.« Im Anschluss daran wird das Rind gespalten ...[92]

Das Ganze liest sich schon *zum Wände-Hochgehen*. Stellen Sie sich vielleicht besser nicht vor, so etwas mitansehen zu müssen. Sie müssen nicht und Sie müssen das auch nicht weiter beim Einkaufen und Essen unterstützen.

Der Schlachthof – kritische Augen unerwünscht

Auch wenn man es schon nicht fassen kann, gibt es immer noch Steigerungen der Grausamkeit, wie sie diese Aussage eines Arbeiters enthüllt: »Da kam eine dreijährige Färse den Schlachtgang entlang, die bekam gerade ein Kalb, direkt dort, es hing halb heraus. Ich wusste, sie würde sterben, also zog ich das Kalb hinaus. (…) Diese Kälber werden ›slunks‹ (›Glitscher‹) genannt; ihr Blut wird in der Krebsforschung verwendet. (…) Normalerweise läuft es so, wenn die Innereien der Kuh auf den Untersuchungstisch fallen, gehen Arbeiter hin, reißen die Gebärmutter auf und holen das Kalb raus. Ist ganz normal, so eine Kuh vor sich hängen zu haben und das Kalb drinnen treten zu sehen, weil es raus will (…) Wissen Sie, ich war bei den Marines. Das ganze Blut und so macht mir nichts aus. Aber die unmenschliche Behandlung. Es passiert einfach zu viel.«[93]

Ein weiterer Abschnitt aus dem Bericht der angehenden Veterinär-Medizinerin Christiane Haupt aus dem »ganz normalen« deutschen Schlachthof, der sich praktisch nicht vom österreichischen oder schweizerischen unterscheidet und vor allem nicht im Mittelalter, sondern im 21. Jahrhundert bei uns überall um die Ecke existiert und für die meisten von uns »arbeitet«: »Erzählen möchte ich, dass immer wieder inmitten dieses schleimigen, blutigen Berges ein trächtiger Uterus zu finden ist, dass ich kleine, schon ganz fertig aussehende Kälbchen in allen Größen gesehen habe, zart und nackt und mit geschlossenen Augen in ihren schützenden Fruchtblasen, die sie nicht zu schützen vermochten, – das kleinste so winzig wie ein neugeborenes Kätzchen und doch eine richtige Miniatur-Kuh, das größte weich behaart, braunweiß und mit langen seidigen Wimpern, nur wenige Wochen vor der Geburt. ›Ist es nicht ein Wunder, was die Natur so erschafft?‹ meint der Veterinär, der an diesem Tag Dienst hat, und schiebt Uterus samt Fötus in den gurgelnden Müllschlucker. (…) Auch für die erbärmlich magere Kuh, die, als ich morgens

Das Leid der Tiere

um sieben komme, krampfhaft zuckend im eisigen, zugigen Gang liegt kurz vor der Tötungsbox, gibt es keinen Gott und niemanden, der sich ihrer erbarmt in Form eines schnellen Schusses. Erst müssen die übrigen Schlachttiere abgefertigt werden. Als ich mittags gehe, liegt sie immer noch und zuckt, niemand, trotz mehrfacher Aufforderung, hat sie erlöst. Ich habe das Halfter, das unbarmherzig scharf in ihr Fleisch schnitt, gelockert und ihre Stirn gestreichelt. Sie blickt mich an mit ihren riesiggroßen Augen, und ich erlebe nun selbst, dass Kühe weinen können.«[94]

Was eine angehende Tierärztin unerträglich fand, aber auch einem hartgesottenen Ex-Elite-Soldaten zuviel wurde, der sich bis zu den höchsten Stellen beschwerte, ist offenbar üblich. Der Psychologe Dr. Helmut Kaplan betont, dass die Praktikantin Haupt in einem durchschnittlichen Schlachthof gelandet war. Selbst in einem Vorzeigeschlachthof seien von den 30 innerhalb einer Stunde mittels Bolzenschuss vermeintlich getöteten Tieren 6 während des Zerlegens wieder erwacht.[95]

Wollen Sie essend daran teilhaben? Haben Sie die Hoffnung, dass Sie diesem Schwingungsfeld entkommen können und es sich nicht in Ihnen breitmacht, wenn Sie ein Steak von dieser Kuh oder einer anderen »genießen«? Unser Mitgefühl ist sicher mit den Tieren, aber auch Menschen, die es so weit kommen lassen, verdienen es ungeteilt.

Temple Grandin, eine Kontrolleurin und Kritikerin dieser Zustände, erlebte selbst bei vorher angekündigten Kontrollen in Schlachthöfen noch bei einem Drittel dieser Höfe bewusst grausame Handlungen, die regelmäßig vorkamen. Das war wohlgemerkt in Schlachthöfen, die solchen Kontrollen zugestimmt hatten. Wie es in den anderen zugeht, die diese gar nicht erst erlauben, bleibt der Fantasie überlassen.

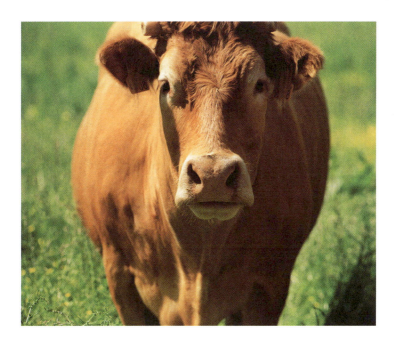

Die Qualen, die wir (mit)essen

Die Angst die wir mit dem Fleisch der Tiere aus der Massentierhaltung und -schlachtung zu uns nehmen, wird in den entsprechenden Hormonen und Neurotransmittern konkret. Leid und Qual, die wir den Tieren bei der heutigen industriellen »Zucht« antun, nehmen wir genauso zu uns, auch wenn wir es noch nicht wissenschaftlich benennen und messen können. Die Angst dieser so entsetzlich und bis zum bitteren Ende gequälten Tiere geht auf die über, die diese Pein letztlich verursachen: die Fleischesser. Nachdem ich mich seit mehr als 30 Jahren mit diesem Thema beschäftige, bin ich mir da ganz sicher, denn die Mehrheit meiner Patienten waren Fleischesser, zumindest als sie kamen.

Das Leid der Tiere

Die Angst der Tiere löst sich nicht in Luft auf, auch wenn die Luft in den Schlachthöfen davon schwanger ist. Sie ist eine sehr reale Energie und kann auch Menschen, die um diese Zusammenhänge bisher nicht wussten und auch lieber nichts davon wissen wollen, schrecklich zusetzen.

Angst ist nicht nur ein scheußliches Phänomen. Sie verstärkt auch viele andere Symptome, auf Dauer führt sie etwa zu Depressionen. Das ist bei einem Gewohnheits-Allesesser zusätzlich zu bedenken. Nun ist Angst aber immer auch etwas Sinnvolles, und wir können – im Gegensatz zu Schlachttieren, die nicht die geringste Chance haben, ihrem Leid zu entkommen – meiden, was uns Angst macht, oder uns ihm bewusst stellen.

Fleischesser haben aus meiner Sicht ihre einverleibte Angst letztlich zu Recht. Der erste Schritt einer Behandlung muss – wie immer – die Ursache beheben, also den Fleischkonsum sofort und unwiderruflich beenden.

Jenseits von aller zutiefst abstoßenden Scheußlichkeit obiger Schilderungen finden wir hier also eine weitere Erklärungsebene für die beschriebenen, wissenschaftlich erhärteten Krankheitssymptome durch Fleischkonsum. Insgesamt kann ich mich hier nur den Worten des Schweizer Arztes Dr. Ernst Walter Henrich anschließen: »(...) ich möchte und kann nicht wegschauen (...). Ich verabscheue das verbrecherische Treiben, das dazu führt, dass täglich etwa 40 000 Kinder an den Folgen von Hunger und Unterernährung sterben, weil man mit der pflanzlichen Nahrung lieber die gequälten Tiere füttert, um Fleisch, Milch und Eier zu gewinnen. Mit diesen tierischen Produkten (fr)essen sich die Wohlstandsbürger ihre Wohlstandskrankheiten an, die dann als Gipfel der moralischen Verwahrlosung in der Gesundheitsindustrie zu fast immer nutzlosen Tierversuchen führen.«[96]

Fleischskandale

Bei so viel Unerfreulichem für Fleischesser muss es auch Entlastendes geben. Der Fleischkonsum ist an sich ein Dauerskandal. Da sind die Fleischskandale der Vergangenheit mit altem Gammelfleisch auf jeden Fall keine schlimmere Bedrohung, denn Menschen vertragen offensichtlich vor allem altes Fleisch. Sie können als Aasfresser (über)leben. Ganz frisches Fleisch von Säugetieren wäre dagegen gar nicht essbar wegen der Leichenstarre, die, wie jedem Krimi-Fan bekannt, rasch nach dem Tod einsetzt. Deshalb fragt die erfahrene Hausfrau den Metzger: »Ist das Fleisch auch gut abgehangen?« Damit erkundigt sie sich, wissenschaftlich gesprochen, ob die autolytische Zersetzung schon so weit fortgeschritten ist, dass die Aktin-Myosin-Filamente des Muskelgewebes sich mittels Zersetzung schon wieder aus der Leichenstarre gelöst haben. In ihrer Sprache möchte sie wissen, ob das Fleisch schön mürbe ist, in der bayrisch-österreichischen Umgangssprache, ob es schon »saftelt«.

Wer Fleisch wie Wild, das wenigstens meist auf schonendere Art – ohne vorherige Erwartungspanik – geschossen wurde, in Beize einlegt, will damit die Zersetzung fördern, um es weich oder eben mürbe zu machen.

An diesem Punkt können die Fleischesser also entspannen. Da sie immer nur Fleisch in Zersetzung und folglich Aas essen, ist es gar nicht so entscheidend, *wie* verdorben es ist. Tatsächlich ist auch niemand durch das Gammelfleisch zu Schaden gekommen beziehungsweise nur in dem Ausmaß, wie Fleisch immer schädigt. Auf afrikanischen Märkten konnte ich Fleisch im Angebot sehen, das vor lauter Maden und Fliegen schon wieder lebte und doch noch gekauft und offensichtlich verzehrt wurde. Hier ist auch noch die desinfizierende Wirkung des Feuerelementes hilfreich.

Künstliches Fleisch als Alternative?

Passionierte Fleischesser bekommen vielleicht bald eine Alternative aus der Forschung. Zellbiologen der Universität Eindhoven versuchen aktuell, künstliches Fleisch zu züchten. Farblose Mäuse-Muskel-Zellen wachsen dabei zwischen zwei Stücken Klettverschluss. Eine große holländische Wurstfirma finanziert das, um angeblich irgendwann ganz auf Massentierhaltung verzichten und Treibhausgase reduzieren zu können. Die Forscher, deren Ziel künstliches Schweinefleisch ist, haben ihr bisheriges Ergebnis selbst noch nicht gekostet, was wohl bedeutet, dass sie ihm nicht trauen.

Eine Frage der Wertung: Andere Länder, andere Sitten

Lange Zeit galt Fleisch als sehr wertvolles Essen und sein Verzehr war ein Zeichen von Reichtum, wie der sprichwörtliche Sonntagsbraten, den sich nicht jeder leisten konnte. Unseren Vorfahren gelang das oft nur an Feiertagen. Wer reich wurde, leistete es sich immer öfter, und viele moderne Menschen schaffen das täglich. Aber schon in der Vorzeit zeigte sich an fürstlichen und königlichen Höfen, dass die Herrschaften, die sich viel Fleisch leisten konnten, es mit Gicht und Rheuma bezahlten, während das Gesinde davon verschont blieb. In Preußen sprach man vom »Gichtkabinett« des Königs und an anderen Höfen wusste das Personal, dass ihm mit dem Fleisch wenigstens auch das Rheuma erspart blieb.

Wir finden heute nichts dabei, ein Kälbchen zu verspeisen, und denken einfach nicht an seine samtweichen seelenvollen Augen. Wir gießen Gelatine, eine Mischung aus Rinderhufen, -augen und anderen gekochten Metzgerabfällen, über Torten und überziehen sie so mit einer Art durchsichtigem Leichentuch. Wenn andere Hunde und Delphine verspeisen, dreht es uns dagegen den Magen um, und die

Der Schlachthof — kritische Augen unerwünscht

Empörung ist groß. Japanern graut vor unserem alten Fleisch und ebensolchen Eiern, wir finden es unerträglich, dass sie gerade erst – womöglich sogar vor ihren Augen – geschlachteten, noch zuckenden rohen Fisch essen.

Hierzu hat sich mir eine denkwürdige Szene eingeprägt. Auf einer philippinischen Insel als Dank für medizinische Hilfe zum Essen eingeladen, saßen wir gemütlich am Boden um den traditionellen Eintopf versammelt. Die darin identifizierbaren Schweinsstücke wie etwa ein Ringelschwanz stifteten zwar keine Begeisterung, ließen aber die Fleischesser unserer Gruppe durchaus weiter mithalten. Als dann aber die Klanchefin zugeben musste, dass auch eine der Gruppe gut bekannte Ziege dafür hatte dran glauben müssen, verringerte das den Appetit beträchtlich.

Die alte Frau ahnte ihren Fehler und wollte die Situation retten, indem sie beschwichtigend mitteilte, das meiste Fleisch sei nicht Ziege, sondern Hund. Darauf musste sich eine mitessende Hundebesitzerin unserer Gruppe spontan übergeben und die anderen beendeten entsetzt das Essen.

Wer einmal gesehen hat, wie man etwa auf den Philippinen Hunden die Läufe bricht, auf den Rücken bindet und ihnen dann mit Prügeln die Rippen bricht, womit sie noch mehr Angst- und Stresshormone ausschütten, könnte an den Menschen verzweifeln.

Doch nicht nur auf den Philippinen, in vielen Staaten dieser Erde ist es völlig legal, Hunde zu essen. Der Name Chow-Chow bedeutet auf chinesisch »gut gebraten«. Diese Hunde, wie übrigens auch mexikanische Nackthunde, wurden vor allem für den Verzehr gezüchtet. Selbst in der Schweiz wurden schon Berner Sennenhunde für asiatische Küchen gemästet. Auch in einigen europäischen Ländern gibt es noch Bestimmungen für die amtliche Beschau von Hundefleisch.

Rindfleisch ja – Pferdefleisch nein?
Wir schauen auf die Hundeesser herab wie viele Muslime auf uns als
Schweineesser. Im Übrigen landen auch die fast 10 000 in Deutschland pro Jahr geschlachteten Pferde in der Wurst. Entsetzte Pferde-
freunde finden wiederum meist wenig dabei, Schweine und Rinder
mit Appetit zu verspeisen.
Alles ist eine Frage der Wertung. Ich habe – als besonderer Pferde-
liebhaber – schon Lokale verlassen, weil sie Fohlenfleisch auf der
Karte hatten, aber ich ertrage ständig Lokale, die Schwein, Kalb
und Lamm anbieten, allerdings voller Mitgefühl für die Tiere und
jene, die sie verspeisen und sich damit Bauch und Leben voll Angst
und Leid schlagen. So sind auch sie im wahrsten Sinne des Wortes
geschlagen.

Was wirklich zählt, sind Mitgefühl und Barmherzigkeit
Wer eine moderne Tierfabrik oder einen Großschlachthof von innen
sieht, kann sich Brechreiz und tiefer Verzweiflung kaum erwehren,
wie sie meine Bekannte beim philippinischen Eintopf überkamen.
Aus diesem Grund lassen solche Betriebe auch keine Zuschauer
zu. Man kann sie sowenig besichtigen wie andere *Zucht*häuser oder
Gefängnisse. In der Woche nach einer Schlachthof-Exkursion aßen
selbst hartgesottene Medizinstudenten lieber vegetarisch; zu ähnlich
ist das Fleisch von Menschen- und Tierleichen.
Die industrielle Tötungsmaschinerie in Großschlachthöfen, wie sie
Jonathan Safran Foer noch viel ausführlicher schildert, macht auch
Menschen Angst, nicht nur Tieren. Wenn wir auf einen Sieg christ-
licher oder überhaupt menschlicher Barmherzigkeit über die Bilan-
zen warten, wird das Elend bleiben. Wir können uns aber jederzeit
entscheiden, persönlich auszusteigen und das Umfeld unseres Lebens in diesem Sinne zu befreien und zu reinigen, indem wir andere

mitfühlende Mitmenschen in dieses Feld aufnehmen. Modernes Industrie-Fleisch ist eine eindeutige und klare Absage an Barmherzigkeit und Mitgefühl und damit im tiefsten Sinn unchristlich beziehungsweise unreligiös.

► Massentierhaltung – und was das Grundgesetz sagt

Die Massentierhaltung liefert in Deutschland – laut einer Studie des statistischen Bundesamtes von 2008 – über 98 Prozent allen Fleisches. Von den über 55 Millionen Schweinen, die Deutsche jährlich verspeisen, stammen 99,3 Prozent aus Tierfabriken, von den 3,8 Millionen Rindern und Kälbern 95,7 Prozent. Beim Geflügel sind es 97,9 Prozent. Der minimale Rest stammt noch von Bauernhöfen, die heute kaum mehr als Alibi- und Vorzeige-Funktion haben. Sie sollten uns in keiner Weise über die wirkliche Herkunft des Fleisches täuschen. Es stammt fast alles aus Tier-Zucht-Häusern, kurz Tierfabriken.

Dabei steht im deutschen Grundgesetz seit 2002: »Aus der Verantwortung des Menschen für das Tier als Mitgeschöpf ist dessen Leben und Wohlbefinden zu schützen.« Weiter heißt es, das Tier müsse angemessen ernährt, gepflegt und untergebracht werden und ihm sollten keine vermeidbaren Schmerzen und Leid zugefügt werden.

Weshalb schauen wir weg?

Die in den Tierfabriken herrschende Art von Grausamkeit kann sich die Mehrheit der Menschen nicht in ihren schlimmsten Träumen vorstellen. In weit über der Hälfte der deutschsprachigen Haushalte werden Tiere gehalten, gepflegt und geliebt, US-Bürger geben fast 40 Milliarden Dollar im Jahr für sie aus. Auf den Bauernhöfen war das Klima notgedrungen immer rauer als im Bürgerhaus(halt). Schon der Hofhund auf dem Land traf es nicht mehr so gut wie der Schoß-

Das Leid der Tiere

hund in der Stadt. Doch das waren graduelle Unterschiede. Was aber
in den letzten 50 Jahren beim Wandel des Bauernhofs zur Tierfabrik
geschehen ist, hat unvorstellbar grausame Formen angenommen.
Das ganze Elend ist ein Auswuchs unseres Systems und als solcher
auch von uns zu verantworten. Es geht in diesem Bereich nur noch
um Geld. Schmerz, Leid und Qual haben hier keinen Stellenwert
mehr. Aber sie haben Bedeutung für die Esser des Leides. Unsere
Seele nimmt das Leid auf mit dem Fleisch der gequälten Kreatur.
Wir wollen nur nicht hinschauen, wollen das nicht sehen, es einfach
nicht wahr- und nicht wichtig nehmen. Stattdessen schließen wir
kollektiv die Augen, so wie Menschen das fast immer tun, wenn etwa
politische Umstände unerträglich werden und das Unrecht seine
Gewaltherrschaft antritt. Wir müssen aber hinschauen und sollten
uns klarmachen, dass Worte diesem Schrecken nie auch nur annähernd so gerecht werden können wie Bilder beziehungsweise Filme.
Solche Dokumentationen gibt es inzwischen vereinzelt – heimlich
und verstohlen gedreht. Im Internet sind sie über Tierschutzorgani-
sationen zu finden. Ein Beispiel ist der US-Film »Meet your meat«
– zu deutsch »Begegne deinem Fleisch«.
Was mit Worten zu leisten ist, hat Jonathan Safran Foer in »Tiere
essen« vollbracht, das ich jedem empfehle, der dem ganzen Ausmaß
der Verrohung ins Auge schauen will. Er schreibt: »Die Massentierhaltung ist, ähnlich wie Pornographie, schwer zu erklären, aber leicht
zu erkennen. Im engeren Sinn handelt es sich dabei um ein System
der intensiven und industriellen Landwirtschaft, in dem Tiere – oft
zu Zehn- oder Hunderttausenden –, genetisch optimiert, in ihren
Bewegungsmöglichkeiten eingeschränkt werden und unnatürliches
Futter erhalten (dem fast immer irgendwelche Medikamente wie
Antibiotika zugesetzt sind).« Und weiter: »Massentierhaltung ist
weniger von einem Maßnahmenkatalog als von einer Geisteshal-

tung bestimmt: Die Produktionskosten werden auf das absolute Minimum gedrückt, und Kosten wie Umweltzerstörung, Krankheiten beim Menschen und das Leiden der Tiere werden systematisch ignoriert oder nach außen verlagert. Jahrtausendelang orientierten Landwirte sich an den Zyklen der Natur. In der Massentierhaltung gilt die Natur als etwas zu Überwindendes.«[97]

Fazit: *Über den Umgang anderer Kulturen mit Tieren rümpfen wir gern die Nase und machen uns nicht klar, was tagtäglich in unseren Schlachthöfen geschieht: unbeschreibliche Grausamkeit, über die trotz strengster Abschirmung mehr und mehr nach draußen dringt. Die Fakten sind erschütternd und zeigen, an welchen Maßstäben unsere Gesellschaft gemessen werden muss.*

MODERNE SCHWEINEREIEN

Natürlich machen Beschreibungen das damit verbundene Leid noch nicht nachvollziehbar. Deshalb werde ich – schweren Herzens – einige Aspekte der modernen Tierzucht bildhafter darstellen, und zwar an einer Tierart, den Schweinen, die deutschsprachige Menschen am meisten und am liebsten essen. 2009 wurden allein in Deutschland fast 60 Millionen Schweine geschlachtet, was das Land zum drittgrößten Schweinefleischproduzenten der Welt macht. Schweine sind – dafür gibt es viele Belege – mindestens so intelli-

Das Leid der Tiere

gent und empfindsam wie Hunde. Wer einmal ein geachtetes Trüf-
felschwein kennenlernen durfte, kann das nicht bezweifeln. Diese
Tiere haben eine von der Wissenschaft entdeckte eigene Sprache,
hören auf Zuruf, sind verspielt und haben unter wissenschaftlicher
Anleitung sogar Videospiele mittels rüsselfähig gemachter Joysticks
erlernt. Sie können problemlos ihre Stalltür öffnen und eilen Kame-
raden manchmal zu Hilfe. Bei Fluchtversuchen arbeiten sie gekonnt
zusammen und stehen selbst Schimpansen in der Auffassungsgabe
nicht nach.

Sandra Düpjan, eine deutsche Verhaltensforscherin, berichtet aus ihrer Arbeit, deren Ziel der wissenschaftliche Beleg von Gefühlen bei
Tieren ist: »Schweine teilen ihren Stress mit, wir müssen nur lernen,
sie zu verstehen.« Demnach deuten die Schreie eines Ferkels, dem
ohne Betäubung der Samenstrang durchtrennt wird, auf höchsten
Stress hin.[98]

Schweine sind Individualisten und sie sind überhaupt Menschen in
vielem sehr ähnlich, weshalb Medizinstudenten oft an ihren leicht
beschaffbaren Innereien lernen.

Gefoltert und vor Schmerz von Sinnen

Diesen Schweinen also bescheren wir heute ein qualvolles Leben,
das in meinen Augen noch deutlich schlimmer ist als ihr entsetzliches Ende. Es beginnt schon ganz am Anfang damit, dass die modernen Hochleistungsschweine wie die meisten Hühner, Puten
und Nutztiere so hochgezüchtet sind, dass sie eigentlich als grundsätzlich krank gelten müssen. Foer dazu: »(...) Studien geben an,
dass zehn bis 40 Prozent der Schweine wegen schlechter Erbmasse,
mangelnder Bewegung und unzureichender Ernährung einen in-
stabilen Körperbau aufwiesen, weil ihnen die Knie einknickten, die

Beine verkrümmt, die Zehen nach innen gebogen waren.«[99] Eine amerikanische Schweinezüchter-Zeitschrift berichtet, dass »normalerweise« 7 Prozent der Zuchtsauen vorzeitig an Stress sterben, ausgelöst durch Käfighaltung und intensive Zucht, in manchen Tierfabriken seien es aber auch 15 Prozent. Aber das ist eingerechnet, und das Geschäft mit dem Leid lohnt sich immer noch für diejenigen, die die Schamlosigkeit haben, sich an solchem Elend zu bereichern.

Gleich von Anfang an werden die Tiere systematisch, das heißt vom System gewollt, gefoltert. Ihnen werden – selbstverständlich ohne Narkose – innerhalb von 48 Stunden nach der Geburt die Schwänze kupiert, also zum größten Teil weggeschnitten, damit sie sich später nicht im Wahnsinnsstress gegenseitig darin verbeißen. Dann werden ihnen, völlig legal und ohne Narkose, die Eckzähne abgefeilt, aus demselben Grund und um Kannibalismus zu verhindern. Diesen findet man häufig in der Massentierhaltung, etwa bei Geflügel, weil die Tiere in ihrem unbeschreiblichen Elend und offensichtlich von Sinnen vor Schmerz und Leid wahnsinnig werden und ihre Aggressionen aneinander auslassen. Menschen würde schon die extrem eintönige Langeweile des Dahinvegetierens in der Tierfabrik in den Wahnsinn treiben. Auch diese Stimmung dürften Fleischesser in sich aufnehmen.

Männlichen Ferkeln werden noch in den ersten zehn Lebenstagen – legal und systematisch, ohne Narkose, geschweige denn Mitgefühl – die Hoden aus dem Leib gerissen, weil das Fleisch von Ebern den Verbrauchern nicht so gut schmeckt.

Ein Leben lang trächtig

Zur Zeit der Absetzung von der Muttersau sind 9 bis 15 Prozent des Nachwuchses bereits verendet, aber das ist einkalkuliert und rechnet sich noch, ähnlich wie die hohe Rate an Missbildungen moderner

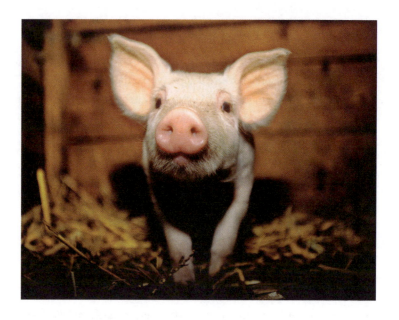

Ferkel, die von deformierten Gliedmaßen bis zu Gaumenspalten, Muskelzittern und fehlendem Anus reichen. Bei der Hochleistungszucht geht es inzwischen längst darum, kranke Schweine zu züchten – die zu einem natürlichen, normal langen Leben gar nicht mehr fähig sind –, weil sie mehr Rendite bringen.

Die Ferkelproduktion aber braucht nach wie vor Muttersäue, die ein Opfer ihrer enormen Fruchtbarkeit werden. Die Industrie hat die Zahl ihrer Ferkel mit den ihr eigenen Methoden erheblich gesteigert. Mittels Hormonspritzen wird die *arme Sau* gezwungen, praktisch ihr ganzes Leben trächtig zu sein und anschließend kurz zu säugen. 80 Prozent der Mutterschweine müssen die ganze Schwangerschaft in einem Kastenstand verbringen, der so eng ist, dass er ein Umdrehen unmöglich macht. Ohne Bewegungsmöglichkeit bekommt sie in der Regel extremen Knochenschwund, ohne Einstreu und

Suhlmöglichkeit überziehen vom Reiben am Käfig oft Geschwüre ihre Haut. Aus Kostengründen und um unerwünschte Gewichtszunahmen zu vermeiden, lässt man die Sauen oft hungern. Aber selbst wenn sie in winzigen Buchten gehalten werden, wie es sich auf Druck von Tierschützern allmählich durchsetzt, bleibt das Schweineleben eine entsetzliche Qual.

Reinliche Tiere im Fäkalienregen

Das Elend der Schweine wird noch durch die unbeschreibliche Enge gefördert, in der die Tiere zusammengedrängt sind. Normalerweise würden sich Schweine Schlafnester bauen und niemals an dem Ort ausruhen oder schlafen, wo sie gekotet haben. In den modernen Ställen stehen sie aber buchstäblich in ihrer eigenen »Scheiße«, müssen darauf herumtreten und dann auch liegen, ohne jede Auslauf- und oft auch Bewegungsmöglichkeit. Diese Art von »Zucht« behandelt sie unvergleichlich schlimmer als Mörder in Zuchthäusern, die die Möglichkeit zum Hofgang haben und das Sonnenlicht sehen dürfen. Moderne Schweine erleben nichts von dem, nur bedrückende Enge und Qual.

Auch wenn uns die Umgangssprache etwas anderes glauben macht: In der Natur sind frei laufende Schweine reinliche Tiere, die ihren Kot meiden. In der Tierfabrik werden die abgesetzten Ferkel aber in enge Mastkäfige gesperrt, die aus Platzgründen übereinandergestapelt sind. Wie Zeit ist auch Raum Geld. Dadurch fallen beziehungsweise tropfen die Fäkalien der Oberen ständig auf die Unteren.

Diese reinlichen, intelligenten Tiere werden also von Anfang an gezwungen, in einem Regen aus Kot und Urin zu leben, und nicht wenige verenden, viele werden offensichtlich verrückt. Tatsächlich scheinen eine Menge Schweine unter diesen modernen Bedingungen im psychiatrischen Sinn wahnsinnig zu werden und wie verrückt gegen die Gitterstäbe ihrer engen Käfige zu drücken oder manisch daran zu lecken.

Am fürchterlichsten für mitfühlende Menschen ist es vielleicht, das sogenannte Trauern anzuschauen. Das Schwein sitzt dann auf den Hinterläufen und lässt den Kopf in offensichtlich tiefer Hoffnungslosigkeit hängen, es hat sich anscheinend aufgegeben.

Was der Mast dient …

In dieser Dauerfoltersituation der Käfige verbringen die Schweine den größten Teil ihres kurzen Lebens. An dessen Ende werden sie in extrem engen Buchten gehalten, damit sie sich kaum bewegen, was nur Kalorien verbrauchen und das Mastergebnis verschlechtern würde. Die Temperatur ist jetzt erhöht und das Licht abgedunkelt, damit sie apathisch werden und nicht etwa übereinander herfallen, was in dem inzwischen erreichten Zustand des Wahnsinns sonst leicht vorkäme.

Kümmerlinge, die nicht schnell genug zunehmen, werden an den Hinterläufen aus den Buchten gezogen und mit dem Rüssel auf den Betonboden geschlagen. Das nennt sich »Klopfen« und ist die »normale« Tötungsmethode bei diesen Tieren. Foer zitiert einen Arbeiter: »Wir schwingen sie einfach raus, klopfen sie auf den Boden und schmeißen sie an die Seite. (…) Wenn man dann wieder in den Laderaum kommt, und manche sind noch am Leben, muss man sie noch mal klopfen. Manchmal bin ich reingekommen, und da liefen welche rum, denen ein Augapfel raushing, oder sie bluteten wie verrückt, oder der Kiefer war gebrochen.«[100] Dieses Schicksal widerfährt pro Tag und Betrieb Dutzenden und ist einkalkuliert und immer noch billiger, als diese »Verweigerer« mitzuschleppen.

Alles wird nur nach Kosten berechnet, wie übrigens auch schon mittels darauf abgestimmten Computerprogrammen auf Intensivstationen unserer Krankenhäuser. Diese Kosten-Nutzen-Rechnungen haben angeblich gar keine Konsequenzen für das ärztliche Handeln, ergibt die Nachfrage. Man fragt sich nur, warum sie dann gemacht werden? Verrohung ist ein grundsätzlicher Prozess, der sich in der Regel nicht auf Einzelbereiche beschränkt, sondern sich in eine Gesellschaft hineinfrisst wie ein Krebsgeschwür.

Tiergesundheit? Eine Farce!

Die Frage, wieso überhaupt noch so viele Tiere diese Folter bis zum Schlachthof überstehen, beantwortet Foer: »Eine ganze Flut Antibiotika, Hormone und anderer Medikamente, die dem Futter beigemischt wird, hält die meisten Tiere trotz der schaurigen Bedingungen am Leben.«[101]

Nicht selten bekommen sie schon beim Warten aufs Schlachten einen Herzinfarkt – in einem Herzen, das dem menschlichen anatomisch zum Verwechseln ähnlich ist. Deshalb bekommen heute Herzkranke oft statt künstlicher Herzklappen solche vom Schwein eingesetzt.

Und nicht selten versagen den armen, armen Schweinen vor dem Schlachten die Beine, und sie fallen hilflos zur Seite, um dann in der Regel liegengelassen zu werden, bis sie sterben. Oder man entsorgt sie gleich lebendig als Abfall.

Eine entsprechende Momentaufnahme aus dem deutschen Schweineschlachthof von der Praktikantin Christiane Haupt: »Ich möchte, ich muss sprechen, es mir von der Seele reden. Ich ersticke daran. Von dem Schwein möchte ich erzählen, das nicht mehr laufen konnte, mit gegrätschen Hinterbeinen dasaß. Das sie solange traten und

Das Leid der Tiere

schlugen, bis sie es in die Tötungsbox hineingeprügelt hatten. Das ich
mir hinterher ansah, als es zerteilt an mir vorüberpendelte: beidsei-
tiger Muskelabriss an den Innenschenkeln. Schlachtnummer 530 an
jenem Tag, nie vergesse ich diese Zahl.« Und an anderer Stelle: »Als
ich zum ersten Mal bewusst erfasse – am zweiten oder dritten Tag –,
dass ausgeblutete, abgeflammte und zersägte Schweine noch zucken
und mit dem Schwänzchen wackeln, bin ich nicht in der Lage, mich
zu bewegen. >Sie – sie zucken noch ... <, sage ich, obwohl ich ja weiß,
dass es nur die Nerven sind, zu einem vorübergehenden Veterinär.
Der grinst: >Verflixt, da hat einer 'nen Fehler gemacht – das ist noch
nicht richtig tot!< Gespenstischer Puls durchzittert die Tierhälften,
überall. Ein Horrorkabinett. Mich friert bis ins Mark.«[102]
Dieser Sachverhalt hört sich in einer Untersuchung des wissenschaftlichen Ausschusses der EU für Tiergesundheit und Tierschutz
von 1997 folgendermaßen an: In Käfigen gehaltene Schweine – wie
also alle in der modernen Tierfabrik – wiesen weichere Knochen auf,
hätten ein gesteigertes Risiko von Beinverletzungen, Herz-Kreislauf-
Problemen und Harnwegsentzündungen, und ihre Muskelmasse
schwinde oft so weit, dass die Tiere kaum noch zu größeren Bewegungen imstande seien.[103]
Wollen Sie diesen Wahnsinn essend unterstützen? Oder anders gefragt: Wollen Sie es riskieren, diese Energie des Wahnsinns zu sich
hereinzuholen? Oder noch direkter gefragt: Trauen Sie sich zu, mit
solchen Energien fertig zu werden, ohne selbst Schaden zu nehmen?
Solche modernen Schweine bringen uns heute gewiss kein Glück,
wie es die Symbolik eigentlich nahelegt. Im Gegenteil: Wenn wir sie
essen, bringen sie uns Elend und Unglück, genau wie es ihnen selbst
durch uns widerfahren ist. Menschen, die Mitgeschöpfen so etwas
antun, sind wirklich keine Schweine, denn kein Schwein würde das
einem anderen oder einem Menschen antun. Diese Leute und na-

türlich auch die Verantwortlichen, die eigentlichen Drahtzieher, die sich selbst die Hände nicht schmutzig machen, aber am Leid verdienen, stehen demnach moralisch noch weit unter dem, was der Volksmund ein Schwein nennt.

Keineswegs sind die Zustände bei den anderen Tierarten besser. Beim Geflügel sind sie sogar noch schlimmer, bei den Rindern zwar in der Haltung besser, dafür bei der Schlachtung oft mindestens so grausam.

Fazit: *Das Leben von Schweinen ist noch qualvoller als ihr Tod. Was man ihnen ohne Narkose antut, ist nur mit dem Begriff Folter zu fassen und treibt sie in den Wahnsinn. Alles wird dem Ziel der schnellen, kostengünstigen Mast untergeordnet, wirklich alles.*

AUSWIRKUNGEN VON TIERISCHEM LEID AUF UNS

Wir müssen uns ernstlich fragen, ob nur das absichtliche Verursachen von Leid als Grausamkeit bezeichnet werden muss oder auch unsere Gleichgültigkeit ihm gegenüber? Oder noch direkter: Wie viel Leid nehme ich für mein Essen in Kauf – bei den Tieren und anschließend in meinem Magen und Darm und Organismus, in meiner Seele? Dieses Leid lebt dort weiter, auf der seelischen Ebene, aber auch konkret körperlich. Ist es wirklich ein Zufall, dass Dickdarmkrebs die zweit-

Das Leid der Tiere

häufigste Krebsart bei westlichen Menschen ist? Tun wir uns das mit dem mut- und freiwilligen Essen von gequältem Tierfleisch und der entsprechenden Bewusstseinshaltung dahinter selbst an? Wenn wir Magen- und Speiseröhrenkrebs hinzurechnen, wird der Zusammenhang rechnerisch noch deutlicher. Wir können dieses Fleisch möglicherweise auch deshalb nicht verdauen und reagieren mit Krebs der Verdauungsorgane, weil es von Leid durchtränkt ist.

Rufen wir uns die Fakten ins Gedächtnis:

1. Menschen, die Tierfleisch und -produkte essen, bricht und versagt das Herz früher und ungleich häufiger als vegan lebenden. Im Schatten der Allesesser liegen nicht gelebte Herzlichkeit, Herzensgefühle und Herzenswünsche.

2. Allesesser erleben ungleich häufiger, wie ihnen der Krebs Magen und Darm zerfrisst. Tatsächlich ist Krebs in seiner ersten Phase ein Aggressions-, in seiner zweiten ein Wachstumsthema und in seiner dritten und letzten ein Akt der Selbstzerfleischung. Im Schatten der Betroffenen liegen ungelebter Mut und ebensolches Wachstum wie auch der Wille, sich offensiv und radikal mit sich selbst zu beschäftigen und den eigenen Weg der Individuation zu gehen.

3. Tierkost schwächt Allesesser in ihrem Abwehr-, aber auch Knochensystem. Das heißt, sie können sich der Angriffe von außen immer schlechter erwehren und sich immer weniger auf inneren Halt verlassen, den ihnen die Knochen geben sollten. Somit werden sie zu Menschen, die sich (ihrer Haut) nicht mehr wehren können und innerlich haltlos sind. Sie altern natürlich auch vorzeitig, da ihr geschwächtes Abwehrsystem sie nicht mehr ausreichend schützen kann.

Diese Liste ließe sich fast beliebig verlängern, wie der Anfangsteil des Buches belegt.

Wie wir uns Leid und Qual einverleiben

Im Zusammenhang mit dem, was Tieren angetan wird, gilt es, sich der seelischen Konsequenzen bewusst zu werden und damit der wissenschaftlich noch nicht fassbaren Auswirkungen auf Bewusstsein und Leben.

Wer sich so viel Leid und Qual einverleibt, wird anschließend viel Leid und Qual in sich haben und mit sich herumschleppen. Er wird sich möglicherweise selbst durch sein Leben schleppen, ein Phänomen, das mir in über 30 Arztjahren bei Fleischessern oft, bei vegan Lebenden noch nie aufgefallen ist. Eine Nahrung mit solchen Energien kann nicht spurlos an Allesessern vorbeigehen. Und das Schlimmste: Wir müssen auch mit einer entsprechenden seelischen Verrohung rechnen.

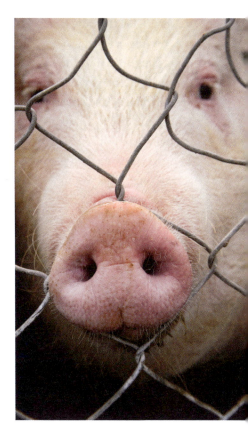

Dafür gibt es leider viele Hinweise, und zwar längst nicht nur bei den Arbeitskräften in den Tierfabriken und Großschlachthöfen, wenngleich sie an diesen besonders deutlich werden. Selbst vor den eigenen Haustieren macht ja die Gefühllosigkeit nicht Halt. 63 Prozent der US-Amerikaner halten sich zwar Haustiere, und das wahrscheinlich in mehrheitlich menschlich integerer Absicht. Tatsächlich gibt es im Land der unbegrenzten Möglichkeiten aber auch Kommunen, die Entsorgung für lästig gewordene Haustiere anbieten, verschiedene Klappen getrennt für Katzen, kleine Hunde und große Hunde. Auf Rutschen gelangen des Menschen »beste Freunde« dann allerdings in ein und demselben Käfig, wo sie sich zerfleischen und die Reste einmal pro Woche verbrannt werden.

Nicht einmal die Hälfte der Hunde und Katzen, die in den USA in Tierheimen landen, wird adoptiert. Die Mehrheit wird zu Tierfutter verarbeitet. Wer die Deutschen für besonders tierlieb hält, sollte sich vor Augen halten, wie die Tierheime in der ehemaligen Bundeshauptstadt Bonn überquollen von zurückgelassenen »besten Freunden«, als Parlamentarier und ihre Beamten und Lobbyisten sich nach Berlin auf und davon machten. Von solchen Leuten ist wenig Mitgefühl und Tierschutz zu erwarten.

Was wir Tieren antun, das tun wir auch Mitmenschen und uns selbst an oder: »Was du dem Geringsten deiner Brüder tust, hast du mir getan«, sagt Jesus. Wenn wir uns gegenüber Tieren vergessen, vergessen wir uns auch leicht gegenüber Menschen und ebenso gegenüber uns selbst. Aber auch was wir gegenüber Tieren vergessen, vergessen wir allmählich gegenüber uns selbst, wie etwa Mitgefühl und Erbarmen.

An der Erkenntnis führt kein Weg vorbei: Wie wir Mitgeschöpfen und anderen fühlenden Wesen begegnen, so begegnen wir auch uns selbst. Wie wir mit Tieren umgehen, so mit unserer eigenen Natur oder jedenfalls mit Teilen von ihr. Wenn wir Krieg führen gegen sie, richtet sich das auch gegen uns selbst.

Jeder Esser von Fleisch aus Tierfabriken, also fast 100 Prozent der Fleischesser, leidet, ob er das merkt oder nicht, an einem inneren Bürgerkrieg.

Von Antibiotika-Resistenz zur Schweinegrippe

Übersetzt nach »Krankheit als Symbol« heißt das, diese Menschen werden, wenn sie sich die Situation nicht ehrlich eingestehen, anfällig für Autoaggressionskrankheiten, Allergien und Infektionen. Genau das aber erleben wir immer dramatischer. Seit 50 Jahren nehmen wir Massentierhaltung hin, und in den letzten 30 Jahren ist die Allergierate von 8 auf über 40 Prozent angestiegen. Dass es da über die Symbolik und Analogie hinaus auch ganz konkrete Zusammenhänge gibt, ist nicht weiter erstaunlich. Die Massenhaltung von Tieren erhöht deren Krankheitsanfälligkeit enorm, weswegen in den riesigen Ställen richtiggehende Medikamentenorgien veranstaltet werden mit Desinfektionsmitteln (Bioziden) einerseits und Antibiotika andererseits. Zum Glück sollen diese in der EU – jedenfalls als Prophylaxe – in Zukunft verboten werden. Der wissenschaftliche Ausschuss »Neu auftretende und neu identifizierte Gesundheitsrisiken«, der die europäische Kommission berät, hatte in mehreren Laborstudien einen Zusammenhang zwischen dem Einsatz von Bioziden und Antibiotika-Resistenz festgestellt. Die Biozide bleiben aber trotzdem auch in der EU weiterhin erlaubt.

Auf diesem Weg werden nachweislich Resistenzen unter Erregern gefördert. Das heißt, der verschwenderische Einsatz von Bioziden und Antibiotika im Stall nimmt uns die letzten Waffen gegen Erreger in Krankenhäusern und Praxen.

Die extrem enge, unnatürliche Unterbringung in der Massentierhaltung fördert außerdem die Möglichkeit gleichzeitiger Ansteckung mit mehreren Viren, deren Erbgut sich dann neu kombinieren kann. Die Schweinegrippe war zwar noch vergleichsweise harmlos für unsere Gesundheit, aber schon weniger für die der Tiere und übrigens auch für uns als Steuerzahler. Jedenfalls war sie kein Zufall, und sie könnte irgendwann wirklich zu einer Pandemie werden. Wissenschaftler sind sich einig, dass die Massentierhaltung das Aufkommen neuer Viren und Bakterien begünstigt, die zwischen Menschen und ihren Nutztieren ausgetauscht werden, und dass diese eine wachsende Bedrohung darstellen.

Die Grundlagen für solche neuen Gen-Mischungen haben wir erst mit der Massentierhaltung geschaffen. Wir züchten in diesen *Zuchthäusern* billiges, unbekömmliches Fleisch und nebenbei potenziell tödliche Erreger und verpesten obendrein die Umwelt in einem bisher noch gar nicht diskutierten Ausmaß.

Direkte seelische Konsequenzen: Verrohung

Noch stärker als die Esser von Fleisch sind natürlich die Produzenten solcher Elendsnahrung betroffen. Wie es Unternehmern und Besitzern wie auch Aktionären von Schlachthöfen, Tierzuchthäusern, Mastbetrieben etc. seelisch geht, können wir nur vermuten. Mir tun sie von Herzen leid und ich würde ihnen wünschen, ihnen bliebe ein Elend, wie sie es unzähligen Kreaturen antun (lassen), erspart. Aber nach 30 Jahren Psychotherapie glaube ich das nicht mehr und weiß es leider besser. Alles muss verantwortet werden und alles kommt zum Ausgleich. So darf den Verursachern mit Recht grauen, ihr erbarmungsloses Handeln und Leben hat alle Chancen, erbärmlich zu enden. So dumpf kann eine Seele nicht sein, dass sie am Ende nicht Ausgleich sucht – und irgendwann auch findet.

Was US-Farmer angeht, ist ihre viermal so hohe Selbstmordrate wie bei der übrigen Bevölkerung belegt. Und ein Mensch muss verzweifelt sein, wenn er Hand an sich legt. Diejenigen, die unter den beschriebenen Bedingungen ständig und routinemäßig Hand an wehrlose Tiere legen wie die in der Regel ungelernten Arbeiter der Tierfabriken, sind sicherlich auch verzweifelt über sich und ihr Tun, ob sie sich das eingestehen oder nicht. Unter Zeitdruck und schlechter Bezahlung leidend, werden sie damit seelisch natürlich nicht fertig. Sie neigen dazu, ihre Aggression »nach unten« weiterzuleiten, und Tiere werden so hilflos ausgelieferte Opfer scheußlicher Perversionen. Letztlich quälen »arme Schweine« arme Schweine.

Deren vulgäre Sprache, wenn sie bekennend ihr gequältes Herz erleichtern, entspricht ihnen und ihrem Leben. Durch Abscheu davor lässt sich dem Thema allerdings nicht entkommen, das ist nur durch die richtige Entscheidung beim Essen möglich. Sprache ist nur Ausdruck einer Schwingungsebene, deren unmittelbarste Auswirkung wir erfahren, wenn wir uns das Ergebnis solcher Arbeit körperlich einverleiben.

Gail Eisnitz[104] hat eine ganze Sammlung solcher Scheußlichkeiten aus Gesprächen mit Arbeitern aus dem Elendsbereich moderner Tierzucht zusammengetragen. »Es ist nicht leicht, darüber zu reden. Du stehst unter totalem Stress, dem ganzen Druck. Und es klingt richtig gemein, aber ich habe ihnen den Elektro-Treibstab in die Augen gesteckt. Und ihn dort gelassen.« »Wenn du ein Schwein hast, das sich weigert, sich zu bewegen, nimmst du einen Fleischhaken und hakst ihn in seinen Anus …, dann ziehst du ihn zurück. Du ziehst diese Schweine, während sie leben, und oft reißt der Haken aus dem Arschloch.« »Im Tötungsbereich, wo immer viel Blut fließt, macht einen der Blutgeruch ganz aggressiv. Wirklich. Du kriegst die Einstellung, dass, wenn ein Schwein nach dir tritt, du es ihm heimzahlst. Eigentlich tötest du es ja schon, aber das reicht noch nicht. Es muss leiden … Du gehst hart ran, setzt ihm zu, schlägst ihm die Luftröhre kaputt, lässt es in seinem eigenen Blut ertrinken. Spaltest ihm die Nase. (…) Ich war nicht der Einzige, der solche Sachen gemacht hat. Ein Schlachter (…) treibt die Schweine manchmal noch lebend in das Brühbad. Und jeder – die Treiber, die Anhänger, die

Das Leid der Tiere

Saubermacher – schlagen Schweine mit Metallrohren. Jeder weiß das, alles.« Oder: »Ein lebendes Schwein guckte an mir hoch, und ich nahm einfach mein Messer und nahm ihm das Auge raus, während es einfach da saß. Und dieses Schwein schrie einfach nur.« Oder: »Die Mehrzahl von Kühen, die sie aufhängen, (…) ist noch am Leben. Sie öffnen sie. Sie sind immer noch am Leben. Ihre Füße sind abgeschnitten. Sie haben ihre Augen weit aufgerissen, und sie weinen. Sie schreien, und du kannst sehen, wie ihnen die Augen fast rausspringen.«[105]

Die Grausamkeiten sind belegt

Für die erschreckende Verrohung von Arbeitskräften in Tierfabriken und Großschlächtereien gibt es viele entsetzliche Belege und genügend Berichte von den Arbeitern selbst, denen es zu viel wurde. »Ein mit versteckter Kamera aufgenommenes Video aus einer Tierfabrik in North Carolina zeigte, dass einige Arbeiter täglich Tiere verprügelten, mit einem Schraubenschlüssel auf trächtige Sauen eindroschen, Muttertieren eine Eisenstange tief in Rektum und Vagina rammten. (…) Weitere Aufnahmen zeigen, wie Mitarbeiter Schweinen bei vollem Bewusstsein Beine absägten oder die Haut abzogen.« Und weiter: »Mehrere Jahre dauernde Untersuchungen in einem weiteren Betrieb wiesen die systematische Misshandlung von 10 000 Schweinen nach: Mitarbeiter drückten Zigaretten auf Tieren aus, schlugen sie mit Harken oder Schaufeln, strangulierten sie, warfen sie in Güllegruben und ließen sie ertrinken. Man steckte den Schweinen Elektroschocker in die Ohren, in die Vagina oder den Anus. Die Untersuchung belegte, dass die Betriebsleiter diese Misshandlungen billigten, doch die Behörden weigerten sich, Ermittlungen einzuleiten. Dieser Verzicht auf Strafverfolgung ist nicht die Ausnahme, sondern die Regel.«[106]

Auch was Fleischkonsum und -produktion angeht, sind die USA das große schreckliche Vorbild der Welt. Doch es spricht kaum etwas dafür, dass es bei uns anders wäre. In den hiesigen Schlachthöfen geht es nicht besser zu.

Das Fazit der Tierarztpraktikantin Christiane Haupt nach ihrem Praktikum im durchschnittlichen deutschen Schlachthof: »Es gibt mir zu denken, dass ich – von einigen wenigen Ausnahmen abgesehen – die hier arbeitenden Leute gar nicht als Unmenschen empfinden kann, sie sind nur abgestumpft, wie auch ich selbst mit der Zeit. Das ist Selbstschutz. Man kann es sonst nicht ertragen. Nein, die wahren Unmenschen sind all jene, die diesen Massenmord tagtäglich in Auftrag geben, die durch ihre Gier nach Fleisch Tiere zu einem erbärmlichen Dasein und einem noch erbärmlicheren Ende – und andere Menschen zu einer entwürdigenden und verrohenden Arbeit zwingen.«[107]

Der Arzt Dr. Henrich dazu: »Für mich als Arzt mit Kenntnissen in Psychologie und Psychiatrie sind solche extremen Tierquälereien in Schlachthöfen nicht wirklich erstaunlich. Nach Auswertung zahlloser Filmdokumente scheint mir der Schlachthof ein idealer Ort zu sein, wo sadistische Perversionen (so gut wie immer) straffrei ausgelebt werden können. Auch dieses sollte jedem Konsumenten von tierischen Produkten klar sein.«[108]

Der Tod sitzt im Darm

Dass so viele Fleischesser unter Verstopfung leiden, ist nur folgerichtig, denn was sie sich einverleiben, ist – seelisch gesehen – unverdaulich. Sie sind dumpf und ihre Sinne sind abgestumpft wie die der Tiere, die sie essen: die kein Tageslicht mehr sehen, mit künstlichen Rhythmen auf Leistung getrimmt, deren Sinnesorgane mutwillig oder nebenbei beschädigt werden wie bei Hühnern, denen die

Schnäbel weggeschnitten, oder Kälbern, denen die Hörner ausge-
brannt werden. Ihre an sich unglaublich sensiblen Geruchsorgane,
man denke nur an die Trüffelschweine, müssen abstumpfen in dem
unsäglichen Gestank der Zuchthäuser, in denen weit über die Hälfte
der Schweine Atemprobleme bekommen.

Alles, was dem Tier auf seinem unbeschreiblichen Leidensweg von
der Tierfabrik bis zum Großschlachthof angetan wurde, landet mit
im Bauch derjenigen, die sich essend an diesen Verbrechen gegen die
Seele beteiligen – gegen die Seele der aus Achtlosigkeit misshandel-
ten und aus Sadismus gefolterten Tiere und gegen die eigene. Der
Tod sitzt im Darm, heute mehr noch als zu Zeiten von F. X. Mayr,
dem österreichischen Arzt, der diesen Ausspruch von Paracelsus
berühmt machte. Man isst den Tod mit und all die Folter und Qual
obendrein. Der Spruch »Du bist, was du isst« bekommt in diesem
Zusammenhang eine entsetzliche Aktualität.

Was wollen wir wirklich?

Wollen Sie aus den Händen von quälenden und gequälten Kreaturen
das Fleisch von noch schlimmer gequälten Kreaturen essen und wollen Sie davon leben? Wollen Sie, dass solches Fleisch zu Ihrem wird?
Und wie soll ein Leben aus solchem Fleisch aussehen?
Wir haben heute viel Grund zu großer Scham. Ich habe mich angesichts der jüngeren Geschichte oft geschämt, Deutscher zu sein, und
das ist als Österreicher nicht besser geworden. Wir haben heute in
der westlichen Welt viel Grund, uns zu schämen, Menschen zu sein,
angesichts dessen, was wir Tieren in unser aller Namen antun (lassen). Wir sollten uns wirklich schämen und zur Metanoia, der großen und tiefen Reue finden. Das wäre die beste seelische Sofortmaß-
nahme, die sich mir aufdrängt.

Auswirkungen von tierischem Leid auf uns

Wir leben in einer absurden Zeit, in der es als normal gilt, Tiere wie Dinge zu behandeln, in der entsetzlichste und unmenschlichste Tierquälerei hingenommen wird, allenfalls als nicht zu ahndendes Kavaliersdelikt. Wo Konzerne, die Millionen Wesen industriell quälen lassen, von Politikern und Gesetzen geschützt und mit großzügigen Subventionen aus Steuergeldern bedacht werden. Wohingegen Tierschützer, Vegetarier und Veganer als unnormal gelten, als Verrückte und jedenfalls nicht ernst zu nehmende Außenseiter oder Sektierer. Bestenfalls werden sie belächelt. Aber unsere Haltung und unser Engagement erlauben es uns, hinsichtlich dieses Themas in den Spiegel zu schauen. Und die Zeiten werden sich ändern. Als Atomkraftgegner der ersten Stunde erinnere ich mich daran, wie wenige und wie isoliert wir vor 30 Jahren waren – inzwischen sind wir die Mehrheit und staunen, wer sich so alles zu uns gesellt.

All das Geschilderte ist ungesetzlich, jedenfalls in deutschsprachigen Ländern, aber es geschieht stündlich. Selbst das deutsche Verfassungsgericht sprach im Hinblick auf die Eierproduktion mittels Legehennen von Tierquälerei. Aber das nützt alles offenbar nichts, solange Allesesser Eier fordern.

Jeder kann sich wehren

Wie sollen sich Allesesser wohlfühlen angesichts dieser Situation? Natürlich projizieren sie in ihrer Not gern und bereitwillig auf diejenigen, die ihnen ihr Elend zu Bewusstsein bringen. Bekanntlich wurden früher die Überbringer schlechter Nachrichten geköpft. Doch das kann wohl nicht die angemessene Reaktion sein. Und es ist absolut kein schlüssiges Argument, dass diese Tiere schon als Schlachttiere gezüchtet werden. Eltern, die ein Kind bekommen, damit es einem älteren Kind als Organspender dienen könne, dürfen auch nicht – und mit Recht nicht – gegen die Lebensrechte des neuen Kindes verstoßen.

Rationalisierungen und Entschuldigungen für das Elend gibt es viele. Zum Schluss zählt nur, was wir zulassen, was wir hinnehmen, was wir uns einverleiben. Die erschreckende Wahrheit ist: Der durchschnittliche Mensch der westlichen Industriegesellschaft verleibt sich während seines Lebens um die 20 000 Tiere ein – Krabben, Sardellen und andere Kleintiere mit eingerechnet – und muss das verantworten und damit leben. Die gute Nachricht ist: Wir können mit einer einfachen Entscheidung bis zu 20 000 Tiere retten, wenn wir sie früh genug fällen. Auch noch in der Mitte des Lebens wären

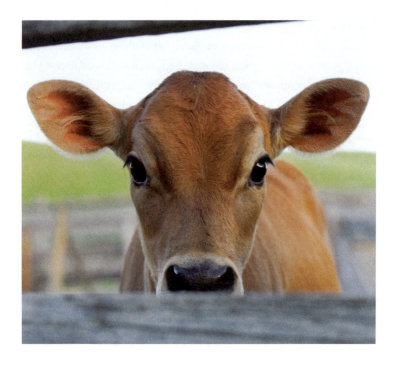

es immer noch 10 000. Doch vielleicht kann mehr als diese horrenden Zahlen der Blick in die Augen eines Kälbchens dazu führen, dass man umdenkt: Sehen Sie es einfach einmal ein paar Minuten an, verbringen Sie Zeit mit ihm. Auf einer Alm hat mir einmal ein Ochse, der wohl ahnte, was ihm am nächsten Tag bevorstand, stundenlang das Auto abgeleckt und mich zwischendurch angeschaut. Seine Augen werde ich nie vergessen. »Mitleid ist die Grundlage der Moral«, sagte Schopenhauer.

Die Umkehrung dieser Gedanken lautet: Wir tun für unsere Seele(n), was wir für die Tiere tun. Hier gäbe es unzählige Möglichkeiten, sich zu engagieren, bis dieses Elend sein verdientes Ende findet. Ich hoffe, es noch zu erleben, dass wir auf diese Zeit der Qual mit Scham und Bedauern zurückschauen. Auch wenn Jesus seinen Satz »Was du dem Geringsten deiner Brüder tust, das tust du mir« wohl auf Menschen bezogen hat, bleibt es ungewiss, ob er nicht so wie die Buddhisten letztlich alle fühlenden Wesen meinte. Bei Franz von Assisi war es zweifelsfrei so. Ihm ging es um die Seelen der Menschen und der Tiere. Eine Trennung jedenfalls ist hier künstlich ... und der Seele unangemessen.

Wo kommt die Grausamkeit her?

Das Hauptargument der Industrie, um all die Grausamkeiten zu rechtfertigen, ist, das Beschriebene sei zwar belegt, aber es handele sich um bedauerliche Ausnahmen. Wenn dem so wäre, warum sind dann eigentlich Tierfabriken und Schlachthöfe so hermetisch abgeriegelt? Die Verantwortlichen wissen genau, dass diese Scheußlichkeiten zu ihrem Geschäft gehören und häufig vorkommen. Das bestätigen ja auch die Untersuchungen und Berichte, und Arbeiter, die späte Reue gepackt hat, geben es voller Scham zu.

Das Leid der Tiere

Wichtiger wäre die Frage, wo die Wurzeln der Grausamkeit liegen, die so etwas möglich macht. Die Antwort ist einfach: Dieses Verhalten ist in uns, in unserem Schatten. So wie es den Nazis möglich war, Personal für ihre Konzentrationslager zu finden, gelingt es heute, menschliche Not – in finanzieller oder seelischer Hinsicht – ausnutzend, genügend Arbeiter für Tierfabriken zu rekrutieren. Natürlich ist die Fluktuation sehr hoch, zum Teil liegt sie bei annähernd 100 Prozent, denn noch nicht ganz abgestumpfte Seelen halten so etwas nicht lange aus.

In unserem Schatten ist viel Entsetzliches, und wir können entscheiden, wie wir mit diesen Energien umgehen. In sehr vielen Menschen steckt Sadismus, wofür auch die hohe Zahl von Sado-Maso-Fans spricht. Sich solcher Schattenenergien bewusst zu werden, ist so wichtig, damit sie sich nicht unerlöst austoben, zum eigenen und zum Schaden anderer. Der Schatten ist ein großes Thema, auf das einzugehen diesen Rahmen sprengen würde. Eine verlässliche Annäherung bietet das Buch »Das Schattenprinzip«.

Wir haben wie Tiere auch eine animalische Natur oder Seite, die zum Beispiel eine Art Jagdtrieb umfasst und die Tendenz hat, soziale Hierarchien zu bilden, um unsere Herden zu organisieren. Und in uns ist ein großes Aggressionspotenzial, das wir auf verschiedene Weise ausleben können. Wir können uns mutig für Schwächere, zum Beispiel für die Rechte Unterprivilegierter wie etwa der Schlachttiere, einsetzen und dafür sogar kämpfen. Wir können die heißen Eisen in unserem Leben in Angriff nehmen und unseren eigenen Lebenskampf offensiv und mutig führen, die Aggressionskomponente im Geschlechtsverkehr genießen, oder wir können in unerlöste Bereiche des Schattens abgleiten, wo wir Aggressionen feige und hinterhältig an Schwächeren auslassen, wie es offensichtlich in den Tierfabriken zur Gewohnheit wurde. Über die beiden Seiten des

Aggressionsprinzips, aber auch anderer Archetypen kann die Lehre von den »Lebensprinzipien«[109] Aufschluss geben.

In keiner Weise soll hier das unermessliche Leid, das Menschen in Konzentrationslagern zugefügt wurde, relativiert oder gar verharmlost werden, aber die heutigen Tierfabriken sind eine Art von Konzentrationslagern für Tiere, und das Wissen um die Zustände in ihnen wird ähnlich geheim gehalten wie seinerzeit das über NS-Konzentrationslager und die Gräueltaten dort. Es sind wohl ähnlich gestörte Menschen, die heute ihren Sadismus an wehrlosen Opfern abreagieren. Sie sind auf der untersten, unerlöstesten Ebene der Aggression gelandet.

Und wir kommen auch in diesem Fall nicht umhin, uns mit dem Elend zu konfrontieren. Je rascher wir das tun, desto besser. Die Fleischesser verleiben es sich im wahrsten Sinne des Wortes ständig ein und verankern es damit immer mehr in sich. Sie werden krank davon, allerdings ohne sich darüber im Klaren zu sein. Und sie sind die Mehrheit und verbreiten mit ihrer Ausstrahlung und Energie ein Feld, das Quälen und Foltern in der Massentierhaltung weiter erhält, und nicht nur das: Sie geben das Elend, das sie erfahren, weiter, denn gequälte Menschen neigen zum Quälen.

Der Einzelne ist, wie heute sogar von der Quantenphysik bestätigt, nicht getrennt vom Ganzen. Auf einer subtileren Ebene ist alles miteinander verbunden. Mystiker haben diese Erfahrung in Sätze gegossen wie: »Du bist eins mit allem« oder »Du bist die Welt«. Wer sich bewusst eins mit allem fühlt, verliert die Angst und gewinnt Mitgefühl auf dem Weg der Selbstverwirklichung. Aber auch diejenigen, die weit davon entfernt sind, bauen – besonders in großer Zahl – ein machtvolles Feld.

Bereits Paracelsus, in einem gewissen Sinn Ahnherr der modernen Medizin, erkannte und formulierte es: »Die Lebenskraft ist nicht im

Das Leid der Tiere

Menschen eingeschlossen, sondern strahlt um ihn wie eine leuchtende Kugel, und sie kann in die Ferne wirken. In diesen halbstofflichen Strahlen kann die Vorstellungskraft eines Menschen gesunde oder krank machende Wirkung hervorrufen.«[110]
So kann man verstehen, was Einstein meinte, als er sagte: »Rein durch ihre physische Wirkung auf das menschliche Temperament würde die vegetarische Lebensweise das Schicksal der Menschheit äußerst positiv beeinflussen können.«

Wege aus dem Elend

Die direkte Verrohung trifft die Arbeiter in diesem Elendsbereich, die indirekte Verrohung aber trifft uns alle, denn die Esser solchen Fleisches sind heute überall. Wir führen Krieg gegen die Tiere, die wir essen, und solange wir Schlachthöfe haben, wird es Schlachtfelder geben, draußen in der Welt und in unseren Seelen – so sah es bereits Tolstoi. Und schon vor fast 2500 Jahren machte Sokrates – wie sein Schüler Platon berichtet – auf ein weiteres Problem im Zusammenhang mit dem Verzehr von Fleisch aufmerksam: die Kriegsgefahr, die von knappen Weidegründen ausgehe. Letztere sind auch ohne Kriegsgefahr ein hochbrisantes Thema. So stellt eine aktuelle Studie des WWF fest, dass die Abholzung der Urwälder Südamerikas zum allergrößten Teil auf das Konto der Fleischproduktion für die Industrieländer gehe.
Auf der anderen Seite: Was für eine Erleichterung, wenn wir aufhörten, uns mit diesem Elend die Mägen zu füllen und uns die Sinne zu vernebeln! Welche weitreichenden Konsequenzen hätte das!
Es ist mir schwergefallen, von der Front des aktuellen Weltkrieges gegen Tiere zu berichten und Ihnen diese Zitate und Berichte aus dem Mund von Zeugen und Tätern zuzumuten. Aber ich sehe es

··· 184 ···

auch als große und einzige Chance, sich dem jetzt gemeinsam zu stellen und es zu beenden – besser heute als morgen. Wir können uns mit diesem konsequenten Schritt so viel Angst- und Leid-, Folter- und Qual-Energie ersparen, die ansonsten ständig von Mahlzeit zu Mahlzeit mehr ins Leben schwappt und es verelenden lässt. Als Arzt kann und muss ich das seit über 30 Jahren beobachten. In meinen Seminaren habe ich es mit bewussteren Menschen zu tun, und trotzdem ist es oft schlimm genug, was Einzelne mit sich erleben. Wir könnten und sollten uns das Leben entscheidend erleichtern. Wer es schafft, Tiere konsequent von seinem Speisezettel zu streichen, wird nicht nur deren Leben retten, sondern auch seines.

Nach dem Krieg kommt der Frieden, und er kann ungeheure positive Energien freisetzen. Wer nur zwei Monate ohne Tierprodukte lebt, erfährt, wie das Elend ihn verlässt und all seine Energie freier und leichter, liebevoller und stärker fließen kann.

So groß das Elend ist, so groß ist auf der anderen Seite auch die Chance, es zu wandeln und die Energie daraus für Wachstum und Entwicklung zu nutzen. Der Schatten ist auch unser Schatz, wir können uns ihm stellen und daran gesunden. Er kann uns die Energie liefern für die Schritte in Freiheit und Gesundheit.

Fazit: *Wer Fleisch isst, verleibt sich das Leid und die Qual der Tiere im wahrsten Sinne des Wortes ein und muss sich die Frage stellen, ob er das wirklich unterstützen will. Mit der Massentierhaltung züchten wir nicht nur neue Krankheiten wie die Schweinegrippe, wir nehmen eine Grausamkeit und – bei den Arbeitern im Schlachthof eine Verrohung – in Kauf, die nicht von ungefähr kommt. Doch wo Gefahr ist, wächst das Rettende auch. Wir müssen nur die Chance ergreifen.*

Das Leid der Tiere

VOM BAUERNHOF ZUR TIERFABRIK

Der Bauernhof ist ein Auslaufmodell, auch wenn es Versuche zu seiner Wiederbelebung gibt, von denen etwa Prinz Charles einige in seinem lesenswerten Buch »Harmonie«[111] darstellt.

Von 100 Tieren, die wir heute verspeisen, stammen 98 aus der Massentierhaltung und haben nie wirklich gelebt. Sie haben weder Wiesen noch Sonne oder Himmel je gesehen. Trotzdem werden wir mit den Bildern vom idyllisch schönen Bauernhof zu deren Konsum animiert und letztlich manipuliert. Friedlich wiederkäuende Kühe auf Bilderbuch-Bergwiesen und ihre Heimkehr mittels Almabtrieb in den heimischen Stall unter frohem Muhen bestimmen die Werbung. Da sehen wir Bauern, die die Kühe wie auch die Schweine mit Namen rufen, und die Tochter schaut den Küken beim Ausschlüpfen zu – Bilder von »Landliebe« und »heiler Welt«, einem Idyll, das es fast nur noch als Alibi gibt.

Die Tiere, deren Fleisch wir essen, vegetieren in Hallen dahin, um möglichst rasch möglichst viel Gewicht anzusetzen. Es sind gestresste Kreaturen ohne Platz und Lebensraum, gefüttert mit billigstem Kraftfutter, vollgepumpt mit Antibiotika und illegalerweise mit Hormonen – Wesen, die die Fleischberge auf ihren schwachen Rippen kaum verkraften, Puten, die vornüber kippen, weil sie die ihnen angezüchtete »Putenbrust« nicht mehr (er)tragen können.

Und doch ist all das nur möglich und verkäuflich wegen der nostalgischen Bilder, mit denen die Seelen der Verbaucher *in die Irre* geführt werden. Bauern behandeln Tiere sicher nicht immer gut, aber doch als Lebewesen. In der Tierfabrik werden sie zu Dingen degradiert und aus den Arbeitern wird das denkbar Schlechteste herausgeholt.

Masthühner und Legemaschinen

Hühnerfabriken belegen das eindrucksvoll. Die Tiere sind für die Fleisch- oder Eierfabriken genetisch designt. Das ursprüngliche Huhn beziehungsweise die Dutzenden von Arten, die frühere Bauernhöfe bevölkerten, gibt es schon länger nicht mehr. Moderne Legehennen legen heute als eine Art Legemaschinen über 300 Eier pro Jahr. Das ist mehr als doppelt soviel wie früher. Möglich wurde das, weil sie mit künstlichen Lichtrhythmen und Spezialfutter dazu genötigt werden. Schon nach einem Jahr endet ihr Leben, das eigentlich viele Jahre dauern würde, in einer Art Burn-out, ihre Produktivität lässt nach, und sie werden entsorgt.

Die Kükenproduktion geschieht in eigenen Fabriken, wo die Eier in entsprechenden Brutkästen ausgebrütet und die Küken anschließend postalisch verschickt werden. Männliche Legehuhn-Küken werden in Millionenzahl vernichtet, weggeworfen, vergast oder lebendig geschreddert – das ist am einfachsten und vor allem am billigsten. Man stelle sich das vor: ein ganzer großer Häcksler voller Hühnerküken! Allein in Deutschland fallen fast 600 Millionen davon pro Jahr an und ab.

Was an Küken wirklich gebraucht wird, bekommt den Schnabel, sein wichtigstes Tastorgan, früher mit heißer Klinge, heute in der Tierfabrik vollautomatisch gekürzt. Stellen Sie sich in etwa vor, man würde Kindern die Nasenspitzen abschneiden.

Wer da noch von »Eiern von glücklichen Hühnern« redet, missbraucht Sprache, wie das allerdings in der Werbung üblich geworden ist. Noch vor dem Respekt vor dem Leben oder gar der Ehrfurcht vor ihm, von der Albert Schweitzer sprach, verschwindet der Respekt vor der Wahrheit.

Moderne Masthühner, heute genetisch ganz anders designt als tierische Legemaschinen, werden in der halben Zeit doppelt so schwer

Das Leid der Tiere

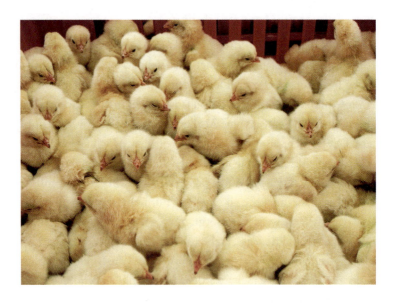

wie früher, ihre Wachstumsrate pro Tag konnte um 400 Prozent gesteigert werden. Vor seinem frühen Ende ist das Hühnchen einer unbeschreiblichen Beengung und Drangsalierung ausgesetzt. Die Tiere überleben das für ihre kurze Lebensspanne nur, weil ihrem Futter Vitamin A und vor allem D, wahrscheinlich als Sonnenersatz, beigemischt wird. Nach sechs Wochen ist das Elend amerikanischer Masthühner vorbei, und sie landen im Backofen oder auf dem Grill. Deutsche sind noch schneller und manchmal schon nach fünf Wochen fertig. Viel länger könnten sie auch kaum durchhalten, denn ihr Fleisch wächst rascher als ihre Knochen, was zu grotesken Formen und auch Krankheitsbildern führt. Etwa 4 Prozent der Hühner sterben – einkalkuliert – unter krampfartigen Zuckungen am sogenannten sudden death syndrom, dem plötzlichen Todessyndrom, ungefähr 5 Prozent gehen an Wasseransammlungen in der Bauchhöhle zugrunde, die nur in der Massentierhaltung vorkommen, 75 Prozent der Tiere haben Schwierigkeiten beim Gehen und dürften unter ständigen Schmerzen leiden.

Das geplante Ende kommt zwar bald, geht aber nicht schnell. Sein denkwürdig furchtbares Leben, in dem es nie die Sonne sah, endet für das Masthuhn ähnlich grausam, wie es verlief. Von sogenannten Stopfern im Akkord in Kisten gestopft, im Schlachthof brutal ausgepackt und an den Füßen in Metallschlingen, Kopf nach unten, aufgehängt, durchläuft es, selbst wenn alles »gut geht«, ein Martyrium, bei dem fast regelmäßig Knochen brechen. Das Förderband zieht die aufgehängten Tiere durch ein unter Strom gesetztes Wasserbad, das sie betäuben soll. Aber es macht sie nicht gefühllos. Eine für Menschen unvorstellbare Situation, die vor Kurzem in der EU, nicht aber in den USA, nach Jahrzehnten verboten wurde.

Als Nächstes landen sie beim Halsschnitt-Automaten, was sie umbringen und ausbluten lassen soll – sofern der Automat die wichtigsten Gefäße trifft, was häufig nicht der Fall ist. Deshalb braucht es einen eigenen Arbeiter, den sogenannten Nachschneider, der es aber oft auch nicht schafft, allen Tieren die Kehle durchzuschneiden. Dann landet das Tier lebendig im Brühbad. Dieses Verhängnis ereilt laut Foer allein in den USA vier Millionen Vögel pro Jahr.

Wenn es nicht »gut geht«, fehlen uns die Worte ... Im Hinblick auf die »Hygiene« fehlen sie einem sowieso. Die Kadaver werden durch verschiedene Bäder gezogen, von den Arbeitern »Fäkalsuppe« genannt, was die hohen Verseuchungszahlen erklärt: fast 100 Prozent mit Escherichia coli, 8 Prozent mit Salmonellen und bis zu 80 Prozent mit Campylobacter, einem potenziell gefährlichen Keim. Diese Zahlen ergeben sich bei Kontrollen regelmäßig. Eine Untersuchung des deutschen Bundesamtes für Risikobewertung stellte 2010 eine Campylobacter-Verseuchung zwischen 39 und bis zu über 70 Prozent fest.

Die Tierkörper sind am Ende der Schlachtprozedur in einem dermaßen miserablen Zustand, dass sie mit einer speziellen Bouillon aufgespritzt werden, die zwischen 10 und 30 Prozent ihres Verkaufsgewichts ausmacht. Dadurch sollen sie dann wieder halbwegs nach Huhn schmecken.

Mit dem Hygiene-Argument wurde, wie schon erwähnt, den Bauern und kleinen Metzgereien das Schlachten so erschwert, dass sie aufgeben mussten. Die hygienischen Missstände in Schlachthäusern spotten aber bei solchen Praktiken jeder Beschreibung. Auf ähnliche Weise werden in der EU 6 Milliarden Hühner jährlich »produziert«, in der Welt insgesamt 50 Milliarden. Es könnten rasch viel mehr werden, wenn China und Indien ebenfalls diesem Wahnsinn folgen, wofür im Augenblick noch alles spricht.

Produktivität an erster Stelle

Die Tiere in den Tierfabriken werden ausschließlich im Hinblick auf Produktivität gesehen, als reine »Produktionsmittel«. So kommt es zu Schweinen, die im Freien gar nicht mehr existieren können, weil ihre schwachen Beine nicht mitmachen, zu Puten mit überdimensionalen Brüsten, die sich nicht mehr vermehren, und zu Hühnern, die kaum noch Vogeleigenschaften haben, vom Fliegen ganz zu schweigen. Das braucht es in der modernen Tierfabrik ja auch gar nicht. Was René Descartes, der französische Philosoph, angedacht hatte, als er Menschen und Tiere rein mechanisch als Maschinen definierte, ist hier brutal umgesetzt.

Die für die Industrie positive Seite und für jene, die billiges Folterfleisch in Kauf nehmen: Der Fortschritt ist rasant. Zwischen 1820 und 1920 haben die Bauern in 100 Jahren die landwirtschaftliche Produktivität verdoppelt, zwischen 1950 und 1965 geschah das nochmals in nur 15 Jahren, in den 10 Jahren zwischen 1965 und 1975 wiederum – und es wird wohl so weitergehen, wenn wir da mitspielen beziehungsweise mitessen. Nach dem Zweiten Weltkrieg konnte ein Bauer circa 15 Menschen versorgen, heute schon über 100. Nur ist er gar kein Bauer mehr. Die Bauern im ursprünglichen Sinne sind mehrheitlich auf der Strecke geblieben und mit ihnen auch die Qualität der Nahrungsmittel.

So hat ein Entfremdungsprozess stattgefunden. Den Bauernhof kannte noch jeder und konnte ihn auch besuchen, es gab nichts zu verbergen. Die Tierfabriken sind strikt abgeriegelt, hier muss fast alles versteckt und verheimlicht werden. Systematisch und vom System geduldet geschehen hier Verbrechen gegen die Menschlichkeit, gegen Tierschutz und Tierrechte, die sich bitter und auf so vielen Ebenen rächen. Verantwortlich sind letzten Endes die Verbraucher, die Billigpreise fordern und von denen normale Bauern nicht leben können. Wie so oft entscheidet eine große Mehrheit sich für Quantität und gegen Qualität.

Anfang des letzten Jahrhunderts waren Herzkrankheiten selten und Krebs die Ausnahme. Heute haben beide – Hand in Hand mit der industriellen Massentierhaltung – unsere Welt erobert und bestimmen sie am Ende sehr weitgehend. Wollen wir das wirklich? Wollen Sie da weiter mitspielen und diese Tendenz unterstützen? Es ist ein perverses und krankes Geschehen, bei dem so viel für uns alle auf dem Spiel steht. Dabei ist drei Vierteln der US-Bürger – und sicher auch der Deutschen – Tierschutz angeblich wichtiger als billiges Fleisch, und zwei Drittel sind für strenge Gesetze bei der Tierzucht. Warum setzen Politiker das nicht um? Am Ende ist der wichtigste »Wahlzettel« der Bürger nach wie vor die Banknote, und mit der stimmen sie mehrheitlich und täglich im Geschäft für Billigfleisch, das uns alle langfristig teuer zu stehen kommt.

Massentierhaltung als unkalkulierbare Zeitbombe

Die Legende weiß: Beim Anblick der ersten Großschlachthöfe in Chicago soll Henry Ford die Idee für das Fließband gekommen sein, die jedem Amerikaner sein Ford-T-Modell ermöglichte. Der Großschlachthof ermöglicht ihm nun billiges Fleisch und inzwischen eine Lawine von Kollateralschäden. Ein Rind auseinanderzunehmen wurde damit zur Umkehrung des Autobaus. Hier wurden lebendige Tiere zum ersten Mal wie Sachen behandelt.

Das Ergebnis dieses Prozesses ist erschütternd: Im letzten halben Jahrhundert sind die Preise für Häuser und Autos um weit über 1000 Prozent gestiegen, diejenigen für Eier und Hühnerfleisch hingegen sind, inflationsbereinigt, auf einem Rekordtief gelandet. Würde man allerdings die unsichtbaren Kosten dieser Art von Produktion hinzurechnen – von den Subventionen über die Umweltbelastung bis zu den Folgekrankheiten der Menschen –, dann wären sie auf einem Rekordhoch. Bedenkt man, dass die Spanische Grippe von 1918, an der mehr Menschen starben als im Ersten Weltkrieg, inzwischen nachgewiesenermaßen eine Vogelgrippe war, und auch die folgenden Pandemien von Geflügel oder Schweinen ausgingen, die in der Massentierhaltung gequält wurden, schaut alles noch einmal anders aus. Dann haben wir hier eine ausgesprochene Risikotechnologie, die große Teile der Menschheit bedroht. Die jährlich 50 Milliarden mit Medikamenten gefütterten und trotzdem kranken und immungeschwächten Vögel, 500 Millionen Schweine usw. der Massentierhaltung werden zu einer unkalkulierbaren Zeitbombe.

Subventionierter Wahnsinn

Aber noch rechnet sich dieser Wahnsinn für Aktionäre. Ob gewissenlos, kurzsichtig, gierig oder alles zusammen: Produzenten, Profiteure ebenso wie Verbraucher sind beteiligt an einem Verbrechen gegen die Menschlichkeit und gegen die Schöpfung, das eine ungeheure Bedrohung für unsere Welt darstellt.

Von den Behörden werden die Betriebe geschont und keineswegs wirksam kontrolliert. Man kommt ihnen entgegen, wo immer es geht, und es geht fast immer, wo die Gesundheit der Bevölkerung und das Leid der Tiere als nebensächlich erachtet werden. Beispielsweise erhielt – laut der Sendung »Weltjournal« im ORF 2 – ein Geflügelkonzern in Frankreich 63 Millionen Euro EU-Subventionsgelder für die Produktion und den Export von Industriehühnern minderster Qualität.

Wie kann es sein, dass die Industrie solch eine Macht hat? Ganz einfach: Wir geben sie ihr, indem wir ihre Produkte kaufen wie Fleisch, Eier und Milch aus Massentierhaltung!

Welchen gefährlichen Einfluss Milchprodukte auf die Gesundheit Erwachsener haben, wurde bereits ausführlich dargelegt (Seite 33). Obwohl diese Tatsache hinlänglich wissenschaftlich belegt ist, verkündet die Milchlobby weiterhin werbewirksam das Gegenteil, und der Staat subventioniert weiter Pausenmilch für Schulkinder.

Bewusstseinsfelder

Das Leiden von Tieren, Menschen und Erde ist untrennbar miteinander verbunden. Unsere Ernährung besteht zu immer mehr Anteilen aus Leid, das wir uns – essend – auch seelisch und bewusstseinsmäßig einverleiben. Foer sagt dazu: »Wenn wir Fleisch aus Massentierhaltung essen, leben wir buchstäblich von gefoltertem Fleisch. Und dieses gefolterte Fleisch wird zunehmend unser eigenes.«[112] Das dürfte weniger symbolisch gemeint sein, als es klingt. Jedenfalls haben wir massive Hinweise aus verschiedenen Richtungen, die das belegen: So wissen wir heute, dass mit transplantierten Organen auch das Bewusstseinfeld des Spenders übertragen wird. Der amerikanische Arzt Paul Pearsall[113] berichtet von Verhaltensveränderungen und solchen in der Lebenseinstellung von Empfängern durch dieses mit der Transplantation offenbar übertragene Bewusstseinsfeld des Spenders. Komplexe Eigenschaften, Abneigungen und Vorlieben von Spendern zeigten sich deutlich zuordenbar bei den neuen Besitzern der Herzen. Selbst nach Transplantationen veränderte Elemente wie Gestik und einzelne Redewendungen ließen sich zu den Spendern zurückverfolgen.

Am spektakulärsten ist die Geschichte jenes achtjährigen Mädchens, das nach seiner Herztransplantation Vergewaltigungsalpträume entwickelte. Pearsalls Nachforschung ergab, dass die Herzspenderin an einer brutalen Vergewaltigung gestorben war. Die Alpträume der Empfängerin führten letztlich sogar dazu, dass der Vergewaltiger überführt werden konnte.

In unserem Zusammenhang am aussagekräftigsten ist die Erfahrung einer jungen vegetarisch lebenden Frau, die nach ihrer Organtransplantation eine neue Vorliebe für Hamburger entwickelte. Wie sich herausstellte, hatte sich der Spender überwiegend davon ernährt.

Kannibalen gingen von der Annahme aus, mit dem gegessenen Herzen und Fleisch von Feinden könnten sie sich auch deren Kraft einverleiben. Die Menschenfresser hatten damit wohl mehr recht, als uns lieb sein kann.

Kehren wir von den Kannibalen zurück zur modernen Naturwissenschaft, wo der Atomphysiker Hans-Peter Dürr[114] eine Verständnisbrücke baut, wenn er sagt: »Die Felder in der Quantenphysik sind nicht nur immateriell, sondern wirken in ganz andere, größere Räume hinein, die nichts mit unserem vertrauten dreidimensionalen Raum zu tun haben. Es ist ein reines Informationsfeld und hat nichts mit Masse und Energie zu tun. Dieses Informationsfeld ist nicht nur innerhalb von mir, sondern erstreckt sich über das gesamte Universum.« Wer dächte da nicht an Rupert Sheldrakes morphogenetische Felder? In diese Richtung könnten wir uns die Felder vorstellen, die uns umgeben und die für unsere Welt noch nicht messbar, aber für sensible Menschen spürbar sind. Warum also sollte Fleischessen keine Auswirkungen auf unser Bewusstseinfeld haben? Viele Fleischesser haben sich schon viele Organe, wie vor allem Muskeln, einverleibt. Nicht wenige unter ihnen beschränken sich auf Muskelfleisch und meiden Innereien. Auch vor Hirn graut es nicht wenigen. Wahrscheinlich mit Recht, aber Muskeln zu essen, ist eben auch keine Lösung, schließlich ist das Herz einer. Wenn Felder so subtile Qualität haben wie der Physiker Hans-Peter Dürr postuliert, warum sollten sie dann nicht mit dem gequälten Fleisch einhergehen? Das Wissen über Neurotransmitter und Angsthormone ist sehr gewachsen und wird noch erheblich zunehmen.

Als Arzt weiß ich: Leid leitet auch. Sinnvollerweise lassen wir uns von ihm an seinen Anfang leiten. Wie oft habe ich gefragt: »Seit wann haben Sie diese Schmerzen?« »Wo und wann haben sie wie begonnen?« Das Leid der Tiere, das wir essend zu unserem machen, kann uns auch an seinen Ursprung führen, ins Schlachthaus und in die Tierfabrik. Insofern ist der Weg, sich diesen Dingen zu stellen, zwar scheußlich, aber auch richtig, wichtig und konsequent.

Fazit: *Die gesellschaftlichen Auswirkungen der Tierindustrie sind eine unkalkulierbare Zeitbombe. Hier wird mit Milliardengeldern eine echte Risikotechnologie subventioniert, die Pandemien den Weg bereitet. Die Auswirkungen auf das menschliche Bewusstsein sind nicht minder schlimm.*

Das Leid der Tiere

VERBRAUCHER HABEN MACHT

Auch wenn wir vielfach manipuliert und abgelenkt werden von Medien, Regierungsstellen und der einschlägig interessierten Industrie – wir haben bei jedem Essen die Wahl zwischen Schlachtprodukten und Ernteerträgen, zwischen Krieg und Frieden, zwischen dem unerlösten männlichen und dem erlösten weiblichen Pol. Das ist insofern von Bedeutung, als wir diese Wahl täglich 3 Mal treffen und jährlich über 1000 Mal, im Leben also circa 80 000 Mal. So hat jeder Einzelne mit seiner Entscheidung einen erheblichen Einfluss.

Heute spricht mehr denn je für vegane Ernährung, also für den vollkommenen Verzicht auf Tierisches. Alleiniges Weglassen von Fleisch reicht nicht, weil sich, wie gezeigt werden konnte, auch sogenannte Lakto-Vegetarier über Milchprodukte noch einiges antun und Kühen ebenso. Auch diejenigen, die sich von all dem nicht betroffen fühlen, weil sie Fleisch nur von Biobauern beziehen, machen sich etwas vor. Selbst diese Tiere werden nur noch selten artgerecht gehalten, wohl besser ernährt, aber auch nicht »zu Tode gestreichelt«, sie landen am Ende in denselben entsetzlichen Schlachtanlagen. Im Übrigen ist Biofleisch, was die negativen gesundheitlichen Auswirkungen angeht, natürlich auch tierisches Protein.

Was ist gut für Kinder?

Kinder dienen nicht wenigen Eltern als Vorwand, doch wider besseres Wissen und Gefühl bei Fleisch zu bleiben. Die Antwort ist einfach: Viel Eiweiß aus vollwertig pflanzlicher Nahrung wie etwa dem guten alten Hirsebrei, der besonders viel davon enthält, macht Fleisch vollkommen überflüssig. Jonathan Safran Foer führt Untersuchungen an, die bei vollwertig ernährten Veganern sogar bessere

Verbraucher haben Macht

Eiweißgehalt pflanzlicher Nahrungsmittel pro 100 g[115]
Empfohlener Tagesbedarf: 0,8 bis 1 g pro kg Körpergewicht

Sojabohnen	32,6 g		Kichererbsen	12,9 g
Erdnussmus	26 g		Haselnüsse	12 g
Erdnüsse	25,3 g		Weizen (Vollkorn)	11,3 g
Linsen	23,5 g		Knäckebrot	10 g
Bohnen, weiß	23,5 g		Roggen (Vollkorn)	9,5 g
Erbsen	23 g		Tofu	8,25 g
Mandeln	18,7 g		Reis (Vollkorn)	7,8 g
Dinkelmehl	14,4 g		Brot durchschnittlich	7 g
Haferflocken	13,5 g		Sojamilch	3,3 g

Zur besseren Eiweißauswertung sollten Getreide und Hülsenfrüchte in ein und derselben Mahlzeit kombiniert werden.

Blut-Eiweiß-Werte ergaben als bei den fleischessenden Vergleichspersonen. Im Übrigen würde ich Kindern zu essen geben, was sie sich wünschen, ihnen aber frühzeitig ermöglichen, die Wahrheit hinter der Werbung zu erkennen. Als deutlich ältester von vier Geschwistern habe ich erlebt, wie die drei Kleineren von sich aus noch gar keine Gelüste nach Fleisch hatten, sie wollten keineswegs dem Fisch den Kopf abschneiden und dem Hühnchen die Flügel ausreißen. Und ich würde heute allen Eltern raten, so etwas den Kindern gar nicht erst vorzumachen. Im Übrigen gibt es kaum ein naturbelassenes Lebensmittel, das nicht zwischen 1 und 2 Prozent Eiweiß enthält, was dem Anteil in der menschlichen Muttermilch entspricht. Bei einer abwechslungsreichen Ernährung mit pflanzlicher Kost ist es also kaum möglich, Eiweißmangel zu entwickeln. Tierisches Protein ist folglich nicht nur schädlich, sondern schlicht überflüssig.

Die traurige Hitparade des Fleischverzehrs

Tatsächlich ernährt sich gegenwärtig nur ein minimaler Anteil der Menschen in den deutschsprachigen Ländern im Sinne der neuesten Erkenntnisse wirklich gesund. In Deutschland leben circa 80 000 Bürger vegan und 1,3 Millionen vegetarisch,[116] laut Gesundheitsbefragung von 2006/07 sollen in Österreich 0,2 Prozent vegan leben, in der Schweiz dürften es eher schon mehr sein.

Der weitaus größte Teil ist auf eine ungesunde, gefährliche und in vieler Hinsicht abwegige Strategie eingeschworen, die manche bis ins – wahrscheinlich relativ frühe – Grab meist noch mit einigem Engagement verteidigen. Den meisten aber können wir zugutehalten, dass sie nicht wissen, was sie (sich an)tun. Für ein kleines Land wie Österreich mit seinen 8,4 Millionen Menschen sieht das so aus: Pro Jahr werden 2 Milliarden Eier vertilgt und 3,26 Millionen Liter Kuhmilch produziert – eine Menge, die reichen würde, die Münchner Fussball-Arena 900-mal bis zum Rand zu füllen. 836 200 Tonnen Fleisch werden verzehrt, pro Kopf circa 112 kg pro Jahr, fast soviel wie von US-Amerikanern. Ein Österreicher isst also jedes Jahr mehr als sein Eigengewicht an Tierfleisch. Der Deutsche steht ihm kaum nach. Laut Statistischem Bundesamt war 2010 ein neues Rekordjahr mit 8 Millionen Tonnen und einem Anteil von mehr als zwei Dritteln (5,4 Millionen Tonnen) Schweinefleisch; mit 7,0 Prozent gab es eine besondere Steigerung bei Geflügel.

Das Lieblingsopfer im deutschsprachigen Raum bleibt das Schwein, von dem der Österreicher allein 40 kg isst, gefolgt von Rind und Geflügel. Er konsumiert 92 Liter Milch im Jahr, also auch ein Gewicht, das sein eigenes zumeist übersteigt, wobei das meiste verarbeitete Milchprodukte sind. Für 1 kg Käse braucht man circa 10 Liter Milch. In der traurigen Hitparade fleisch(fr)essender Nationen halten die USA mit 123 kg pro Bauch die Spitze, gefolgt von Spanien mit 121 und Australien mit 118 auf Platz drei. Österreich wird schon vierter mit 112 kg. Die Deutschen landen knapp dahinter, aber natürlich auch in der Weltspitze, denn der Durchschnittsverbrauch liegt weltweit bei 39 kg. Zwischen 1961 und 2003 stieg er von 23 auf 38 kg, in den Industrienationen von 57 auf 91 kg. Wir fressen uns durch Fleischberge in eine scheußliche Lebensqualität und verbreiten Elend für unsere und kommende Generationen. Im wahrsten Sinne des Wortes fressen wir die Zukunft auf.

Hindernisse bei der Kehrtwende

Die notwendige Umstellung fällt aus zwei Gründen schwer: Zum einen machen sowohl Milchprodukte als auch Fleisch süchtig. Verabreicht man einem passionierten Fleischesser Naloxon, ein Mittel, das die Wirkung von Opiaten aufhebt, lässt seine Fleischlust ebenfalls nach. Gleiches ist in noch stärkerem Maß bei Milchprodukten und insbesondere Käse der Fall, wo die Forschung der Ursache in Gestalt der Abbauprodukte des Caseins schon näher ist. Bereits nach drei Wochen veganer Ernährung ist dieser Suchteffekt allerdings aufgehoben. Auch Zucker bewirkt bekanntlich Abhängigkeit, weil er zur Freisetzung opiatähnlicher Stoffe im Gehirn führt, was den Dopaminspiegel im Blut hebt, der wiederum die Stimmung verbessert.[117] Der zweite Grund liegt in dem mächtigen Feld, das uns in den abwegigen Essgewohnheiten gefangen hält. Und hinter diesem Feld stehen mächtige Interessengruppen, die am Status quo sehr gut verdienen und alles tun, um ihn zu erhalten. Andererseits: Wer hätte vor zehn Jahren geglaubt, Rauchen könnte vom Staat so eingeschränkt werden, wie es inzwischen geschehen ist?! Es besteht also auch hier Grund zur Hoffnung! Kommen wir noch einmal auf Sheldrakes bahnbrechende Entdeckung der morphogenetischen Felder zurück.

Das Leid der Tiere

Demzufolge besteht auch die Möglichkeit, über vegane Ernährung nicht nur das eigene Lebensfeld, sondern auch das der Gesellschaft in positiver Weise zu verändern.

Politik und Lobbyisten – Subventionen für den Fleischwahnsinn
Campbell sagt nach jahrelangem unermüdlichen Einsatz für gesunde Ernährung zu dieser Thematik: »Ich bin zu dem Schluss gelangt, dass sich die Regierung, wenn es um die Gesundheit geht, nicht für die Menschen einsetzt. Sie ist auf der Seite der Lebensmittelindustrie und der Pharmaindustrie auf Kosten der Menschen. Es ist ein systemisches Problem, bei dem Industrie, Wissenschaft und Regierung miteinander über die Gesundheit dieses Landes bestimmen. Die Industrie liefert die finanziellen Mittel für öffentliche Gesundheitsberichte, und industrienahe Akademiker in Führungspositionen spielen eine Schlüsselrolle bei ihrer Erstellung. Es existiert eine Drehtür zwischen Regierungsposten und Industrieposten, und Forschungssubventionen der Regierung fließen in die Entwicklung von Medikamenten und Medizingeräten anstatt in gesunde Ernährung.«[118]
Deutlich wird das auch in einem so unverdächtigen Land wie der Schweiz, wo in der obersten Instanz für Ernährungsempfehlungen der Regierung, der Eidgenössischen Ernährungskommission, seit Jahren eine Frau sitzt, die bis Mitte 2011 Marketingleiterin der Fleischlobbyorganisation Proviande war. Wenn aber die Fleischlobby die Ernährungsempfehlungen mitbestimmt, wundert es wenig, dass vegetarische Ernährung, geschweige denn vegane, nicht einmal erwähnt wird. Der deutsche Professor Jörg Spitz, Autor des bereits mehrfach zitierten Buches »Krebszellen mögen keine Sonne«, Nuklearmediziner sowie Facharzt für Ernährungs- und Präventivmedizin, schreibt: »Die in den Medien zum Thema Gesundheit zur Verfügung gestellten Informationen sind zu großen Teilen nicht objektiv. Sie dienen

··· 200 ···

weniger dem gesundheitlichen Wohl des Informierten als vielmehr dem finanziellen Wohl des Informierenden, ohne dass dies im Einzelfall offenkundig wird.«[119]

Schon Otto von Bismarck wusste: »Je weniger die Leute davon wissen, wie Würste und Gesetze gemacht werden, desto besser schlafen sie!« Und in diesem Sinn wird seitdem munter mit uns weiter verfahren. Andererseits gilt aber sicher auch Abraham Lincolns Einsicht: »Du kannst alle Leute für einige Zeit und einige Leute für alle Zeit, aber nicht alle Leute für alle Zeit hinters Licht führen.«

Zu bedenken ist immer auch der finanzielle Würgegriff, in dem die Industrie die vom Ideal her freie Presse hält. Wie die ZDF-Sendung »Das Pharma-Kartell« von »Frontal 21« im Dezember 2008 belegen konnte, werden pharmafreundliche Artikel durch Nötigung und Bestechung lanciert. Über die indirekte Einflussnahme per Anzeigenschaltung macht sich die Pharmaindustrie obendrein entsprechende Magazine für eigene Zwecke gefügig.

Die Tatsachen sind eindeutig: In den USA zahlt die Regierung für das nationale Schulessens-Programm über 500 Millionen Dollar jährlich an die Fleisch-, Geflügel-, Milch- und Eierindustrie, um den Kindern Tierprotein zukommen zu lassen, obwohl Wissenschaftler längst warnen, sie bekämen schon viel zu viel davon. Für Obst und Gemüse gibt es hingegen nur 161 Millionen Dollar, obwohl Wissenschaftler zugeben, dass wir viel mehr davon bräuchten, um gesund zu bleiben. So werden systematisch schon Schulkinder auf den falschen Weg gebracht. Der Ethnologe Geseko von Lüpke sagt im Zusammenhang mit der Massentierhaltung: »Und all das ist nur möglich, weil die Politik den Wahnsinn ums Fleisch und die industrielle Landwirtschaft weltweit mit einer Milliarde Dollar *pro Tag* subventioniert.« Der deutsche Theologe und Philosoph Franz-Theo Gottwald sagt: »Das ist die subventionierte Unvernunft! Da muss an

Das Leid der Tiere

▸ Tut die (Schweizer) Regierung nicht, was sie weiß?

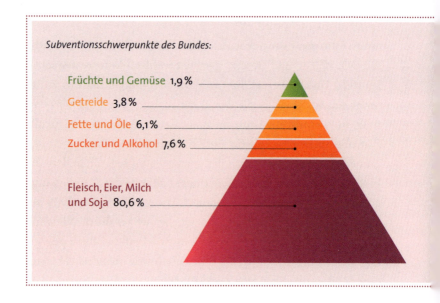

vielen Stellschrauben angesetzt werden, wenn wir unsere Erde einigermaßen erhalten wollen über das 21. Jahrhundert hinaus.«
Tatsächlich fördert der US-Staat völlig konträr und entgegen den Empfehlungen der eigenen Ernährungswissenschaft weiterhin einseitig die Fleisch- und Milchindustrie und erlaubt, dass dieser Wahnsinn auch schon an Schulkindern mittels entsprechender Empfehlungen vollzogen wird. Wer glaubt, das sei typisch amerikanisch, der möge sich die zwei verblüffenden Pyramiden aus dem gesundheits- und umweltbewusstesten Land Europas ansehen: der Schweiz.
Über 80 Prozent der enormen Subventionen des Bundes (der Schweizer Regierung) fördern die Fleisch- und Milchproduktion, insgesamt knapp 6 Prozent bleiben für Früchte, Gemüse und Getreide, und das stellt die Empfehlungen des Bundes zur Ernährung

Oder weiß sie nicht, was sie tut?[120]

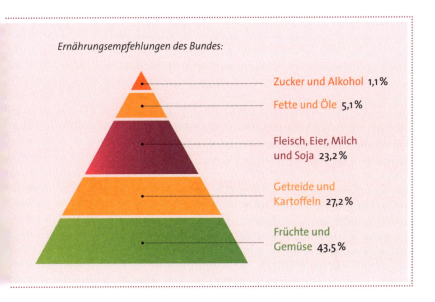

ganz genau auf den Kopf. Also selbst die sonst im Hinblick auf Tierschutz vorbildliche Schweiz geht hier einen schizophrenen Weg. Fast alles Geld wird auf Krankheitsförderung gesetzt, Gesundheit spielt in der Subventionspolitik einfach keine Rolle. Wenn sich aber schon in der vergleichsweise basisdemokratischen Schweiz die Menschen das von ihren Politikern gefallen lassen, wie könnte es in der vergleichsweise wenig (basis)demokratischen EU besser laufen?!

Gibt es ein Interesse an kranken Bürgern?

Nach all dem kann ich mich des folgenden Eindrucks nicht erwehren: So wie den Betreibern von Tierfabriken kranke Tiere lieber sind als gesunde, weil sie mehr Profit abwerfen, haben auch viele Regierungen mehr Interesse an kranken Bürgern. Warum? Möglicherweise weil die gefügiger sind? Leichter zu manipulieren? Sich einfach mehr gefallen lassen? Anders kann ich mir nicht mehr erklären, warum die Subventionen noch immer vor allem an Konzerne und Tierfabriken gehen und nicht an die wenigen verbliebenen Bauern, die sich bemühen, vollwertige gesunde Lebensmittel zu produzieren. Warum bloß werden die industriellen Tierschänder in solch einem grotesken Ausmaß geschont, statt dass man ihnen endlich die Kosten aufbürdet, die sie der Allgemeinheit verursachen?

Renato Pichler, der Präsident der Schweizerischen Vereinigung für Vegetarismus, hat folgende Erklärung: »Das liegt in erster Linie am Geld: Die Fleischindustrie hat so viel Geld zur Verfügung – teilweise auch durch die Subventionen –, dass sie sich gute Lobbyisten leisten kann, die dann die Politiker ›beraten‹. Da Politiker auch meist Fleischesser sind, glauben sie den Einflüsterungen der Lobbyisten natürlich gerne. Sie haben auch keine Zeit, sich selbst über gesunde Ernährung zu informieren, und die, die es könnten, haben nicht das Geld dazu, es ihnen zum richtigen Zeitpunkt zu sagen.«

Der Arzt Dr. Henrich beschreibt den Teufelskreis: »Die Prävention, also die Verhütung von Krankheiten, sollte, ja müsste mindestens einen so wichtigen Rang in der Medizin einnehmen wie die Behandlung von Krankheiten. Aber im milliardenschweren Gesundheitssystem mit Ärzten, Krankenhäusern, Pharmaindustrie usw. wird das große Geld mit den Behandlungen von Krankheiten verdient. Massive präventive Gesundheitspolitik würde dieser Gesundheitsindustrie einen Großteil ihrer Geschäftsgrundlagen entziehen. Kein Wunder, dass bei dieser unglückseligen Gemengelage von Gesundheits-, Fleisch- und Tierindustrie die Prävention von Erkrankungen durch eine gesunde Ernährung weitestgehend auf der Strecke bleibt. Durch eine gesundheitsschädliche Ernährung verdienen große Teile der

Nahrungsmittelindustrie viel Geld, und die Bürger werden krank. Mit der Therapie der Krankheiten dieser Bürger verdient dann die Gesundheitsindustrie prächtig. So schließt sich der Kreis, bei dem Menschen, Tiere und Umwelt auf der Strecke bleiben.«[121]

Auf die Politik, die sich fast immer auf die Seite der Großen schlägt, weil die sie »sponsern«, ist hier wohl kein Verlass. Wir könnten dem aber selbst einen Riegel vorschieben: durch einfachen Verzicht auf die Produkte dieser menschen- und tierunwürdigen »Zucht«.

Welche Möglichkeiten haben wir?

Wir waren mit so sauberen wissenschaftlichen Statistiken gestartet und sind nun in solch einem abstoßenden Bereich tierischen und menschlich-emotionalen Elends gelandet. Aber wir können diese Wirklichkeit in keinem Fall ignorieren. Ich gehöre zu der Generation, die ihre Eltern, Großeltern und Lehrer gefragt hat: Was habt ihr getan, als ihr merktet, wo die Nationalsozialisten hinsteuerten? Meine und die folgende Generation werden es sich gefallen lassen müssen, von späteren Generationen gefragt zu werden: Wie habt ihr reagiert, als ihr die Wahrheit über Tierprodukte erfahren habt?

Die Mehrheit der Bevölkerung glaubt noch immer, was die Regierung sagt, und erst recht, was in den Zeitschriften steht, die in der Apotheke kostenlos aufliegen. Diese Naivität ist ein weiterer wichtiger Baustein in diesem Krankheit fördernden System. Es wäre naiv, der Nahrungsmittel- und Getränke-Industrie nicht ähnliche Machenschaften wie der Pharmaindustrie zuzutrauen.

Insofern liegen unsere besten Chancen darin, im direkten Umfeld durch eigenes Beispiel zu wirken und ansteckende Gesundheit zu verbreiten und dieses Feld zu erweitern. Ansonsten können wir, soweit unsere Möglichkeiten reichen, informieren, in der Hoffnung, dass

Das Leid der Tiere

diese Sichtweise zunehmend an Einfluss gewinnt und das von Industrie und Politik aufgebaute Krankheitsfeld entsprechend kleiner wird. Immerhin könnte sich an diesem Punkt eine breite Allianz bilden aus Ernährungsinteressierten, Naturheilkundlern, Tier- und Umweltschützern, spirituell Suchenden und bereits vegetarisch und vegan Lebenden. Wenn sie alle die hier gesammelten Informationen zur Basis ihres weiteren Engagements machten, wäre vieles möglich, getreu dem afrikanischen Sprichwort: Wenn einer träumt, ist es ein Traum, wenn viele träumen, entsteht eine neue Wirklichkeit.

Fazit: *Wer tierische Produkte weglässt, erweist sich und auch der Welt einen großen Dienst: Er steigert seine Lebenserwartung und -qualität enorm. Bewusst und mit gutem Gewissen genossen, bleibt so viel Besseres übrig: reife Früchte, Gemüse und Getreide als Geschenke der freigebigen Natur.*
Mit dem Fleisch vermeiden wir schreckliche Krankheiten, ein Leben in Panik, Angst und Leid. Wir tauchen in ein leichteres Feld ein beziehungsweise entwickeln uns hin zu einem erhebenden Lebensgefühl. Bei jeder Mahlzeit können wir – wie früher beim Tischgebet – achtsam sein und bewusst Mitgefühl üben. Allein schon dieses Ritual wird viel verändern, denn Gefühle wachsen, wenn wir sie oft fühlen, so wie auch umgekehrt die Verrohung zunimmt, wenn sie ständig geübt wird. Noch mehr wird der Wegfall der bisherigen niederdrückenden Schwingungen aus Tierfabriken und Schlachthäusern ändern. All dies wird uns beflügeln, andere auch zu überzeugen und gemeinsam am Feld ansteckender Gesundheit zu bauen. Anstelle der alten Angst wird neuer Mut wachsen, anstelle der Niederdrückung Beflügelndes ins Leben kommen.

FÜR DIE GESUNDHEIT
DER ERDE

Tatsächlich ist die Fleisch- und Milchproduktion der modernen Landwirtschaft nicht ein, sondern *der* entscheidende Faktor unserer hausgemachten Katastrophe, die von der Gesundheit bis zum Klima reicht.

Diese wäre zu vermeiden gewesen, hätte man bereits vor fast zweieinhalb Jahrtausenden auf Sokrates gehört, der in einem seiner berühmten Dialoge mit einem gewissen Glaukon eine vegane Diät für die Bewohner der Polis, der griechischen Stadtgemeinschaft, empfahl. Er sagte voraus, wenn sie zusätzlich ihre Tage in Beschaulichkeit verbrächten, würden sie bei guter Gesundheit ein fortgeschrittenes Alter erreichen. Glaukon aber forderte für die Bürger moderne Mahlzeiten und den Luxus des Fleischessens. Sokrates entgegnete ihm, dass sie dann über eine Stadt sprechen müssten, die an Entzündungen leide, als hätte er bereits die »China Study« gelesen. Auch weist er bereits darauf hin, dass dann mehr Ärzte gebraucht würden und wegen des Bedarfs an zusätzlichem Land die Kriegsgefahr steige. Außerdem wären ein Justizwesen und die entsprechenden Anwälte wegen des aufkommenden Streits notwendig.

Sokrates beschrieb glasklar die Aggressionsproblematik, die im Fleischessen liegt und aus ihm folgt. Wer dächte da nicht an die bereits von Tolstoi erkannte Beziehung zwischen Schlachthöfen und Schlachtfeldern?! Männer, die Fleisch essen, führen rascher und lieber Krieg – täglich in der Wirtschaft oder vor Gericht, aber auch konkret, wenn ganze Nationen am Aggressionsstau leiden und Politiker den sogenannten Volkszorn anstacheln, um ihm anschließend Ventile auf Schlachtfeldern zu öffnen. Sokrates geht sogar so weit, vorauszusagen, dass Ärzte und Anwälte dann ihr Haupt in Arroganz erheben würden, und hat damit eine ganze Reihe von Problemen der modernen westlichen Demokratie vorweggenommen.

Mist-Berge und Gülle-Seen

Einiges aber haben wir noch neu erfunden, zum Beispiel ein gigantisches Abfallproblem. Genauso wenig, wie wir wissen, wohin mit unserem Atommüll, mit dem Plastikmüll und all dem »Sondermüll«, wissen moderne Tierfabriken, wohin mit den ungeheuren Mist-Bergen und Gülle-Seen, die sie nebenbei täglich produzieren. Auf gut bayrisch »bescheißen« deren Betreiber die Bürger und »scheißen« auf deren Rechte, die gequälten Tiere scheißen sie – wie zur Strafe – aber auch richtig zu. Die Verantwortlichen für diese ganze »Scheiße« wissen nicht, wohin damit, beziehungsweise haben genauso wenig ein Entsorgungskonzept wie die Betreiber von Atomkraftwerken. Ihrem geringen oder überhaupt nicht vorhandenen ethischen Anspruch entsprechend, versuchen sie es meist illegal und lassen die unermesslichen Ströme flüssiger »Scheiße« immer wieder einfach in Flüsse überlaufen, was Umweltkatastrophen erheblichen Ausmaßes hervorruft, Fauna und Flora schädigt und nicht zuletzt natürlich die Anwohner. Die Strafen dafür sind im Allgemeinen so milde, dass sich auch das für sie rechnet.

Die Massentierhaltung der USA produziert bereits heute das 130-Fache der Fäkalien der Bevölkerung, nur gibt es dafür – jede Sekunde werden es 40 000 kg mehr – keine Kanalisation und praktisch keine Entsorgungskonzepte.

Die fußballfeldgroßen Güllegruben, die ständig überlaufen, sind so giftig, dass Menschen sofort ersticken, wenn sie hineinfallen, wie leider schon öfter geschehen. Wenn sie nicht überliefe, würde die Giftgülle in den Untergrund versickern, also ins Grundwasser gelangen.

Für die Gesundheit der Erde

All das sprengt bei weitem das Ausmaß an Gülle, die auf einem normalen Bauernhof anfällt, wenngleich selbst die nicht bekömmlich ist. Doch beim Wandel vom Bauernhof zum Konzern, der Tierfabriken managt, orientiert man sich, wie schon mehrfach betont, ausschließlich am Gewinn. Der größte US-Fleischkonzern Smithfield zahlte in einem einzigen Jahr für 7000 Vergehen Strafen. Diese sind natürlich so bemessen, dass sich das gut rechnet. Verstöße werden hier – bei 20 pro Tag – als Firmenstrategie überdeutlich. Und wer nun glaubt, das Gebaren dieses Fleischkonzerns sei ein amerikanisches Phänomen, sollte wissen, dass der Konzern inzwischen auch in Deutschland, Frankreich, England, Italien, Spanien, Portugal, Holland und Belgien, Polen und Rumänien, aber auch in Mexiko und China sein *tierisches* Unwesen treibt und neben gesundheitsschädlichen Fleischbergen gefährliche Mist-Berge und Gülle-Seen produziert.

Die altbekannte Vorgehensweise von Konzernen, Gewinne privat zu halten und Folgelasten der Allgemeinheit zuzuschieben, bewährt sich auch hier. Es wäre überfällig, ihnen einen Strich durch die Rechnung zu machen, aber dazu bräuchte es unbestechliche, sich für Bürgerinteressen einsetzende mutige Politiker, was schwer vorstellbar ist in einer Welt, die von Geld regiert wird. So bleibt als zweite Chance einmal mehr nur, die eigenen Essgewohnheiten zu revolutionieren und den radikalen Schritt Richtung Gesundheit auf vielen Ebenen zu vollziehen.

Dass dieses »Scheißspiel« insgesamt nicht so gesund ist, zeigen die Erfahrungen Betroffener. Über die Hälfte der Kinder, die auf Schweinemastbetrieben aufwachsen, haben Asthma, und selbst die Kinder der Anwohner noch doppelt so häufig wie andere. »In den Gemeinden in der Nähe großer Schweinefarmen leiden die Menschen unter ständigem Nasenbluten, Ohrenschmerzen, chronischer Diarrhö und brennenden Entzündungen der Atemwege.«[122]

Das Leid der Tiere

Ein Beitrag der Industrie zur Lösung dieser Probleme ist nicht zu erkennen. Wissenschaftler züchten inzwischen Schweine, die »weniger schmutzen«. Da die Gülle aus den Schweinefabriken voller Phosphate, Stickstoff und Nitrate ist und immer wieder in Gewässer gelangt, wo sie unter anderem das Algenwachstum fördert, wurden gentechnisch veränderte sogenannte »Umweltschweine« produziert. Wissenschaftler der Universität von Guelph in Kanada entwickelten sie mit einem Gencocktail aus Mäuse- und Bakteriengenomen, um die Umweltverschmutzung durch Phosphate um 60 Prozent zu reduzieren. Der Antrag auf Zulassung der Schweine für den Fabrikbetrieb läuft. Hier wird – für mein Gefühl – auf der falschen Ebene geforscht. Etwas so Elendes wie der Schweinefleisch-Konsum müsste stattdessen weiter untersucht und in der Konsequenz unterlassen werden.

Konsequenzen für das Weltklima

Neben dem Mistproblem, das sehr greifbar ist, trägt die weltweite Massentierhaltung auch entscheidend zur Klimakatastrophe bei. Wie nichts anderes fördert sie die globale Erwärmung und in ihrer Folge die Klimakatastrophe. Sie soll diesbezüglich um 40 Prozent schädlicher als das gesamte weltweite Verkehrsaufkommen sein, jedenfalls hält sie unangefochten den Spitzenplatz.
Darüber hinaus trägt sie natürlich auch selbst noch zum Verkehrsaufkommen bei, denn Tierzucht ist ungleich intensiver beim Transport als pflanzliche Nahrung. Allein in Deutschland haben 2009 Schlachttiertransporte laut Statistik des Bundeskraftfahramtes innerhalb Europas eine Strecke von 154 410 100 km zurückgelegt, was einer 4000-fachen Erdumrundung entspricht. Lieferungen in Drittländer außerhalb der EU und von ausländischen Frachtunternehmen sind

dabei noch gar nicht mitgerechnet, sondern nur von deutschen Lkws gefahrene Kilometer.

Was die Tiere auf diesen Strecken erleiden an Hunger, Durst, Knochenbrüchen und anderen Verletzungen, von hochgradigem Stress gar nicht zu reden, geht in solchen Zahlen natürlich unter. Deprimierend, was europäische Bestimmungen diesbezüglich ausdrücklich erlauben: Schweine können 24 Stunden am Stück transportiert werden, Pferde auch, sie müssen nur alle 8 Stunden eine Pause bekommen, Rindern traut man zu, 14 Stunden am Stück und ohne Möglichkeit des Hinlegens durchzustehen.

Laut UN-Bericht ist der sogenannte Nutztiersektor weltweit für 18 Prozent der gesamten Treibhausgase verantwortlich – was deutlich über dem Welt-Verkehrsaufkommen liegt –, er produziert 37 Prozent aller von Menschen verursachten Methanemissionen, die 23-mal schädlicher sind als CO_2, 65 Prozent aller Stickoxide, die um das fast 300-Fache schädlicher sind als CO_2.

Die Lage ist höchst beunruhigend

Laut dem renommierten Worldwatch Institute aus Washington, D. C. ist die Lage aber weit beunruhigender. Demnach ist die Massentierhaltung mit all ihren Folgen im Hinblick auf Landschaftsverbrauch, Regenwaldvernichtung, Transport und so weiter für fast dreimal so viel, nämlich 51 Prozent der die globale Erwärmung verursachenden Gase verantwortlich[123]. Das aber bedeutet, eine deutliche Umstellung des Essverhaltens könnte den Klimawandel wirkungsvoller stoppen als der Umstieg auf erneuerbare Energien, was wir als »Energiewende« bezeichnen.

Ein einzelner Fleischesser produziert siebenmal mehr Treibhausgase als ein vegan lebender Mensch. Umweltschützer, die es wirklich ernst meinen, haben also keine Wahl.

Fleischkonsum und Welthunger

Der noch größere Skandal in unserem Zusammenhang ist aber natürlich die Hungerkatastrophe dieser Welt. Es ist längst soweit: Die Tiere für die Reichen fressen das Brot der Armen. Während täglich – je nach Angabe – zwischen 4000 und 40 000 Kinder an Hunger sterben, verfüttern wir 50 Prozent der weltweiten Getreideernte und 90 Prozent der Soja-Ernte an Nutztiere zur Fleischproduktion. Dieser Zusammenhang ist ganz direkt, denn auch aus Ländern, in denen Menschen an Hunger sterben, werden Futtermittel exportiert. Ein Beispiel: Während der Hungerkatastrophe von 1984 starben in Äthiopien Zehntausende von Menschen, und das Land exportierte weiter Getreide nach Europa, mit dem hierzulande Schlachttiere gefüttert wurden.

Der Schweizer Jean Ziegler, bis 2008 UN-Sonderberichterstatter für das Recht auf Nahrung, sagt: »Die Weltlandwirtschaft könnte ohne Probleme 12 Milliarden Menschen ernähren. Das heißt, ein Kind, das heute an Hunger stirbt, wird ermordet.« Die Frage nach den Mördern ist peinlich, aber notwendig. Wer Fleisch isst, zahlt mit Krankheit und schlechtem Gewissen – auch wenn er das nicht bewusst spürt.

Was den Hunger auf der Welt angeht, liegt im Verzicht auf Tierprodukte das mit Abstand größte Potenzial. Um 1 Kalorie Fleisch zu produzieren, werden zwischen 10 und 30 Kalorien pflanzliche Nahrung verbraucht beziehungsweise verschwendet. Das sind angesichts der Hungerkatastrophe extrem beunruhigende Zahlen. Der Sonderbeauftragte der UN für Ernährungsprobleme hat es jüngst ein Verbrechen gegen die Menschlichkeit genannt, pro Jahr 100 Millionen Tonnen Getreide und Mais zu Äthanol und damit zu Treibstoff zu verarbeiten. Aber was für ein Verbrechen ist es dagegen erst, 1000 Millionen (das ist 1 Milliarde) Tonnen Getreide und Soja als Futtermittel für die gezielt für ein grausames Leben in der Massenhaltung gezüchteten Tiere zu verschwenden?! Ist das nicht das

Für die Gesundheit der Erde

größere Verbrechen gegen die Menschlichkeit?! Allein mit dieser riesigen Menge verschwendeter Nahrungsenergie ließen sich die anderthalb Milliarden Unterversorgten auf dieser Erde gut ernähren, und auch wir müssten noch keinen Mangel leiden.

Mit 1 Hektar Land könnten über Kartoffelanbau 22 Menschen ernährt werden, aber nur 1 Mensch bei Rindfleischproduktion.[124] 1 kg Rindfleisch benötigt 323 m^2 Land, 1 kg Gemüse nur 6 m^2,[125] wobei Fleisch natürlich auch deutlich mehr Kalorien enthält. Kein Wunder, wenn die Futtermittelindustrie heute die Hälfte aller Agrarflächen weltweit mit Beschlag belegt.

Hier werden ungeheure Mengen an Lebensmittelenergie sinnlos vertan und in relativ wenige, für Menschen ungesunde Kalorien und einen riesigen, nicht mehr zu bewältigenden Haufen Scheiße umgewandelt. Und die Vereinten Nationen schweigen. Dafür aber hat der Vorsitzende des Weltklimarates, Rajendra Pachauri, angeregt, die Menschen der Industriestaaten sollten aus Gründen des Umweltschutzes auf vegetarische Ernährung umsteigen, da Studien belegten, die Produktion von 1 kg Fleisch sorge für 36 kg CO_2. Die englische Zeitung »The Guardian« schrieb: »Man kommt unmöglich um die Schlussfolgerung herum, dass die einzig tragbare und sozial gerechtfertigte Option die ist, dass die Bewohner der reichen Welt, wie die meisten Menschen dieser Erde, weitgehend vegan werden.« Sogar das deutsche Bundesumweltamt hat die Verbraucher zu Einschränkungen des Fleischkonsums aufgerufen.

Eine Veränderung zum Vorteil aller Beteiligten

Solche Einschränkungen werden in einer Zeit, in der Übergewicht und Hunger gleichermaßen zunehmen, immer wichtiger. Diese Polarisierung könnten wir mit veganer Kost weltweit leicht durchbrechen:

Die Menschen in den reichen Ländern würden dann nicht so fett und könnten denjenigen in den Entwicklungs- und Schwellenländern genug Nahrung übrig lassen, sodass diese nicht hungern müssen. Anstatt in deren Ländern Kohlenhydrate für unsere Tierfabriken herzustellen und es damit den Menschen dort unmöglich zu machen, ausreichend Nahrung für ihre eigenen Bedürfnisse anzubauen, könnten wir uns mit bei uns angebauten vollwertigen Kohlenhydraten gut ernähren, würden also Menschen und Tieren Unglaubliches ersparen und überdies noch der Welt den ausufernden Transport-Wahnsinn.

Auch öko-logisch wären wir und Mutter Erde ungleich besser dran, wenn wir uns bei Tierprodukten zurückhalten könnten. Würde Fleisch allenfalls zu einer seltenen, entsprechend teuren Delikatesse wie in Japan, ließe es sich sogar in entsprechender Qualität produzieren. Versuche des Schweizer Genossenschaftsbundes Migros haben gezeigt, wie es grundsätzlich möglich ist, den umgekehrten Weg wie in EU und USA zu beschreiten und Bauern wieder zur Hofschlachtung zu animieren, um weniger, aber besseres Fleisch zu erwirtschaften.

Weitgehender und erst recht kompletter Fleischverzicht würde uns und unsere Gemeinschaft samt unserer Erde in eine beeindruckende Win-win-Situation bringen. Die Zahlen sind eindeutig und machen große Hoffnung, es in solch einem Fall doch noch zu schaffen. Keine Entscheidung kann im Hinblick auf Tierschutz so viel verändern wie die, auf das Essen von Tieren zu verzichten. Die Kehrseite: Ein Tierschützer, der Fleisch isst, kann es nicht ernst meinen, jedenfalls ist er nicht ernst zu nehmen. Keine Entscheidung wird, wie zu sehen war, auch nur annähernd so viel für die Umwelt und die Welt bringen. Wir werden damit den Umweltschutz insgesamt enorm fördern, die Regenwaldzerstörung unterbinden, die Klimakatastrophe aufhalten, das weltweite Wasserproblem günstig beeinflussen, das Hungerdrama in der ärmeren Welt beenden, aus aufgeblähten

Gesundheits-Etats riesige Summen freisetzen – durch Wegfall ganzer Krankheitsbilder. Tierkrankheiten wie Rinderwahnsinn (BSE), Maul- und Klauenseuche, Geflügel- und Schweinepest wie auch die aus der extremen Tierzucht folgenden Grippen wären ein für allemal vorbei – und natürlich würden auch Dioxinskandale im Futter allesamt einer traurigen Vergangenheit angehören.

Gerade da ich dieses Kapitel schreibe, ist in Deutschland wieder die Hölle los wegen 150 000 Tonnen Tierfutter mit einem um das 77-Fache erhöhten Dioxin-Wert. Da muss ich allerdings fragen: Wieso gibt es bei solch einem Extremgift überhaupt Grenzwerte im Futter, und der wievielte Lebensmittelskandal mit Tierprodukten ist das eigentlich? Wir brauchen das alles nicht wirklich! Wir können uns jederzeit dagegen entscheiden. Obendrein würden wir unfassliche Mist- und Gülle-Orgien beenden, weitere Verrohung und Abstumpfung der Menschen verhindern und die schon bestehende allmählich rückgängig machen sowie innere und vor allem äußere Kriege minimieren.

Massentierhaltung ist nicht nur ethisch unerträglich, sondern langfristig auch unbezahlbar. Sie wird in jedem Fall zusammenbrechen, die Frage ist nur, wie viele Tiere und natürlich auch Menschen noch daran zugrunde gehen müssen, bevor wir aufwachen.

Fazit: *Die Verlängerung der Nahrungskette über das Tier ist nicht nur eine riesige Verschwendung kostbarer Nahrungsmittel, sie ist wirtschaftlich auch nur mit immensen Subventionen machbar, vor allem aber ist sie katastrophal für die menschliche Gesundheit, die Umwelt und natürlich für die Tiere. Mit einer Veränderung des Essverhaltens der Menschen in den reichen Ländern könnte man problemlos den Welthunger besiegen.*

Das Leid der Tiere

GRUND ZUR HOFFNUNG

Anfang 2011 haben 300 deutsche Universitätsdozenten offen den
Ausstieg aus der Massentierhaltung gefordert. »In der Massenhaltung
wird mit Tieren auf eine Weise umgegangen, die uns als Gesellschaft
beschämen muss«, beginnt ihr Appell. Sie weisen auf die fatalen Auswirkungen auf Gesundheit, Umwelt, Klima und globale Gerechtig-
keit hin und verlangen ein Ende der Tierquälerei. Der Vorsitzende des
Bundes für Umwelt und Naturschutz Deutschland (BUND), Professor Hubert Weiger, sagt: »Im industriellen Maßstab ist Tierhaltung
nur möglich, wenn Umwelt- und Tierschutz in den Verordnungen für
die Haltung der Tiere ausgeblendet werden. Viel zu viele Tiere (…)
bezahlen mit ihrem Leid für das Profitstreben der Fleischkonzerne
und das Versagen der Politik.« Und weiter: »(…) die Umweltkosten
für die anhaltend hohen Nitratbelastungen durch Gülle in Gewässern
[trägt] nicht die Agrarindustrie, sondern die Allgemeinheit.«
Hier noch mehr geballte Gelehrsamkeit. Der Zoologe Professor
Sievert Lorenzen aus Kiel: »Zu einer tiergerechten Nutztierhaltung
gehört auch eine artgemäße Fütterung. Der aktuelle Dioxin-Skandal
zeigt, wie teuer uns ›billige‹ Tierprodukte zu stehen kommen.«

Eigentlich haben wir keine Wahl

Der Tierethikexpertin Professor Ursula Wolf von der Universität
Mannheim zufolge kann der derzeitige sehr hohe Fleischkonsum in
Deutschland nur durch tierquälerische industrielle Produktion gesichert werden. Für diese Praxis und das mit ihr verbundene Leiden
der Tiere sieht sie keinerlei Rechtfertigung.
Zusammenfassend sagte der von mir sehr geschätzte deutsche Ernährungswissenschaftler Prof. Dr. Claus Leitzmann von der Justus-

Grund zur Hoffnung

von-Liebig-Universität in Gießen schon 1994 in einer öffentlichen Erklärung in Bonn: »Studien mit Veganern, die weltweit, aber auch von uns, durchgeführt wurden, zeigen, dass Veganer im Durchschnitt deutlich gesünder sind als die allgemeine Bevölkerung. Körpergewicht, Blutdruck, Blutfett- und Cholesterinwerte, Nierenfunktion sowie Gesundheitsstatus allgemein liegen häufiger im Normalbereich. Neben diesen positiven Aspekten bewirkt die veganische Ernährungsweise gleichzeitig, dass die Umwelt weniger zerstört wird (Gülle und Methan durch Tierhaltung), dass die sogenannten Entwicklungsländer eigenständiger werden (kein Import von Futtermitteln) und dass Tiere artgerecht behandelt werden. Dadurch werden Tierzucht, Tierhaltung, Tiertransporte und Tierversuche vermindert und könnten teilweise ganz entfallen. Wenn alle Menschen veganisch leben würden, sähe es besser um die Gesundheit der Menschen, der Umwelt und der Gesellschaft aus. Es gilt, dieses Potential zu nutzen.«

Zum Abschluss noch der angesehene Präsident des österreichischen Rechnungshofes, Josef Moser. Er erklärte in einem Interview der »Kleinen Zeitung«, aufgrund der demografischen Entwicklung würden sich die Pflegekosten in ein paar Jahren nahezu verdoppeln und wir könnten uns dieses Pflegesystem nicht mehr leisten. Noch viel drastischere Zahlen hat Frank Schirrmacher, Mitherausgeber der »Frankfurter Allgemeinen Zeitung« in »Das Methusalem-Komplott« (2004) über die Entwicklung in Deutschland vorgelegt.

Warum nur kommt nach all dem kein Politiker auf die Idee, die Bevölkerung darüber aufzuklären, wie man Risikofaktoren vermeidet, sich ausreichend bewegt, sich richtig ernährt usw., um bis ins hohe Alter gesund und fit zu bleiben und nicht auf Pflege angewiesen zu sein? Würde man nur einen kleinen Teil der Subventionsgelder für sinnvolle Kampagnen – und natürlich zur Unterstützung von verantwortlich arbeitenden Kleinbetrieben – verwenden, wäre schon viel getan.

Das Leid der Tiere

Unabhängig von dem Appell der 300 und dem Wissen der Demographen gibt Helmut Maucher, ehemaliger Chef des Nahrungsmittelkonzerns Nestlé, einer großen Hoffnung Ausdruck, wenn er sagt: »Der Trend ins Vegetarische ist unaufhaltsam. Vielleicht isst in 100 Jahren kein Mensch mehr Fleisch.«

Auch die Seele kann profitieren

Seelisch wäre es eine enorme Erleichterung für die Menschheit, wenn sie das Tiergemetzel beenden könnte, ganz besonders natürlich für diejenigen, die die Tötungsmaschinerie von Schlachthöfen als Ingenieure entwerfen und als Besitzer, Führungspersonal oder Aktionäre verantworten sowie für die vielen Menschen, die beruflich direkt damit zu tun haben als Schlachthof- und Tierfabrikarbeiter, Transportfahrer, Metzger. Solch eine Arbeit stößt andere ab – warum eigentlich nicht ihr »Ergebnis«, an dem sich so viele bereitwillig mit Messer und Gabel beteiligen? Hier wäre der buddhistische Grundsatz, nur zu essen, was man von Anfang bis Ende zubereiten könnte, ein sinnvolles Regulativ.

Sicher würden all diese Menschen, die ihr Elend wohl gar nicht mehr wahrnehmen, mit der Zeit aus dem Schattenreich ihrer Seele auftauchen. Auch sie würden sich wieder besser fühlen, sobald das (in)direkte Schlächter-Sein aufhört und in eine menschenwürdige, von humanen Idealen geprägte Existenzform überginge. Meine Hoffnung ist groß, dass sich selbst diese armen Seelen entwickeln können.

Niemand müsste Hunger leiden

Die Welt aber könnte in einem franziskanischen Sinn genesen und zu einem besseren Platz werden, der Seelen die Chance gibt, zu wachsen und ihr höchstes Potenzial zu entwickeln. Den Schatten könnten wir anschauen und seelisch integrieren[126], statt ihn an unseren »jüngeren Schwestern und Brüdern« auszulassen, wie Manfred Kyber die Tiere nannte. Im Gegenteil, sie könnten als Haustiere und Freunde ihrem Wesen und uns näherkommen. Insgesamt würden wir alle dadurch reifer und unser Leben widerspruchsfreier.

In den letzten 50 Jahren haben wir eine Flut von verschiedensten, sich oft grundlegend widersprechenden Diäten erlebt, und kein Ende ist absehbar. Trotzdem – oder gerade deswegen? – entgleisen Figuren und explodieren chronische Krankheiten mit atemberaubender Geschwindigkeit.

Nach meiner Meinung wird es Zeit, bei der Ernährungsfrage nicht nur das persönliche Wohl im Auge zu haben, sondern auch an das große Ganze zu denken. Und wir dürfen Vertrauen haben: Diese Erde ist in der Lage, uns alle – rund 7 Milliarden Menschen – zu ernähren, nur eben nicht in der bisherigen Weise mit dem Schwerpunkt auf Fleisch. So kann vegane Ernährung wirklich Peace Food sein, denn sie würde nicht nur Frieden für unseren Körper, unser Herz und unsere Seele bringen, sondern auch den Völkern der Welt und den Ökosystemen der Erde.

Fazit: *Die bisherige Ernährung, die wir uns zwar finanziell, aber weder gesundheitlich noch ethisch leisten können, lässt uns immer elender verenden und jene, die sie sich nicht leisten können, bringt sie auf elende Weise um ihr tägliches Brot. Insofern spricht alles für Peace Food und den veganen Weg. Veränderung ist möglich, und es gibt inzwischen viele Stimmen, die genau das fordern. Insofern besteht Grund zu großer Hoffnung.*

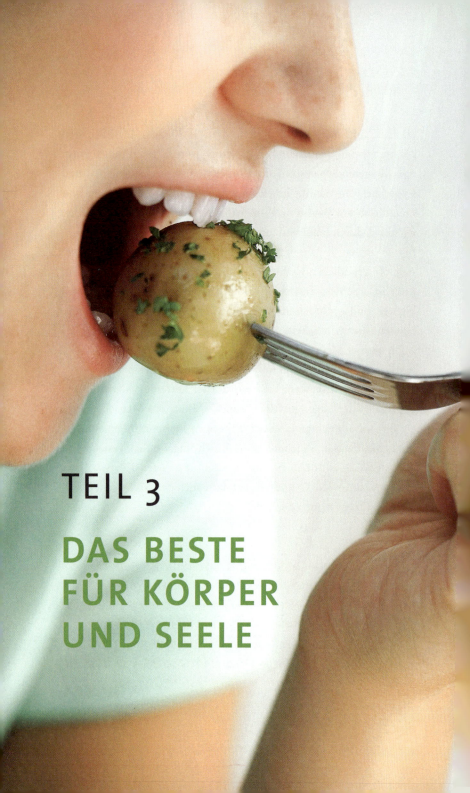

TEIL 3
DAS BESTE FÜR KÖRPER UND SEELE

DIE SONNE ALS HEILQUELLE

Und nun auf zu neuen Ufern, unbelastet von fremden Angst- und Stresshormonen sowie von körperlichen Wachstumsimpulsen, die im Erwachsenenleben deplatziert sind! Stattdessen leicht und befreit, und das bedeutet nicht nur Unglück vermeiden, sondern aktiv Glück gewinnen, auch beim Essen. Wir können uns heute Hormone und Neurotransmitter gezielt gönnen, die uns nicht nur weiterbringen, sondern unser Leben zu einem Hochgenuss und Fest machen: das menschliche Wachstumshormon HGH (Human Growth Hormone), aber auch Serotonin, das Wohlfühl- und Glückshormon, bis hin zu den vielen Vorstufen und Wegbereitern wundervoller Botenstoffe wie Dopamin und nicht zuletzt die Sonne mit all ihrer Kraft. Wir müssen uns nur dafür entscheiden.

Auch in diesem Bereich können wir von neuesten Forschungen profitieren, etwa um mit eigenen Ideen persönlichen Glücksgefühlen und entsprechender Entwicklung Vorschub zu leisten: So wie ich in meinen geführten Meditationen[127] das innere Lächeln in jene Zentren lenke, die uns die Wissenschaft als Entstehungsorte von Einheitserfahrungen und Glücksgefühlen gezeigt hat, haben kanadische Forscher einen sogenannten »Gotteshelm« entwickelt. Über entsprechende magnetische Impulse können sie damit bei sieben von zehn Versuchspersonen Einheits- beziehungsweise Gotteserfahrungen auslösen. All das können und dürfen wir uns wahrscheinlich bald zunutze machen zugunsten eigener und kollektiver Entwicklung, auch wenn so etwas vielen heute noch als Sakrileg erscheinen mag.

Früher gab es Sonnenreligionen, etwa bei den Inkas in Lateinamerika oder den Ägyptern mit ihrem Gott Ra. Sie verehrten die Sonne, während wir sie inzwischen als feindlich erachten und meiden. Auch bei uns gab es einst Sonnengötter wie Baldur bei den Germanen und

··· 221 ···

Helios bei den Griechen. Der alten Medizin waren Sonnenbäder als Heliotherapie vertraut. Die Assyrer kannten sie, der griechische Arzt Hippokrates therapierte damit und die Römer hatten bereits Solarien – Terrassen zum Sonnenbaden – zur Ergänzung ihrer Bäder. Die Jahrhunderte der Inquisition waren auch was die Sonnenkultur angeht finster. Die christliche Kultur hatte die von Platon schon angedachte Körperfeindlichkeit ins Extrem getrieben, die weiblichen Brüste wurden zu Teufelskugeln, und Haut zu zeigen, galt als schamlos und unschicklich.

Erst in der neueren Zeit gab es eine zögerliche medizinische Renaissance der Sonne, nachdem sie in diesem Bereich lange fast in Vergessenheit geraten war. Im Rahmen der TBC-Behandlung wurde der Wert von Sonnenbädern wiederentdeckt, und ab Mitte des 19. Jahrhunderts entstanden in der Schweiz hoch gelegene Kurorte mit Sanatorien zum Sonnenbaden. 1903 bekam der dänische Arzt Finsen den Nobelpreis für die Erfindung des künstlichen Sonnenlichtes zur Behandlung von Infektionskrankheiten, vor allem der Tuberkulose. Mit dem Siegeszug der Antibiotika begann nach 1945 ein neuerlicher Niedergang der Sonnentherapie, obwohl Hautkrankheiten wie Neurodermitis und Schuppenflechte nach wie vor durch die Sonne therapiert und gebessert wurden.

Die fantastischen Wirkungen von Vitamin D

Ausgerechnet von Hautärzten wurde die Sonne allmählich sogar zum Feind hochstilisiert und für Hautkrebs allein verantwortlich gemacht. Heute haben wir zwar noch Lust auf gesunde Bräune, aber die Sonne ist als Heilfaktor völlig in Vergessenheit geraten. Dabei weiß die Schulmedizin seit langem, wie sehr wir Sonne brauchen, um in unserer Haut Vitamin D zu produzieren, das Rachitis verhindert.

Die Sonne als Heilquelle

Dieses Wissen aber beschränkte die Sonne lediglich auf Aspekte des Knochenstoffwechsels.

Persönlich habe ich schon vor Jahrzehnten erlebt, wie gut mir die Winter auf den Philippinen taten. Als ich vor Jahren anfing, regelmäßig in Bali zu überwintern, war unübersehbar, wie das meiner körperlichen Vitalität, Schaffenskraft und Lebensfreude zugute kam. Ich schob es auf die bessere Stimmung, das gesündere Essen, das ich mit dem balinesischen Früchte-Reichtum genoss, die Ruhe, den Rhythmus im Leben, das religiöse Feld und das ansprechende Lächeln der Menschen. All das spielt gewiss eine Rolle, aber erst mit den Entdeckungen über die Wirkungen des aktivierten Vitamin D fiel es mir wie Schuppen von den Augen. Neben all den seelischen Ursachen war natürlich auch für die Herbst-Winter-Depressionen in nördlichen Breiten und so viele andere Krankheitsbilder an den Zusammenhang mit der Sonne zu denken. Dr. Jacob Liberman, der Wesentliches für die moderne Lichttherapie getan hat, sagte: »Wo die Sonne nicht hinkommt, ist der Doktor nicht weit.«

Heute wissen wir viel mehr über Sonnenlicht, etwa wie maßgeblich es die Zirbeldrüse stimuliert und so auch den Kaliumhaushalt regelt und wie es die Ausschüttung von Hormonen und Botenstoffen wie Serotonin, Noradrenalin und Dopamin beeinflusst. Bei Lichtmangel wird zu viel Melatonin gebildet, was müde macht, der Gegenspieler Serotonin macht uns dagegen munter und hebt die Stimmung.

Anfang des 21. Jahrhunderts wurde wissenschaftlich erst richtig deutlich, wie wichtig die Sonne als Heilfaktor für zentrale Krankheiten wie die in diesem Buch erwähnten ist. Mit der Entdeckung der Vitamin-D-Rezeptoren in fast allen und jedenfalls weit über das Knochensystem hinausgehenden Zellarten wurde dem Vitamin D mehr wissenschaftliche Aufmerksamkeit zuteil. Aktives Vitamin D oder Calcitriol stellte sich in vielen Bereichen als wesentlich heraus, und seine Hormonfunktion zeichnete sich immer deutlicher ab. Das machte die Haut plötzlich zu einem hormonproduzierenden und damit endokrinen Organ.

Mit dem wissenschaftlich belegten Einfluss des Calcitriols auf das Herz-Kreislauf-System und das Immunsystem, um nur zwei zu nennen, bekamen plötzlich auch die in der Epidemiologie, der Lehre von der Verbreitung der Krankheiten, lange bekannten Fakten Sinn. Die Häufungen von Autoimmunkrankheiten wie multipler Sklerose und Diabetes 1 in nördlichen Ländern, während sie nach Süden abnehmen und zum Äquator hin fast ganz verschwinden, waren über Vitamin D und die Sonne erklärbar. Bereits 1915 war die erste Untersuchung erschienen, die den Zusammenhang von bösartigem Krebs und geographischer Breite thematisierte.

Aber auch die eigenartige Erfahrung, dass Krebsoperationen im Sommer viel günstiger verlaufen als im Winter, fand plötzlich eine Erklärung. Im Sommer übernimmt die Sonne die Nachsorge in Form von Bestrahlung und macht das *natür*lich besser als die Schulmediziner. Nichts hindert uns, in Zukunft für ausreichend hohe Vitamin-D-Spiegel in der Nachbetreuung zu sorgen, aber selbstverständlich auch in der Vorsorge und damit immer.

Nachteil für nördliche Breiten

Die Erkenntnis der Rolle der Sonne und in der Folge von Vitamin D machte auch deutlich, wie sehr Menschen gegen Norden mit diesem wichtigen Hormon unterversorgt sind. Und dieser Mangel wurde mit der Zeit und unserem modernen, in die Städte tendierenden Lebensstil immer schlimmer, was wir uns nur lange Zeit nicht eingestanden haben. In den Wintermonaten und abhängig vom Lebensstil entwickeln die allermeisten Menschen Europas diesbezüglich einen dramatischen Mangel, insbesondere natürlich, wenn sie als Ältere in

Heimen verschwinden, aber auch schon Schulkinder sind betroffen. Selbst in so sonnigen Gegenden wie Indien soll es heute, lebensstilabhängig, schon Vitamin-D-Mangel geben.

Was die wissenschaftliche Bestätigung der Wichtigkeit der Sonne angeht, haben wir heute eine sogenannte evidenzbasierte Studie von Dr. Joan Lappe aus dem Jahr 2007, die strengste wissenschaftliche Kriterien erfüllt und über vier Jahre für alle Krebsarten zeigt, wie das Krebsrisiko bei ausreichender Zufuhr von Vitamin D signifikant sinkt.[128] Professor Pamela Goodwin aus Toronto konnte unter Vitamin-D-Behandlung eine bessere Überlebensrate und eine Reduzierung der Metastasen-Wahrscheinlichkeit belegen.[129] Oder umgekehrt: Nach einer Krebsoperation erhöht ein zu geringer Vitamin-D-Spiegel die Metastasierungs-Wahrscheinlichkeit um 94 Prozent. Insofern verstehe ich heute die Heilungsgeschichte eines meiner Patienten besser, der die Chemotherapie-Behandlung abbrach und stattdessen lieber in der Sonne spazieren ging. Die Mediziner waren bestürzt und setzten ihn massiv unter Druck, was ihn schließlich aus der Klinik trieb. Er lebt immer noch. Heute aber kann ich auch »wissenschaftlich verstehen«, wie weit er seinen Behandlern voraus war.

Was geschieht bei Vitamin-D-Mangel?
2010 fand Dr. Richard Kremer[130] bei 59 Prozent junger, »gesunder« kalifornischer Frauen zu wenig Vitamin D im Blut und zeigte, wie sie infolge dieses Mangels zur Ansammlung von Körperfett neigten und wie ihre Muskelkraft nachließ. Darüber hinaus machte der Vitamin-D-Mangel sie anfälliger für Osteoporose, Diabetes 2, Herz-Kreislauf-Erkrankungen und solche des Immunsystems wie auch für Krebs.

In noch weniger sonnigen Ländern als den deutschsprachigen dürften um die 90 Prozent der Bevölkerung unter Vitamin-D-Mangel

Das Beste für Körper und Seele

leiden, ohne es zu wissen. Nimmt man eine Vielzahl von Studien zusammen,[131] ist dieses Vitamin verantwortlich für ausgeglichene Stimmung und guten Schlaf, für allgemeine Gesundheit, starke Muskeln, stabile Knochen und Zähne wie auch für ein leistungsfähiges Immunsystem, das gegen Allergien und Autoaggressionskrankheiten wirkt. Und es bietet einen unvergleichlich besseren Grippeschutz als Impfungen.

Umgekehrt fördert Vitamin-D-Mangel aber neben den weiter oben schon erwähnten großen Krankheiten auch die Anfälligkeit für Grippe und weitere Infektionskrankheiten, außerdem Depressionen, Winterdepressionen, Demenz und chronische Müdigkeit. PMS (prämenstruelles Syndrom), Arteriosklerose, Herzinfarkt, Schlaganfall, Bluthochdruck, Herzmuskelschwäche und auch Asthma, Schuppenflechte, Unfruchtbarkeit werden wahrscheinlicher. Die Liste ließe sich fast beliebig verlängern bis hin zu Koordinationsstörungen, multipler Sklerose, Rheuma, Morbus Alzheimer und Parkinson.

Was Sonnenschutzmittel anrichten

Verschlimmernd kommt bei dem Ganzen hinzu, dass moderne Sonnenschutzmittel, von Medizin und Industrie gleichermaßen als zwingend zur Hautkrebsverhütung gepriesen, mit der Aufnahme des Sonnenlichtes durch die Haut auch die Produktion des aktivierten Vitamin D verhindern. Ob wir uns mittels Kleidung oder Sonnenschutzcremes mit Faktoren oberhalb von 15 schützen, macht da übrigens keinen Unterschied.

Mittlerweile wissen wir zum Glück auch zwischen den verschiedenen UV-Licht-Komponenten zu unterscheiden. UVA verursacht die Pigmentierung und bei zu hohen Dosen den schwarzen Hautkrebs, das Melanom. UVB dringt weniger tief ein, führt zu Rötung und vor

Die Sonne als Heilquelle

allem dem gewünschten Effekt der Vitamin-D-Produktion. Es fördert in hohen Dosen den weißen, relativ harmlosen Hautkrebs, bei Überdosen bis zum Sonnenbrand auch den schwarzen, gefährlichen. Letztlich sind alle Sonnenschutzmittel problematisch, da sie der Haut und damit dem gesamten Organismus die Chance auf Calcitriol nehmen. Katastrophal aber wirken jene Mittel, die nur die so wichtigen UVB-Strahlen blocken. Sie nehmen der Sonne alles Gute und belassen das Gefährliche. Bei Bräunungsfans aber sind sie natürlich sehr beliebt.

Sorgen Sie für Sonnenzeiten

Letztlich ist die Lösung insgesamt wieder einfach, und es ist erstaunlich, wie lange es dauerte, bis uns mit der Sonne ein Licht aufging. Wir brauchen uns eigentlich wieder nur auf unsere Herkunft und Geschichte zu besinnen. Sicherlich waren die Hominiden noch großenteils durch Haare geschützt, unsere direkteren Vorfahren waren aber seit Jahrmillionen zunehmend nackter unterwegs und gewöhnten sich durch entsprechende Pigmentierung an das Sonnenlicht. Ihr Leben spielte sich, von nächtlichen Höhlenaufenthalten abgesehen, im Freien ab. Pelzkleidung kam erst viel später auf, als sie den eigenen Pelz ganz verloren hatten. Sie litten mit Sicherheit nicht an Vitamin-D-Mangel.

Sonnenzeiten können die Chance zu Ruhe und Regeneration beinhalten, zu Übungen wie Dehnen und Kräftigen, Tai-Chi, Chi-Gong oder Yoga. Übungszyklen wie der yogische »Sonnengruß« dienen nicht nur der Sonnenverehrung. Sie tun auch der Seele und dem Körper gut, weil sie Sonne ins Herz und Vitamin D in die Körperzellen holen. Natürlich sind auch Spaziergänge oder Spiele in der Sonne geeignet, wenn wir uns trauen, dabei viel Haut zu zeigen.

Das Beste für Körper und Seele

► Faustregel für das Sonnenbad und die Versorgung mit Vitamin D

Für unsere Breiten gilt: drei- bis viermal in der Woche Gesicht, Hände und Arme für eine Viertelstunde an die (Mittags-)Sonne und danach nicht duschen. Je mehr Haut wir beim Sonnenbaden zeigen, umso besser.

So wie wir mit unserem Auto immer wieder tanken müssen, sollten wir auch regelmäßig Sonne tanken. Und wie beim Autotank geht nicht gleich der ganze Monatsbedarf auf einmal hinein, sondern wir müssen öfter nachfüllen oder, schöner gesagt: Wir dürfen immer mal wieder Sonnenbaden und das genießen. Hatten wir drei Tage keine Sonne auf der Haut, ist der Nachschub bereits gefährdet.

Nach Dr. Nicolai Worm[132] reicht das Sonnenbaden leider in unseren Breiten nicht in der Winterzeit. Er geht davon aus, dass die nötige Strahlung von Mitte Herbst bis zur Frühjahrsmitte auf dem langen Weg durch die Atmosphäre kaum zu uns durchdringt. Und natürlich gilt in Sonnenländern wie Australien entsprechende Vorsicht, die Mittagssonne ist dort keinesfalls zu empfehlen. Aber auch wenn dort Hautkrebs tatsächlich ein großes Problem und im Gegensatz zu Europa 80 Prozent aller Krebsarten ausmacht, braucht der Organismus Sonne auf der Haut, aber eben sehr gut dosiert. Möglicherweise waren hellhäutige Menschen dort nie vorgesehen.

Sonnenbaden hierzulande – wobei Übertreibungen wie Sonnenbrand selbstverständlich zu vermeiden sind – ist das ungleich bessere Programm als die Einnahme von Vitamin D oder der Besuch von Solarien. Um Vitamin-D-Mangel zu vermeiden, kann man in Zeiten, wo die Sonne nicht scheint, notfalls auf Vitamin-D-Präparate setzen, wobei ich auch hier, wenn möglich, natürliche Quellen bevorzuge wie etwa Steinpilze (siehe Seite 256). Solarien verwenden unterschiedlichste Lichtquellen, und ich ziehe ihnen die natürliche Sonne vor. Dass Vitamin D in Form von Nahrungsergänzungsmitteln wirksam ist, zeigt die seit Jahrzehnten in den deutschsprachigen Ländern bewährte Rachitis-Prophylaxe bei Kleinkindern. Letztlich haben wir den Kleinen, wenn auch nichtsahnend, damit noch viel mehr Gutes getan.

Letztlich hatten all die Massen an Sonnentouristen doch ein richtiges Gespür, als sie sich das Sonnenbaden von übereifrigen Dermatologen nicht verbieten ließen. Allerdings haben sie das Richtige ordentlich übertrieben, und so wurde es dann doch gefährlich – wie jede Übertreibung. Wieder bestätigt sich hier die Feststellung von Paracelsus: Allein die Dosis macht das Gift.

Hautkrebs und Sonnenstrahlung

Auch was die Ängste der Hautärzte vor der Sonne angeht, wissen wir heute genauer Bescheid. Es gibt, wie bereits angedeutet, zwei Arten von bösartigem Hautkrebs, den sogenannten schwarzen, auch Melanom genannt, und das Basaliom, als Gegenpol manchmal auch als weißer Hautkrebs bezeichnet. Sie könnten nicht unterschiedlicher sein. Äußerst aggressiv und früh metastasierend, haben Melanome keine gute Prognose. Sie sind aber mindestens unabhängig von der Sonnenbestrahlung der Haut, einige Untersucher kommen sogar zu dem Schluss, sie würden dadurch verhindert und gebessert wie so viele andere Krebsarten.

Das Basaliom, das vor allem im späteren Leben und hier im Gesicht auftritt, wächst langsam und metastasiert praktisch nie, sodass es unter allen Krebsarten die mit Abstand beste Prognose hat. Lediglich bei extrem langer Nichtbeachtung und wenn es an besonders ungünstiger Stelle liegt – wo es beispielsweise ständiger Reibung ausgesetzt ist –, können sich Probleme ergeben. Dieser vergleichsweise harmlose Krebs wird tatsächlich durch Sonnenbestrahlung ausgelöst und gefördert. Er ist aber mit einem schwedischen Medikament, der Aldara-Creme, sehr einfach selbst zu behandeln. Ich habe bei gleichzeitiger seelischer Auseinandersetzung mit dem Thema Hautkrebs und täglichem Eincremen inzwischen schon viele Basaliome innerhalb von vier bis sechs Wochen restlos verschwinden sehen. Auch wenn viele Hautärzte diese einfache Möglichkeit noch nicht erwähnen oder gar nicht kennen, hat sie sich doch als Empfehlung auch bei dafür offenen Kollegen sehr bewährt. Der weiße Hautkrebs öffnet die Hautgrenze mit Nachdruck. Dabei spielt zu viel konkrete und zu wenig Sonne in übertragener Hinsicht eine Rolle. Es geht im seelischen Sinn gemäß »Krankheit als Symbol« darum, über die eigenen Grenzen hinauszuwachsen und sie zu durchbrechen und im Bewusstsein zu wachsen – ganz so, wie es Basaliome auf der körperlichen Ebene vormachen.

Sonnenbaden, aber richtig

Natürlich ist es wichtig, den Körper langsam an die Sonne zu gewöhnen und sie mäßig, aber regelmäßig wie ein Heilmittel zu dosieren. Es macht jedenfalls genauso wenig Sinn, unsere Haut vor Sonne zu bewahren wie Gehirn und Muskulatur vor Anstrengung. Wir sollten uns also nicht *vor* der Sonne schützen, sondern uns mit ihrer Hilfe vor den bedrohlichsten Krankheiten. Wenn wir nach dieser Devise vorgehen, können wir uns vieles ersparen. Nicht zuletzt ist ja der Aufenthalt in der Sonne etwas wirklich Angenehmes und könnte bewusst genossen werden mit dem Gefühl, sie bis ins Herz einzulassen.

Licht in der Nahrung

Sehr wahrscheinlich ist dieser Aspekt des Sonnenlichts nur einer seiner entscheidenden Einflüsse auf unsere Gesundheit. Natürlich wissen wir längst: Alles Leben auf unserem Heimatplaneten hängt von der Sonne und ihrer Lichtenergie ab, die sie uns so freigebig schenkt. Ziemlich sicher hängt auch die Qualität unserer Nahrung entscheidend davon ab, wie viel Licht sie gespeichert hat. Jacob Lorber, der österreichische Schriftsteller und Mystiker, therapierte schon Mitte des 19. Jahrhunderts mit Lebensmitteln, die besonders viel Sonne gespeichert haben. Dass dies mittels Photosynthese geschieht, steht außer Zweifel. Durch diese kann überhaupt erst Sonnenenergie in die Grundstoffe unserer Nahrung umgewandelt werden: Kohlenhydrate, Fette und Eiweiß. Tatsächlich spricht alles dafür, dass Lichtteilchen oder Photonen darüber hinaus in Pflanzen gespeichert und anschließend von ihnen wieder ausgestrahlt werden.

Der deutsche Forscher Fritz-Albert Popp und der russische Mediziner Alexander Gurwitsch haben das Licht, das Pflanzen ausstrahlen, als Erste gemessen. Popp hat so unter anderem belegt, wie ungleich mehr davon vollwertige Lebensmittel bieten im Vergleich zum üblichen Industriefutter. Außerdem zeigte sich, dass frische rohe Lebensmittel generell mehr Licht abstrahlen. Das geschieht natürlich auch, nachdem wir sie gegessen und uns so direkt mit Photonen beziehungsweise Sonnenlicht versorgt haben.

Licht ist wahrscheinlich auch als Informationsträger wichtig. Insofern sollten wir statt Sonnenlicht lieber die sogenannten »Lichtfresser« meiden. Als solche gelten nach Aussage von Heilern Nikotin, Alkohol, Elektrosmog, Umweltbelastungen wie Autoabgase, pharmazeutische Präparate und auch negative Emotionen.

Licht von der Sonne könnte uns also auf direktem Weg Photonen vermitteln und Elektronen aktivieren wie bei Pflanzen. Möglicherweise entstehen dadurch in unserer Haut weitere wichtige Stoffe neben Calcitriol. Wer hätte bis vor kurzem gedacht, sie sei ein endokrines Organ?! Warum also nicht auch ein Sonnenwunder in unseren Zellen?!

Dass Sonnenlicht freie Radikale hervorruft, steht fest. Vielleicht ist das der Grund, warum wir so notwendig Antioxidantien (Seite 110) brauchen, um schädliche Nebenwirkungen dieser energetischen Aktivierung zu mindern.

Das Beste für Körper und Seele

Moderates Sonnenbaden alle paar Tage ist von daher also nicht nur eine Notwendigkeit, sondern möglicherweise auch eine Art Jungbrunnen und zu empfehlen, zumal es völlig kostenlos ist. Die einzige Gefahr liegt in der Übertreibung. So könnten wir in Ehrfurcht und Dankbarkeit wieder zu Sonnenanbetern werden wie unsere Vorfahren, die Baldur oder Helios verehrten.

Fazit: *Sonnenbaden ist nicht gefährlich, solange es in Maßen geschieht. Es ist sogar entscheidend für die Stabilisierung des Immunsystems. Somit ist die Sonne auch ein wirksames Heilmittel bei Krebs, jedenfalls ungleich wirksamer als alles, was die Schulmedizin diesbezüglich an Bestrahlung zu bieten hat. Und sehr wahrscheinlich hat Sonnenlicht noch eine Reihe anderer positiver Wirkungen auf uns, wie immer mehr Studien und zum Beispiel auch das Buch »Krebszellen mögen keine Sonne« enthüllen. Ein Mangel an Vitamin D, mit dem wir vor allem durch Sonnenbestrahlung versorgt werden, fördert die Entstehung zahlreicher Krankheiten – umgekehrt dient die ausreichende Versorgung mit Vitamin D auch echter Vorbeugung.*

FASTEN ALS HORMONTHERAPIE

Vom Fasten kennen wir euphorische, *aufgeräumte* Stimmungen und die entsprechenden Wünsche, nicht nur körperlich, sondern auch geistig und seelisch aufzuräumen und »in Ordnung zu kommen«. Nicht selten haben mir Fastende berichtet, wie sie Lust entwickelten, nach einem Fastenseminar Schreibtisch, Arbeitszimmer und sogar den Keller aufzuräumen. Ursprünglich vermuteten Wissenschaftler, beim Fasten würden durch den damit verbundenen Stress Endorphine – körpereigene Opiate – ausgeschüttet, die für diese Stimmungshochs zuständig seien, wie beim sogenannten Runner's High, das Langstreckenläufer erleben.

In Wikipedia wird mir vorgeworfen, der große Erfolg meiner Fastenseminare beruhe nur auf der Ausschüttung von Endorphin und dessen euphorisierendem Effekt. Dabei hätte ich gar nichts dagegen, auch die Wirkung von Endorphinen für Entwicklung und Wohlergehen einzusetzen, aber der Zusammenhang ist einfach falsch, wie so vieles in Wikipedia, weil dort eine einseitig schulmedizinische Position vertreten wird und gegen alles Spirituelle und sogar Naturheilkundliche polemisiert wird.

Woher kommen die günstigen Fasteneffekte?

Nach über 30 Jahren Betreuung von Fastenden bin ich mir mit vielen Kollegen einig: Die günstigen Fasteneffekte sind auf ein anderes Hormon zurückzuführen. Fastende in meinen Seminaren haben in der Regel keinen Stress, sie kommen mehrheitlich, um mit uns Fastenzeiten der Ruhe, Regeneration und des Wohlfühlens zu erleben, die darüber hinaus vorbeugende Wirkung für die nächste Zeit haben. Tatsächlich kommen sie in den gesteigerten Genuss von HGH, dem menschlichen Wachstumshormon, das von der medizinischen Wissenschaft wegen seiner offensichtlichen Wirkungen genauer unter die Lupe genommen wurde. HGH hat, im Gegensatz zu dem Wachstumsfaktor IGF-1, den Milch bei Säuglingen auslöst (Seite 33), zeitlebens wundervolle Effekte auf den Organismus, die nach der Adoleszenz von aufgeräumter Stimmung bis zu reparierenden und regenerierenden Impulsen reichen. Zu Anfang des Lebens stimuliert HGH vor allem unser Längenwachstum und dann das Wachstum auf übertragenen Ebenen.

Das Geheimnis des Dinner-Cancelling

Heute bestätigen Forschungen, wie bereits nach der Fastenzeit einer Nacht im Organismus die Produktion des Wachstumshormons HGH beginnt, und zwar bevorzugt zwischen Mitternacht und 2 Uhr morgens. Das ist der springende Punkt beim sogenannten Dinner-Cancelling, bei dem schlicht das Abendessen ausfällt. So wird die tägliche beziehungsweise nächtliche Fastenzeit verlängert und damit auch deutlich messbar die Ausschüttung von HGH. Das Ergebnis ist, laut Wissenschaft, ganz wunderbar: von beeindruckenden Regenerationseffekten bis zu tatsächlichem Anti-Aging.

HGH ist aber nicht nur eine Art Jungbrunnen, sondern auch ein Schlankmacher, weil das Hormon die Fettzellen öffnet und Fett zur Energieverbrennung freigibt. Das aber passiert nur im Fasten oder, wissenschaftlich gesprochen, bei deutlicher Kalorienbeschränkung, wie sie Fasten am besten sicherstellt.

Mit Fasten zu langfristiger Zufriedenheit

Fasten, wo der Hormonreiz natürlich noch viel intensiver, weil ungleich länger wirkt als beim Ausfallen des Abendessens, zeigt noch andere wundervolle Effekte wie die Anregung der Lust auf inneres

Wachstum oder die erwähnte aufgeräumte Stimmung, die auch auf andere Lebensbereiche übergreift.

Fastenzeiten im Frühjahr und Herbst, wie ich sie mir seit 40 Jahren gönne, erhöhen sehr spürbar Kreativität und Leistungsfähigkeit, inneres Zufriedenheitsgefühl bis hin zu manchmal unbeschreiblichen Glücksgefühlen. Diese zweimal im Jahr stattfindende Kur mit lang anhaltender intensiver Ausschüttung von Wachstumshormon möchte ich nicht mehr missen. Mit mir gehen da viele Fastende einig und kommen regelmäßig in die Seminare[133], um diese Effekte zu genießen, die eben auch noch in den darauffolgenden Monaten spürbar bleiben und sie in vieler Hinsicht befruchten.

Die tägliche Eigenhormon-Therapie

Und wir können diese im wahrsten Sinne des Wortes *wunder*volle Erfahrung auch zu einer täglichen machen. Wenn die Essenspause während der Nacht wenigstens zwölf Stunden währt, ergibt sich bereits ein merkbarer Effekt auf die HGH-Ausschüttung, ganz abgesehen davon, wie gut es dem Verdauungstrakt bekommt, wenn er nachts eine wirkliche Pause hat. Frühstück könnte echtes »break-fast« werden, wörtlich Fasten-Brechen, was nicht von ungefähr kommt.

Wer also am Abend das letzte Mal – sagen wir – um 19 Uhr isst und am nächsten Morgen nicht vor 7, kommt bereits in einen milden Genuss dieses Effektes. Würde man um 18 Uhr zuletzt essen und das nächste Mal erst um 8 Uhr morgens, wären das 14 Stunden und der Effekt noch deutlich besser. Allerdings ist es dafür notwendig, wirklich auf alles Essen nach dem Abendessen zu verzichten. Schon das Knabbern von Salzstangen oder das Naschen von Süßigkeiten macht einen Strich durch die (Wachstumshormon-)Rechnung – ganz abgesehen von den gesundheitlichen Nachteilen solcher raffinierten

Das Beste für Körper und Seele

Kohlenhydrate, die Dick- und Krankmacher in einem sind. Das Leben einzelner Menschen offenbart die Vorteile dieser täglichen Hormon-Dusche. Wer Johannes Heesters nach 14 Uhr etwas anbietet, erfährt, sein Mund sei um diese Zeit nur noch zum Küssen da. Immerhin singt und tanzt er mit weit über 100 Jahren immer noch auf vielen Bühnen. Meine Mutter, die in den letzten Jahrzehnten nicht mehr nach 16 Uhr gegessen hat, ist mir persönlich ein Vorbild. Mit 83 Jahren ist sie mit dem Fahrrad unterwegs und geht ihrem Beruf als Sonderschullehrerin weiter als Hobby nach. Sie schreibt Aphorismen und ihre pädagogischen Einsichten zu aktuellen Problemen nieder, wohnt allein, versorgt sich und andere und versucht ungebrochen, im Leben ihrer vier Kinder mitzureden.

Hier ergibt sich auf sehr einfache Art ein täglicher beziehungsweise nächtlicher Jungbrunnen, der nichts kostet und sehr viel bringt. In Kombination mit zweimaligen Fastenzeiten im Jahr ein wirklich wundervolles Geschenk – und wir müssen nur zugreifen. Wir brauchen nichts zu tun, verzichten lediglich aufs Naschen nach dem letzten Essen und bekommen herrliche Gaben aus unserem eigenen Körperlabor, als da wären: mehr Energie, eine glückliche und konstruktive Lebensstimmung und durch das Fasten zunehmende Klarheit und Gesundheit auf Körper- und Bewusstseinsebene.

Der Ansatz des Dinner-Cancelling hat uns hier den Vorteil des wissenschaftlichen Belegs gebracht, wobei Fastenärzte um dieses Phänomen schon lange wussten. Wer das Abendessen im Sinne von Dinner-Cancelling ganz ausfallen lässt, hat natürlich noch mehr vom HGH, allerdings verliert der Durchschnittsbürger damit auch eine der wenigen verbliebenen Freuden und Genüsse, die für ihn oft zentrale Bedeutung haben. Insofern wäre abzuwägen, ob damit nicht auf der sozialen Ebene mehr verloren geht, als auf der hormonellen zu gewinnen ist.

Hier rate ich zu prüfen, ob es nicht besser zum eigenen Lebensmuster passt, das Frühstück auszulassen, wie es etwa viele Menschen im Mittelmeerraum tun, die morgens wenig bis nichts essen, ein leichtes frühes Mittagessen zu sich nehmen, gefolgt von einer langen Siesta und dann am Abend nicht selten ein sehr spätes und oft recht opulentes Abendessen genießen. Wenn sie aber das Frühstück auslassen oder erst nach 10 Uhr zu sich nehmen, können sie immer noch von der HGH-Wirkung profitieren.

Wie man nun vorgeht, hängt natürlich entscheidend vom eigenen Typ ab. Nicht jeder kann gut auf »sein« Frühstück verzichten. Ich frühstücke meist nicht, nehme lediglich die Rohkost »Take me« als Getränk zu mir (Näheres dazu Seite 319) und kann vormittags wunderbar meditieren, denken und schreiben. Sicherlich ist das einer der Gründe, die es mir erlauben, in den Augen vieler viel zu leisten und dabei noch großen Genuss zu haben.

Fazit: *Die höchst einfachen und obendrein noch Geld sparenden Möglichkeiten des nächtlichen oder auch längeren Fastens fördern die Ausschüttung des Wachstumshormons HGH. Die damit einhergehende aufgeräumte und zum Aufräumen neigende Stimmung nimmt viel Sand aus dem Getriebe des Lebens, steigert die Effizienz und damit den Erfolg. Da diese Auswirkungen auch das Arbeitsleben betreffen, kann das bei Selbstständigen erhebliche Gewinne bringen, aber auch Angestellte haben den Effekt schon in Karrieresprüngen erlebt. Das Wichtigste, die aufgeräumtere und befriedigendere Lebensstimmung, lässt sich nicht in Zahlen fassen, aber schon ab morgen genießen, wenn Sie heute Abend nach dem Essen nichts mehr zu sich nehmen.*

Das Beste für Körper und Seele

SEROTONIN, DIE GLÜCKS- UND WOHLFÜHLQUELLE

Noch wichtiger als genügend Wachstumshormon ist ausreichend Wohlfühlhormon Serotonin im Gehirn. Es ist ein wahrer Zauberstoff, und Millionen Menschen sind – zumeist unbewusst – auf der Suche danach.

Inzwischen nehmen circa 60 Millionen US-Amerikaner Prozac oder analoge Medikamente aus der Klasse der Serotonin-Wiederaufnahme-Hemmer ein. Diese letzte Generation der Antidepressiva bringt als wesentliche Nebenwirkung eine spürbare Stimmungsaufhellung mit sich. Dazu kommt es, weil einmal in den sogenannten Synapsenspalt ausgeschüttetes Serotonin nicht mehr aufgenommen werden kann. Diesen Schritt hemmen die entsprechenden Medikamente, die bei uns unter Namen wie Cipralex oder Fluctine ebenfalls von Millionen geschluckt, weil von Medizinern so bereitwillig verschrieben werden.

Dazu muss man nicht besonders depressiv sein. Oder anders ausgedrückt, so depressiv, dass Mediziner das entsprechende Rezept ausfüllen, sind heute Millionen. Weltweit lag der Umsatz mit diesen Antidepressiva 1986 bei 240 Millionen, 2004 aber bereits bei über 11 Milliarden Dollar. Diese (Un-)Sitte grassiert nun schon seit Jahrzehnten, und es gibt offenbar wenig Beunruhigung bezüglich Nebenwirkungen, wobei ich einen solchen pharmazeutischen Eingriff in die Gehirnchemie trotzdem nicht empfehlen würde.

Keine Lösung: Ecstasy und Ritalin

Eine andere, ebenso große und in die Millionen gehende Gruppe sind die Techno-Kids und Raver, die weltweit auf ihren Partys

Serotonin, die Glücks- und Wohlfühlquelle

MDMA, ein Amphetamin, bekannter unter dem Namen Ecstasy, schlucken. Dieses hat die Wirkung, alles im Gehirn verfügbare Serotonin gleichsam auf einmal auszuschütten und dabei ekstatische Glücksempfindungen zu vermitteln. Dass diese Droge das Herz öffnet, erklärt die Love-Parades der Welt. In den großen weiten Pupillen der solcherart Begeisterten spiegelt sich die Weite der geöffneten Herzen. Wer unter den Jungen Ekstase und überwältigende Glücksgefühle weder aus Meditation noch von (tantrischen) Liebesfesten kennt, verzichtet offenbar auch unter Androhung drakonischer Strafen nicht auf solche Erlebnisse.

Die Lösung kann natürlich auch solch eine Droge nicht bringen, im Gegenteil, sie kann manchmal sogar richtig gefährlich werden. Aber trotzdem wird sie sich nicht gänzlich unterdrücken lassen. Nach anfänglichem erfolgreichen Einsatz in der Psychotherapie wird sie nun – ohne Erfolg – auf der Ebene von Heroin kriminalisiert. Ihre wirkliche Gefährlichkeit dürfte auf der Ebene von Ritalin liegen, jenem Amphetamin, das hyperaktiven Kindern dreimal täglich über viele Jahre verabreicht wird.

Inzwischen wird auf Schulhöfen Ritalin von kleinen Jungen an größere getauscht und hat offensichtlich schon weitgehend die Rolle von Ecstasy bei entsprechenden Partys übernommen. Kleine hyperaktive Jungen, bei denen es vor der Pubertät beruhigend wirkt, sparen ihr Ritalin ein und verhökern es an Kollegen jenseits der Pubertät, denen es Ecstasy-ähnliche Wirkungen bringt.

In Schweden ist Ritalin verboten. Das ist immerhin konsequent. Im deutschsprachigen Raum wird es dagegen ziemlich freigebig verschrieben. Entweder ist das ein Verbrechen an kleinen Kindern oder die Kriminalisierung der Großen ist eine Überreaktion. Ganz sicher jedoch liegt hier keine Lösung für bewusste Menschen auf dem Entwicklungsweg.

··· 239 ···

Das Verlangen nach Süßigkeiten

Die gebräuchlichste, wenn auch schwächste Serotonin-Quelle sind Süßigkeiten. Sie sind aber erst recht problematisch. Wer mehr als zwei Stück Schokolade nimmt, hat offensichtlich neben der Geschmacksempfindung noch andere Ambitionen. In Schweden wurde nachgewiesen, wie mit kürzer werdenden Tagen und abnehmendem Licht der Schokoladen- und Süßigkeitenkonsum steigt. Das ist leicht erklärbar, denn sobald es dunkler wird, braucht unser Organismus mehr Melatonin, das Hormon der Nacht und Dunkelheit. Der Körper kann es nur aus Serotonin herstellen, das er wiederum aus der Aminosäure L-Tryptophan gewinnt. Sobald es also im Herbst spürbar dunkler wird, hat der Organismus, der jetzt mehr Melatonin (ver)braucht, dadurch weniger Wohlfühlhormon Serotonin zur Verfügung und lässt die Stimmung sinken. Statt in Depressionen flüchten sich viele in Orgien mit Schokoladen und anderen Süßigkeiten, wie die Verbrauchsstatistiken belegen.

So lässt sich auch die Herbst-Winter-Depression erklären. *Natür*lich hat diese auch mit dem Jahresende, den Themen Abschiednehmen und Loslassen, dem Sterben in der Natur zu tun, aber die Körperebene ist wie immer die zweite Seite der Medaille.

Der skizzierte Stoffwechselweg von L-Tryptophan über Serotonin zu Melatonin erklärt auch, warum wir nach längerem Mittagsschlaf als einer halben Stunde oft mit solch einer »Mattscheibe« erwachen. Nach einer halben Stunde Schlaf beginnt der Organismus bereits mit der Serotonin-Umwandlung in Melatonin. Beim Aufwachen spüren wir dann schon den Mangel daran. Deshalb raten viele Schlafspezialisten, den Mittagsschlaf zeitlich auf eine halbe Stunde zu begrenzen. Die andere Möglichkeit wäre, für genug Serotonin zu sorgen und sich einen längeren und noch heilsameren Mittagsschlaf zu gönnen.[134]

Die Wirkung von Süßigkeiten, die als raffinierte Kohlenhydrate zu den vorrangigen Krank- und Dickmachern gehören, ist verheerend. Zu empfehlen sind sie alles in allem genauso wenig wie einer der zuvor beschriebenen Wege, wenngleich ihre Anhängerschar zig Millionen umfasst, was wiederum zeigt, wie wichtig vielen Menschen dieses Bedürfnis und wie aktuell das Thema ist. Letztlich ist der Wunsch nach Wohlbefinden und Glück wahrscheinlich der mächtigste und menschlichste überhaupt, und Serotonin spielt dabei eine große Rolle.

Serotonin und Gesundheit

In Anbetracht seiner Bedeutung für Wohlbefinden und Glück und der großen Sucht danach, wollen wir Serotonin und seiner schon recht weit gediehenen wissenschaftlichen Erforschung breiteren Raum widmen.

Eine seiner zentralen Aufgaben ist es offenbar, für gute Stimmung zu sorgen. Das schafft es, indem es die entsprechenden Zentren im Gehirn aktiviert. Das Ergebnis ist ein entspanntes Gefühl von Zufriedenheit. Bei Stress und Sorgen sinkt auch die Stimmung rasch und mit ihr der Serotonin-Spiegel. Wer sich viel ärgert, verbraucht viel Serotonin und erntet schlechte Laune. Je mehr Stress ein Mensch in seinem Leben hat, desto mehr Serotonin verbraucht er und desto weniger bleibt zum Anheben der Stimmung.

Bei extremen Situationen wie Depressionen und Zwangsstörungen ist der Serotonin-Spiegel tatsächlich um bis zu 50 Prozent niedriger als normal. Beide Störungen sind deshalb auch gut mit Medikamenten zu behandeln, die den Serotonin-Spiegel heben, wie die genannten Serotonin-Wiederaufnahme-Hemmer. Altes, an sich verbrauchtes Serotonin bleibt dadurch lange aktiv. Medikamente, die zusätzlich Serotonin ins Gehirn schleusen, gibt es bisher nicht, wenn

Das Beste für Körper und Seele

wir von dem noch zu besprechenden Trick mit der Rohkost »Take me« absehen (Seite 319).

Natürlich wäre es besser, es gar nicht erst zum Absinken des Serotonin-Spiegels kommen zu lassen. Es ist ein Funktionsprinzip des Körpers, seine komplexen Wirksubstanzen nach Gebrauch aus dem Verkehr zu ziehen und neue zu bilden. Ganz offensichtlich sollen so Fehlfunktionen verhindert werden. Pharmazeutische Serotonin-Wiederaufnahme-Hemmer zwingen die Serotoninmoleküle zu immer neuen Arbeitseinsätzen, was auf Dauer Nebenwirkungen wie Blutbildveränderungen hat.

Die beste Lösung wäre Nachschub an unverbrauchtem Serotonin. Die essenzielle Aminosäure L-Tryptophan, aus der es sich aufbaut, ist in vielen Lebensmitteln enthalten. Ihr Weg ins Gehirn ist aber recht kompliziert aufgrund der sogenannten Blut-Hirn-Schranke, die die Aufgabe hat, mit dem Gehirn unsere Zentrale vor ungeeigneten Substanzen zu schützen, selbst wenn diese schon ins Blut gelangt sind. Alle anderen Aminosäuren werden hier gegenüber L-Tryptophan bevorzugt, weshalb sie abgelenkt oder aus dem Verkehr gezogen werden müssten.

Die Wissenschaft weiß seit Jahren, dass eine an Tryptophan reiche Nahrung in Kombination mit Zuckern, die das Insulin locken, den Serotonin-Spiegel im Gehirn erhöht. Das Insulin spielt dabei insofern eine Rolle, als es die Zellen für alle möglichen Aminosäuren außer L-Tryptophan öffnet und sie so aus der Konkurrenz an der Blut-Hirn-Schranke nimmt. So ermöglicht es dem L-Tryptophan, ins Gehirn vorzudringen. Einen ähnlichen Effekt hat Bewegung, die Muskelzellen für alle Aminosäuren außer L-Tryptophan öffnet. Dieses kann aufgrund seiner räumlichen Struktur und Bindung im Blut an Albumin nicht in die Zellkraftwerke der Mitochondrien der Muskeln aufgenommen werden.

Neben seiner Rolle als Stimmungsaufheller und zugleich -barome-
ter hat Serotonin weitere Auswirkungen auf die Psyche und ist außer
bei der Depressionsverhinderung auch bei einer Reihe von anderen
seelischen Störungen hilfreich. Bei Patienten mit Zwangsstörungen
wie Wasch- und Kontrollzwängen fanden Wissenschaftler wie gesagt
um bis zu 50 Prozent unter der Norm liegende Serotonin-Spiegel.
Weitere Forschung ergab, wie Hemmungslosigkeit und der Hang
zu verrückten und hochgradig irrationalen Handlungen ebenfalls
mit deutlichem Serotoninmangel einhergehen. Auch außerordent-
lich eifersüchtige und von Verlustängsten geplagte Menschen haben
deutlich reduzierte Serotonin-Spiegel. Versuche ergaben laut Marco
Rauland[135], dass Eifersucht durch Medikamente, die den Serotonin-
Spiegel erhöhen – wie etwa die Serotonin-Wiederaufnahme-Hemmer –, erfolgreich gebessert werden konnte.

Verliebtheit und Liebe aus Serotonin-Perspektive

Interessanterweise findet sich auch bei Verliebten ein deutlicher
Serotoninmangel. Und tatsächlich hat die Verliebtheit mit dem
Schmetterlingsgefühl im Bauch – vom Serotoninmangel im Verdauungstrakt – und der Bewusstseinseinschränkung auf den einen besonderen Menschen durchaus Ähnlichkeiten mit einer, wenn auch
sehr angenehmen Zwangsstörung. Die Wahrnehmung ist völlig von
diesem einen Menschen in Beschlag genommen und insofern eingeschränkt, die Schattenseiten der geliebten Person werden konsequent ausgeblendet, und man fixiert sich in extremer Weise auf diese
Person in ihrer lichtesten Erscheinung, während große Teile des übrigen Lebens ignoriert werden. Nach spätestens einem Jahr lässt die
Verliebtheit – biochemisch jedenfalls – nach und das Leben norma-
lisiert sich parallel zum Serotonin-Spiegel.

Die Bestimmung des Serotonins bietet also die Möglichkeit, Verliebtheit von Liebe zu unterscheiden. Der Zustand der Verliebtheit gleicht biochemisch einer Stresssituation: Serotonin ist reduziert bei zugleich erhöhten Stresshormonen wie Cortisol und Adrenalin. Auf der anderen Seite sind unter einem besonders hohen Serotonin-Spiegel tiefe, ruhige Liebesgefühle vorherrschend.

Mit Liebesekstase kann der Organismus offenbar auch ohne Drogeneinfluss große Mengen Serotonin mobilisieren. Wir sollten ihm nur gefüllte Speicher dieses wundervollen Stoffes zur Verfügung stellen und öfter Gelegenheit zur Ekstase bieten. Serotonin macht weit und offen, friedlich und von tiefer Ruhe erfüllt, Serotoninmangel hingegen offenbar eng und fixiert. Letzeres fühlt sich verrückt an.

Beim Phänomen der Verliebtheit, die mit dem Absinken des Serotonin-Spiegels in Verbindung steht, gibt es wahrscheinlich eine Interaktion mit dem »Hormon der Begeisterung«, Phenylethylamin. Dieses übernimmt mit dem Zurückweichen des besonnen und offen zugleich machenden Serotonins, das im Überfluss ruhige Ekstase fördert, die tragende Rolle im psychischen Geschehen und vermittelt das Gefühl des Außer-sich-Seins vor Begeisterung und der Ekstase, wie sie frisch Verliebte kennen.

Wirkungsdauer und Tagesrhythmus

Serotonin hat eine Halbwertszeit von 21 Stunden, das heißt danach ist die Hälfte wieder aus dem Blut verschwunden. War es in dieser Zeit in der Erfüllung seiner vielen Aufgaben stark beansprucht, etwa beim Stressabbau, ergibt sich in den frühen Morgenstunden ein Serotonin-Tief, das bei zu Depressionen neigenden Menschen als Morgentief bekannt ist. Solch ein relatives Tief haben aber auch all jene, die schwer aus den Federn kommen und denen morgens meist

Serotonin, die Glücks- und Wohlfühlquelle

die Lust auf den neuen Tag fehlt. Beides ist, wie sich zeigen wird, vermeidbar.

Abends, wenn es dunkel wird, werden wir müde, wenn der Organismus beginnt, vorhandenes Serotonin in das Schlafhormon Melatonin umzuwandeln. Unser Gehirn hat in Gestalt der Epiphyse oder Zirbeldrüse eine Art Lichtschalter, der den Tag-Nacht-Rhythmus steuert. Am helllichten Tag schaltet die Epiphyse den Serotoninschalter ein und den für Melatonin aus, bei Dunkelheit umgekehrt. In den frühen Morgenstunden ist der Serotonin-Spiegel jedenfalls auf dem Tiefpunkt, weil ein guter Teil vom aufgenommenen Serotonin aufgrund der Halbwertszeit verbraucht ist; andererseits ist es während der Nacht auch in Melatonin umgewandelt und als solches aufgebraucht worden. Nun vergeht Zeit, bis unter dem Einfluss von (Sonnen-)Licht wieder neues Serotonin nachproduziert werden kann, sofern die dafür notwendigen Rohstoffe zur Verfügung stehen. Diesem morgendlichen Elend lässt sich ein wenig mittels Gute-Nacht- oder Schlaftrunk entgegenwirken.

Insofern ist es verständlich, wenn holländische Forscher kürzlich belegten, ein tryptophanreicher Schlaftrunk wie Honig-Milch schaffe hier eine gewisse, wenn auch beschränkte Abhilfe und fördere obendrein noch das Einschlafen. Biochemisch ist das logisch, denn ein Serotoninanstieg erlaubt die Produktion von mehr Melatonin, ermöglicht also besseres Einschlafen, und dann ist morgens noch mehr Serotonin übrig, was die Stimmung hebt. Übriges Melatonin wird morgens wieder in Serotonin zurückverwandelt, denn wenn es nach dem nächtlichen Einsatz zerlegt wird, taucht sein Hauptbaustein Serotonin wieder auf. Omas guter alter Gute-Nacht-Trunk erscheint plötzlich in einem ganz anderen, weil wissenschaftlichen Licht, auch wenn Milch dadurch für Erwachsene weiterhin problematisch bleibt. Die holländischen Forscher zeigten, wie solch tryptophanreiche

Schlafgetränke nicht nur das Erwachen erleichtern und die Stimmung dabei bessern, sondern obendrein, wie so versorgte Menschen bei frühmorgendlichen Reaktionstests deutlich besser abschnitten. Andere Forschungen belegten, wie auch ein besonders tryptophanreiches Frühstück unsere Stimmung deutlich heben kann. Wissenschaftlich gesehen verkürzt jedes Frühstück die Reaktionszeit und verbessert die geistige Aufnahmefähigkeit. Je höher sein L-Tryptophan-Anteil ist, desto ausgeprägter ist der Effekt. Insofern ist meiner Ansicht nach eine vegane Alternative zum Gute-Nacht-Trunk mit Milch ein Rohkost-Getränk mit der Mischung »Take me«. Mehr dazu lesen Sie im Anhang (Seite 319).

Nach meinen Erfahrungen ist das allerdings alles sehr relativ, da wir nüchtern auch viele Vorteile haben, wie ich sie vom Fasten kenne. Meine Lösung ist hier sehr einfach: Ich nehme bald nach dem Erwachen das genannte Getränk zu mir, indem ich einen gehäuften Löffel »Take me« – also tryptophanreicher Rohkost – in Saft verrühre. Das schenkt mir all die Vorteile eines frühmorgendlichen Serotonin- und damit Stimmungsanstiegs, ohne meinen Verdauungstrakt zu fordern. So lässt sich der Vorteil einer langen Phase zur Produktion von Wachstumshormon, wie zuvor beschrieben (Seite 235), mit ausreichend Serotonin für den Tag verbinden. Das fällt mir persönlich besonders leicht, da ein hoher Serotonin-Spiegel auch den Hunger reduziert und ich anschließend bis in die Mittagszeit nichts oder nur wenig Obst zu essen brauche.

Weitere Aufgaben von Serotonin

Im Gehirn hat Serotonin darüber hinaus eine Fülle von Kontrollaufgaben. Es ist neben anderen Neurohormonen für die Grundfunktionen des Gehirns wie Denken, Fühlen und Handeln ein – auch die ganze

Serotonin, die Glücks- und Wohlfühlquelle

Nacht hindurch – unerlässlicher Botenstoff. Obendrein koordiniert es offenbar die Zusammenarbeit der Hormone untereinander.

Eine weitere, allerdings weniger populäre Aufgabe von Serotonin ist es, die Verdauung in Gang zu bringen. Etwa 10 mg Serotonin sollten ständig im Körper kreisen, aber nur 1 Prozent davon im Gehirn. Dieser kleine Teil ist allein für die Stimmung zuständig, der Rest ist vor allem im Darm anzutreffen. Im Verdauungstrakt regelt Serotonin die Peristaltik, das heißt es steuert die sanften Wellen, die über das Darmrohr laufen und dafür sorgen, den Nahrungsbrei langsam durch die meterlange Darmpassage zu befördern. Starker Stress kann diese Passage erheblich beschleunigen und die gesamte Verdauung aktivieren mit dem durchaus sinnvollen Ziel, die Verdauungsarbeit so rasch wie möglich abzuschließen. Wer allen schwerwiegenden Ballast losgeworden ist, tut sich bei anstehenden Auseinandersetzungen, bei Flucht oder Kampf deutlich leichter. Das erklärt zum Beispiel den Durchfall vor Prüfungen. In solchen Situationen wird also noch mehr oder sogar alles Serotonin im Verdauungstrakt benötigt und fehlt von daher im Gehirn. Damit sinken Stimmung und Laune, während die Peristaltik verrückt spielt. Wir sagen, der Stress schlage uns auf den Magen, wir »bekommen Schiss« und Magengrimmen. Im Darm wird folglich ein erhöhter Serotonin-Spiegel, der uns im Gehirn so herrlich beschenkt, zur Zumutung.

Auf der anderen Seite kann eine ruhige, gelassene Lebenssituation frei von Angst und Anspannung den Serotoninbedarf im Verdauungstrakt verringern, sodass mehr fürs Gehirn zur Verfügung steht und folglich Stimmung und Wohlbefinden steigen. Auf alle Fälle hat der Verdauungs- und damit Bauchbereich ganz entscheidend mit unserer Lebensstimmung zu tun. Das lässt sich aufgrund der Serotonin-Thematik heute schon mit Sicherheit sagen, auch wenn wir das Funktionieren des sogenannten Bauchhirns noch nicht annähernd verstehen.

Bedenken wir, dass nur 1 Prozent des im Organismus kreisenden Serotonins im Gehirn landet und also fast 99 Prozent im übrigen Körper und besonders im Darm, können wir auch ermessen, wie sehr unsere Verfassung vom Zustand des Verdauungstraktes abhängt.

Der Hunger dämpfende Effekt des Serotonins ist mittlerweile ebenfalls wissenschaftlich nachgewiesen. Viele kennen ihn auch aus Erfahrung. Wenn wir glücklich und zufrieden sind, und das ist praktisch immer, wenn der Serotonin-Spiegel hoch ist, verspüren wir kaum Hunger. Liebende leben bekanntlich ganz gut von Luft und Liebe – möglicherweise auch von Luft, Liebe und Licht. Die Erfahrung depressiver Patienten, die nach der Einnahme von Serotonin-Wiederaufnahme-Hemmern an Appetit und Gewicht verloren, weist ebenfalls in diese Richtung.

Auf dem Gegenpol treibt es uns vermehrt in Richtung Kühlschrank, wenn wir übel gelaunt und schlecht drauf sind. Ein niedriger Serotonin-Spiegel macht Hunger, weil der Organismus die Hoffnung hegt, so neues L-Tryptophan zu bekommen. Man könnte also diese Art des Frustessens durchaus nutzen, um die Stimmung noch viel gezielter zu heben, indem man L-Tryptophan-reich essend dafür sorgt, den Körper wieder genug Serotonin nachproduzieren zu lassen.

Serotonin und Licht

Licht kurbelt ebenfalls die Serotonin-Produktion an, wobei wir noch nicht genau wissen, wie das geschieht. Ist es die Stimmung, die durch Licht gehoben wird und mehr Serotonin im Hirn erfordert, oder hat Licht direkten Einfluss auf die Serotonin-Produktion? Lichtstärken ab 2500 Lux regen jedenfalls die Serotonin-Produktion merkbar an (1 Lux entspricht einer Kerzenflamme). An einem Sommertag herrschen circa 10 000 Lux, in einem normalen Büro etwa 1000. Das Ergebnis dieser Situation schlägt sich im Winter-Blues nieder, der in den nördlichen sonnenarmen Ländern immerhin 10 bis 25 Prozent der Menschen trifft. Typisch sind, wie bereits erwähnt, in diesen Breiten in dunklen Zeiten Heißhunger-Attacken auf Süßigkeiten, die die Stimmung über den Zuckeranteil anheben, aber auch über den Nachschub an L-Tryptophan, das etwa in Schokolade vorhanden ist. Insofern haben Schokoladen-Nikoläuse und -weihnachtsmänner eine verständliche Funktion.

In diesen Zusammenhang gehören die bekannten Winterdepressionen im lichtarmen Norden und die dort weit höheren Selbstmordraten. Endokrinologen nennen Serotonin von daher auch zu Recht das Suizidkontrollhormon. Kein Mensch mit – serotoninbedingt – guter Lebensstimmung denkt daran, sich freiwillig von dieser Welt zu verabschieden.

Frauen-Heil-Kunde und Serotonin

Ein Anstieg von Östrogen führt parallel zu einem von Serotonin, dem Wohlfühlhormon, und Dopamin, einem anderen Glückshormon. Woraus sich ersehen lässt, was für ein wundervoller Stoff Östrogen ist. Unter diesem Aspekt wird verständlich, warum sich viele Frauen mit den ersten Antibabypillen, die wahre Östrogenbomben waren, so wohl fühlten. Mit sinkendem Östrogenspiegel gehen Serotonin und Dopamin ebenfalls zurück. Das mag erklären, warum die Depressionsanfälligkeit mit der Menopause so wächst.

Drei Viertel der Depressiven erfahren durch Erhöhung des Serotonin-Spiegels eine deutliche Besserung. Eine Rolle mag auch spielen, dass weibliche Gehirne nur etwa die Hälfte des Serotonins von männlichen produzieren. Diese Tatsache könnte die höhere Anfälligkeit von Frauen für Depressionen erklären. Und natürlich kommen seelische Aspekte hinzu wie das morgendliche »Fertigmachen« vor dem Spiegel.

Die Verbindung mit Östrogen illustriert auch, wie der weibliche Zyklus die Stimmung über den Serotonin-Spiegel mitbestimmt. Das Wohlgefühl wächst in der ersten östrogenreichen Periodenphase kontinuierlich bis zum Eisprung und ist anschließend wieder rückläufig mit dem Rückgang von Östrogen und Serotonin. Der Tiefpunkt im Hinblick auf beide Hormone wird kurz vor der Monatsblutung erreicht, genau in der Zeit, wo viele Frauen besonders leiden. An den Tagen vor den Tagen macht sich zunehmend das sogenannte prämenstruelle Syndrom (PMS) breit, das bereits 30 Prozent der Frauen quälen soll und bei 5 Prozent die Lebensqualität erheblich mindert. Auch das ließe sich durch ausreichend Serotonin bessern.

Die Beschwerden dieses Syndroms reichen von Stimmungsschwankungen bis zu richtigen Missstimmungen, von Niedergeschlagenheit, Lust- und Antriebslosigkeit bis zu depressiven Beklemmungen. Eher harmlose Varianten wie Konzentrationsschwäche, Hungerattacken und Reizbarkeit kennen die meisten Frauen. Auf der körperlichen Ebene finden sich an die 100 Symptome im Zusammenhang mit dem PMS. Sie reichen von Hitzewallungen und Unterleibsbeschwerden über Übelkeit, Kopfweh bis zu Wassereinlagerungen und Völlegefühl.

85 Prozent aller von Frauen begangenen Gewalttaten – insgesamt sind das gemessen an den männlichen wenige – werden in der prämenstruellen Phase begangen. In den USA, dem Land der unbegrenzten Möglichkeiten, gilt der Nachweis von PMS als strafmindernd.

Auch der sogenannte Babyblues oder die Wochenbettdepression lassen sich über den Abfall des Hormons Östrogen erklären und den damit verbundenen Rückgang an Serotonin. Denn nach der Geburt erleidet die Mutter einen abrupten Absturz des Östrogenspiegels, was für ihre Lebensstimmung verheerende Folgen haben kann. Das mag der deutsche Philosoph Immanuel Kant geahnt haben, jedenfalls sprach er sich in seiner »Metaphysik der Sitten« gegen die strafrechtliche Verfolgung von Kindstötung aus, wenn die Mutter ihr uneheliches Kind nach der Geburt tötete. Bei der besonderen Launenhaftigkeit, die seit alters dem weiblichen Geschlecht unterstellt wird, wäre an die um 50 Prozent geringere Serotoninproduktion des weiblichen Gehirns einerseits und die Östrogenschwankungen andererseits zu denken.

Möglich, dass eine Erhöhung des Serotonin-Spiegels auch Östrogen aktiviert. Das würde erklären, warum einige wenige Konsumentinnen der Serotonin-erhöhenden Rohkost im entsprechenden Alter berichten, ihre Regel wieder bekommen zu haben und mit ihr eine fühlbare Stärkung der Libido.

Serotonin aus natürlicher Quelle

Zum Glück gibt es eine viel bessere Möglichkeit als Medikamente, Drogen und Süßigkeiten, um genügend von Serotonin, diesem wunderbaren Stoff, ins Gehirn zu bringen. Obendrein ist sie noch gesund. Wenn wir unsere Vorfahren betrachten, können wir wieder einiges lernen, denn unser Organismus hat sich in ihrer Zeit entwickelt, nicht in unserer. Wir sind ihre Erben und haben den von ihnen in ganz anderen Zeiten entwickelten Körper lediglich völlig neuen Bedingungen ausgesetzt – nicht immer zu seinem und unserem Vorteil. Wie wir schon hörten, müssen unsere sehr frühen Vorfahren Rohköstler gewesen sein, denn sie hatten noch keine Macht über Feuer. Insofern sollte ein möglichst großer Rohkostanteil auch immer wesentlicher Bestandteil gesunder Ernährung sein. In dieser Frühzeit, wo Hunger das lebensbestimmende Empfinden war und alle folglich

Das Beste für Körper und Seele

immer hungrig aufwachten, gab es wenig Alternativen. Unsere Ahnen müssen gleich morgens aus ihren Höhlen ausgerückt sein, um – im Wesentlichen – Pflanzen sammelnd den Hunger zu bekämpfen. Dabei dürften sie sich langsam trottend fortbewegt haben, da zum Sprinten die Energie fehlte und sie zusehen mussten, dass sie vorankamen, um Essbares zu finden. Sie haben sich folglich – aus der Sicht moderner Sportmedizin – im Sauerstoffgleichgewicht, unterhalb der Fettverbrennungszone bewegt und kleine Pausen zum Aufheben und Pflücken von Pflanzen gemacht. Heute wissen wir, wie bekömmlich solche Bewegung noch immer für uns wäre (Seite 59). Durch die Savannen und Tundren trottend, haben die Vorfahren wahrscheinlich alles Essbare gleich verspeist und intensiv gekaut. Solch ausgesprochen gutes Kauen war mit ihren stärkeren Gebissen problemlos möglich, aber auch notwendig, um an die spärlichen Kalorien heranzukommen. Es wäre noch heute für uns gesund, nur fehlen uns Zeit und Ruhe dafür. Auf jeden Fall bekamen sie dadurch neben anderen Aminosäuren auch L-Tryptophan in Magen und Blut. Während aber durch ihre Bewegung andere Aminosäuren in die Skelettmuskulatur aufgenommen und dort verstoffwechselt wurden, blieb das im Blut an Albumin gebundene L-Tryptophan dort allein übrig. Dieser kleine, aber immens wichtige Kunstgriff der Evolution machte es im Gehirn an der Blut-Hirn-Schranke konkurrenzlos, sodass es diese passieren konnte. Solange andere Aminosäuren mit dem L-Tryptophan dort um Aufnahme konkurrieren, zieht Ersteres jeweils den Kürzeren.

So hatten die Vorfahren guten Zugang zu Serotonin und einer, wann immer möglich, aufgehellten Stimmung, die angesichts der vielfältigen Bedrohungen sicher (über)lebenswichtig war. Auf ihre Weise war die frühe Umwelt genauso bedrohlich wie die heutige, nur anders. Wir können noch Ähnliches erleben, etwa auf Bergtouren, wenn

Serotonin, die Glücks- und Wohlfühlquelle

wir in das alte Muster der Vorfahren zurückfallen. Wer frühmorgens von einer Hütte aufbricht, wird das oft nüchtern tun, weil er um fünf Uhr morgens noch keinen Hunger verspürt. Wenn er dann im Laufe des Vormittags langsam und wiederum im Sauerstoffgleichgewicht aufsteigend an Obst oder Gemüse knabbert und dieses wirklich gut kaut, weil er gar nichts anderes zu tun hat, kann sich ein Hochgefühl einstellen, das noch nichts mit Gipfelerlebnissen zu tun hat. Während er die pflanzliche Nahrung faserfein kaut und seine Backenzähne, auch Mahlzähne genannt, wirklich mahlen lässt und die anderen Aminosäuren durch die stetige Bewegung in die Muskelzellen abgelenkt werden, kann genug L-Tryptophan die Blut-Hirn-Schranke überwinden und in den Liquor, das Gehirnwasser, überwechseln, wo es in Serotonin umgewandelt wird.

Diese Erfahrung machte ich selbst bei vielen Bergtouren, konnte sie aber nicht in der Ebene oder bei anderen Gelegenheiten wiederholen. Ich wusste, es geht um L-Tryptophan beziehungsweise Serotonin, hatte Ersteres sogar schon über einige Monate als Medikament ausprobiert, konnte aber die mir vom Bergwandern bekannten Effekte nicht wiederholen. Eine Lösung des Rätsels ist nach meiner Erfahrung das Präparat »Take me«, über das Sie mehr im Anhang finden (Seite 319).

Fazit: *Für gutes Befinden und Glück ist ausreichend Serotonin, das sogenannte Wohlfühlhormon, im Gehirn erforderlich. Chemische Drogen sind allerdings genauso wenig eine sinnvolle Lösung wie Süßigkeiten. Am sichersten hilft die Rohkost »Take me«, den Serotoninspiegel auf natürliche Weise zu heben. Auch Licht sorgt für eine gewisse Steigerung des Serotonin-Spiegels.*

NOCH MEHR VOM BESTEN FÜR STIMMUNG UND GESUNDHEIT

Wir haben gelernt, viel Schädliches zu vermeiden durch das Weglassen von Tierprodukten. Von Tabak und gehärteten Fetten, den beiden massivsten Angriffen auf unsere Gefäße, war noch nicht die Rede. Über vollwertig pflanzliche Ernährung entgehen wir den gehärteten Fetten – wie Frittierfett oder Margarine – ohnehin, die man ohne Übertreibung als Selbstmordfette bezeichnen kann, weil sie die Gefäße hart machen und uns frühzeitig alt aussehen lassen. Tabak ist ein eigenes Thema,[136] von dem sich weitestgehend zu lösen, auch wenn er rein pflanzlich ist, gesundheitlich ungemein lohnend bleibt.

Stattdessen gibt es noch einiges Positives, worauf wir unser Augenmerk lenken und was wir uns auf der Ebene echter Lebens-Mittel genehmigen sollten, die Leben vermitteln. Dazu ist es nach meiner Auffassung notwendig, ausschließlich ganze Pflanzen zu verwenden, ausgehend von der Erkenntnis, dass die Mischungen der Natur vollkommen sind. Das Ganze ist immer mehr als die Summe seiner Teile. In Thom Bezenek hat sich ein spirituell motivierter Unternehmer gefunden, mit dem solche Möglichkeiten zu erforschen und auszuprobieren Freude macht und nicht schon gleich an den Grenzen enger Bestimmungen oder an Marktgesetzen scheitert. Er ist derjenige, der vor Jahren Buah Merah, das rote »Wunderöl« Papua Neuguineas (Seite 20), an der EU-Bürokratie vorbeilotste und der das Serotonin-Thema in meinem Sinne löste. So war es naheliegend, noch Weiteres mit ihm zusammen auf den Weg zu bringen. Das Ergebnis ist, nach langen Vorbereitungen und vielen Eigenversuchen: »Take me – *plus*«, nicht zu verwechseln mit dem Serotonin-steigernden »Take me«.[137]

Der bunte Strauß von Pflanzen, die unserem Wohlbefinden sowie unserer Gesundheit und Stimmung zuträglich sind und uns helfen können, nicht nur in eine gute, sondern in eine herausragende Verfassung zu kommen, enthält viele wesentliche Grundstoffe für Neurotransmitter und Hormone wie Dopamin, das andere Glückshormon, GABA, die Gamma-Amino-Buttersäure, aber auch Vitamine und Omega-3-Fettsäuren, um nur einige wenige zu nennen. Das Ziel war, keinerlei industriell gefertigte Bestandteile zu verwenden und statt dessen in Pflanzen aus ausschließlich kontrolliert biologischem Anbau und folglich vollwertiger Form das Wesentliche zu finden und es in die einfache Verabreichungsform als Pflanzenpulver zu bringen, um es leicht in Saft verrühren und trinken zu können und eine gesunde Grundversorgung zu sichern. Als Pendant zur Rohkost des Morgens kann es vor dem Mittagessen oder nachmittags genommen werden. Geschmacklich sind die zwei Esslöffel »Take me – plus«, die uns, etwa auf Reisen fern vom eigenen Garten, mit dem Notwendigsten für gehobene Stimmung versorgen, durch Algen, Macca usw. auf ein Zusammenspiel mit Apfelmus, Saft oder Smoothies angewiesen.

So hat sich schlussendlich eine Pflanzenmischung ergeben, die so Naheliegendes wie Leinsamen- und Weizenkeime, Gerstengrassaft und Bananen, aber auch so Aufwendiges wie edle Pilze, Macca und seltene Algen enthält. Sie hat sich sehr bewährt, um den Organismus mit einer Basis der wichtigsten Stoffe zu versorgen und um eine optimale Stimmung zu fördern. Das Ganze ist aufwändiger und teurer als beim Serotonin, da etwa Vitamin D und B$_{12}$ aus Pflanzen nur schwierig zu gewinnen sind und entsprechend seltene Pflanzen notwendig sind. Den wichtigsten Neurotransmittern, Vitaminen, Fetten und Mineralien, die so biologisch intakt bereitgestellt werden, seien hier noch einige Gedanken gewidmet.

Dopamin

Wir brauchen nicht nur genug Serotonin, sondern etwa auch ausreichend Dopamin, das andere »Glückshormon«. Dopamin löst eine andere, nicht weniger beglückende Art von erhebendem Gefühl in unserem Gehirn im Zusammenhang mit Belohnung aus. Kanadische Forscher fanden heraus, dass als schön empfundene Musik zur Dopamin-Ausschüttung führt. Wir sollten also physisch über genug Dopamin verfügen, sonst kann uns die schönste Musik nichts sagen.

Die biochemischen Vorstufen sind die gleichen wie bei Adrenalin, einem weiteren Neurotransmitter, nämlich die Aminosäuren Tyrosin und Phenylalanin. Da der Organismus Tyrosin aus Phenylalanin herstellen kann, ist also nur Letztere für uns essenziell.

▸ Phenylalanin pro 100 g[138]

Empfohlener Tagesbedarf: 14 mg pro kg Körpergewicht

Afa-Algen-Pulver	2533 mg	Reis, ungeschält	410 mg
Kürbiskerne	1733 mg	weiße Bohnen	294 mg
Leinsamen	1220 mg	Gerstengrassaft-Pulver	110 mg
Erbsen getrocknet	1132 mg		

GABA

Gamma-Aminobuttersäure ist ein anregender, stimulierender Neurotransmitter im Zentralnervensystem. Er wirkt angstlösend und hat trotz des gerade Gesagten eine beruhigende und besänftigende Wirkung auf das Nervensystem. In der Nahrung ist GABA nur in Spuren vertreten. Sie wird vielmehr erst im Gehirn gebildet und nur in geringer Menge über die Blut-Hirn-Schranke aufgenommen. So ist es sinnvoller, Vorstufen wie Glutamin zu wählen.

Noch mehr vom Besten für Stimmung und Gesundheit

► Glutamin pro 100 g[139]
Empfohlener Tagesbedarf: 0,5–2 g

Afa-Algen-Pulver	7,6 g	Avocados	0,28 g
Sojabohnen	6,49 g	Weintrauben	0,15 g
Linsen	4,49 g	Pfirsiche	0,14 g
Petersilie	0,76 g	Erdbeeren	0,13 g
Tomaten	0,34 g	Bananen	0,11 g

Vitamin D

Davon war bereits ausführlich die Rede (Seite 25 und 222). Viele Studien – die aktuellste aus dem Jahr 2010 – ergaben einen deutlichen Zusammenhang zwischen Vitamin-D-Mangel und gedrückter Stimmung bis zu Depressionen. Schon 1998 bewies eine Untersuchung, wie deutlich Vitamin-D-Gaben die Stimmung von Versuchspersonen im Winter verbesserten. Ein Abfallen von Vitamin D im Blut dürfte auch einen Rückgang von Serotonin bewirken. Nachdem im deutschsprachigen Raum bei relativ wenig Sonne rasch mit einem Mangel zu rechnen ist, wird seine Einnahme vor allem im Winter beziehungsweise in sonnenarmen Zeiten, aber für viele Menschen, je nach Lebensstil, auch ganzjährig wichtig für die Lebensstimmung.

► Vitamin D pro 100 mg[140]
Empfohlener Tagesbedarf: 5 µg (Mikrogramm)

Steinpilze	3,1 µg	Pfifferlinge (Eierschwammerl)	2,1 µg
Champignons	1,94 µg		

••• 257 •••

Das Beste für Körper und Seele

Vitamin C

Vitamin C ist inzwischen selbst von der Schulmedizin in vieler Hinsicht und weit über die Skorbut-Prophylaxe hinaus als wichtig anerkannt. Die EFSA (Europäische Behörde für Lebensmittel-Sicherheit) hat in einem Gutachten seine Wirkung zur Aufrechterhaltung normaler seelischer Funktionen bestätigt. Auch der Zusammenhang zwischen seiner Aufnahme und der Reduktion von Müdigkeit und Erschöpfung ist erwiesen. Bei einer aktuellen Studie aus dem Jahr 2010 konnte durch Vitamin-C-Gaben die Stimmung der Versuchspersonen innerhalb von 10 Tagen merkbar verbessert werden. Alle Teilnehmer wiesen vor Beginn der Studie sehr niedrige Vitamin-C-Spiegel auf.

► Vitamin C pro 100 g[141]
Empfohlener Tagesbedarf: 100 mg

Acerola-Kirsche	1700 mg		schwarze Johannisbeeren	140 mg
Afa-Algen-Pulver	666 mg			
Gerstengrassaft-Pulver	320 mg		Brokkoli	115 mg
			Erdbeeren	57 mg
Sanddornbeerensaft	265 mg		Paprika	57 mg
Goji-Beeren	148 mg		Orangen	45 mg

Vitamin B₁ (Thiamin)

Vitamin B_1 gilt als klassisches Nervenvitamin und ist für die Durchlässigkeit der Nervenzellmembran für Natriumionen wichtig. Seine Rolle bei der Nervenerregung und der nervalen Reizleitung ist erwiesen. B_1 ist eines der am wenigsten beständigen Vitamine und sehr hitzeempfindlich.

Noch mehr vom Besten für Stimmung und Gesundheit

► Vitamin B$_1$ pro 100 g[142]

Empfohlener Tagesbedarf: 1 mg (Frauen), 1,2 mg (Männer)

Weizenkeime	2 mg	reife Erbsen	0,77 mg
Sonnenblumenkerne	1,9 mg	Litschi, roh	0,5 mg
Hefe	1,43 mg	Afa-Algen	0,48 mg
Kleieflocken	1,4 mg	Goji-Beeren	0,35 mg
Sojabohnen	1 mg	Weizengrassaft	0,29 mg

Folsäure

Folsäure beeinflusst stark den Neurotransmitter-Stoffwechsel. Ein Gutachten der gerade zitierten EFSA bestätigt ihre Notwendigkeit für die Aufrechterhaltung unserer normalen seelischen Funktionen. Viele Botenstoffe des Gehirns sind auf ausreichend Folsäure angewiesen. Die Unterversorgung der Bevölkerung ist eklatant, Schwangeren wird eine generelle Einnahme empfohlen, um Missbildungen des Kindes im Rückenmarksbereich zuvorzukommen.

► Folsäure pro 100 g[143]

Durchschnittlicher Tagesbedarf: 400 µg

Bierhefe	371 µg	Erbsen, frisch	160 µg
Limabohnen	363 µg	Erbsen, getrocknet	149 µg
Kichererbsen	341 µg	Spinat, frisch	145 µg
Grünkohl	188 µg	Brokkoli	112 µg
Bohnen, weiß	187 µg	Gerstengrassaftpulver	109 µg
Rosenkohl	182 µg	Spargel	108 µg
Linsen	171 µg	Lauch	104 µg

Das Beste für Körper und Seele

Fenchel	100 µg	Kirschen, sauer	75 µg
Wirsing	90 µg	Bohnen, grün	70 µg
Weizenkorn	87 µg	Mandeln	70 µg
Knollensellerie	76 µg	Erdbeeren	64 µg

Vitamin B_6 (Pyridoxin)

Vitamin B_6 ist wichtig für den Aminosäuren-Stoffwechsel im Hinblick auf die für unsere Stimmung äußerst bedeutsame Bildung sogenannter biogener Amine. Dazu zählen auch Neurotransmitter wie Dopamin und Serotonin. Die EFSA bestätigt den Zusammenhang zwischen Vitamin B_6 und der Aufrechterhaltung normaler psychischer Funktionen. Bei Vitamin B_6 ist die durch die Wasserlöslichkeit besonders hohe Verlustrate bei der Zubereitung zu bedenken, die bei 30 bis 45 Prozent liegt.

▸ Vitamin B_6 pro 100 g[144]
Empfohlener Tagesbedarf: 1,2 mg (Frauen), 1,5 mg (Männer)

Weizenkeime	4 mg	Bananen	0,37 mg
Gerstengrassaft-Pulver	1,29 mg	Karotten	0,3 mg
Afa-Algen-Pulver	0,7–1,1 mg	Brokkoli, roh	0,28 mg
		Erbsen	0,2 mg
Hefe	0,68 mg	Äpfel	0,1 mg

Vitamin B_{12} (Cobalamin)

Vitamin B_{12} schützt das Myelin, die Substanz, die unsere Nervenzellen isoliert und etwa bei multipler Sklerose fehlt. Die EFSA bestätigt seine Notwendigkeit für die Aufrechterhaltung normaler seelischer und neurologischer Funktionen.

Vitamin B_{12} wird vor allem von Mikroorganismen hergestellt, die im Verdauungstrakt oder auf der Oberfläche von ungewaschener Nahrung vorkommen. Insofern dürften unsere Vorfahren, die noch keinen vergleichbaren Hygienewahn kannten, schon aus diesem Grund wenig Nachschubprobleme gehabt haben.

Bei Erwachsenen reicht ein einmal gefüllter Vitamin-B_{12}-Speicher für mehrere Jahre. Anhaltende Unterversorgung ist unbedingt auszugleichen, ansonsten drohen Krankheiten wie die perniziöse Anämie, eine schwere Blutbild-Veränderung, und sogar Psychosen.

In pflanzlichen Lebensmitteln findet sich Vitamin B_{12} aus Sicht der Schulmedizin nicht, in Wirklichkeit aber doch, wie relevante Werte etwa in Gerstengrassaft belegen, aber auch in Algen, die natürlich zu den Pflanzen zu rechnen sind. Eine weitere Vitamin-B_{12}-Quelle ist Tempeh, ein Fermentationsprodukt aus Sojabohnen.

► Vitamin B_{12} pro 100 g[145]
Empfohlener Tagesbedarf: 3 µg

Afa-Algen-Pulver	40 µg	Braunalgen getrocknet	7 µg
Gerstengrassaft-Pulver	30 µg	Rotalgen getrocknet	7 µg
frische Algen	durchschn. 20 µg	Tempeh	0,8 µg

Magnesium

Für Dr. Jerry Aikawa von der Universität von Colorado ist Magnesium das »Ur-Mineral«, weil es im pflanzlichen Organismus eine

Schlüsselrolle in der Chlorophyll-Synthese spielt. Ohne Chlorophyll gäbe es keinen Transfer der Sonnenenergie in Energieträger wie Kohlenhydrate und Fette. Damit wäre jedenfalls höheres Leben unmöglich. Auch in unserem Körper ist Magnesium entscheidend an der Energie-Übertragung beteiligt.

Im Hinblick auf unser Thema nimmt es als Mineral der starken Nerven eine zentrale Stellung ein. Das bereits ausführlich behandelte Wohlfühlhormon Serotonin braucht sowohl für seine Herstellung als auch zur Wirkungsentfaltung ausreichende Magnesiumspiegel. Ähnliches gilt für die Herstellung und Speicherung des Energieträgers ATP (Adenosintriphosphat). Ohne Magnesium führt kein Weg zu ATP, ohne ATP geht in unserem Organismus nichts mehr. Seinen Mangel spüren wir in Müdigkeit, verminderter Leistungsfähigkeit bis hin zu Muskelschwäche.

Magnesiummangel hindert außerdem die Nebennieren, für die Ausschüttung von Adrenalin und Kortisol bei Stress verantwortlich, an der Regeneration. Dauerstress führt aber zu Magnesiumverlusten. Hier entwickelt sich also in modernen Zeiten rasch ein bedrohlicher Teufelskreis, dessen Symptome vielfältig sind. Sie können von Unruhe, Nervosität, Schlafstörungen, Müdigkeit und Erinnerungsstörungen bis zu Angst und sogar Depressionen reichen. Eine Studie von Cox und Shealy aus dem Jahre 1996 belegt, dass die Mehrzahl von 500 untersuchten Patienten mit Depressionen Magnesiummangel aufwiesen und positiv auf dessen Verabreichung reagierten. Auch bei ADHS, dem modernen Hyperaktivitätssyndrom vor allem bei Jungen, spricht vieles für Magnesiummangel. Ein ausreichender Magnesiumspiegel ist auf jeden Fall sehr wichtig für ein ausgeglichenes Seelenleben.

Da Magnesium in frühen Zeiten über die Ernährung mit reichlich grünem Blattgemüse, Nüssen und Samen, die sehr magnesiumreich

Noch mehr vom Besten für Stimmung und Gesundheit

sind, kaum mangeln konnte, hat unser Organismus nicht gelernt, es zu speichern. Er muss es also täglich aufnehmen.

Magnesium pro 100 g[146]
Empfohlener Tagesbedarf: 300 mg (Frauen), 400 mg (Männer)

Haferflocken	140 mg	grüne Bohnen	26 mg
Weizenvollkornmehl	130 mg	Tomaten	20 mg
Roggenvollkornmehl	92 mg	Gemüsepaprika	12 mg
Naturreis	40 mg	Kern- und Steinobst	6–11 mg
Blattgemüse	17–69 mg		

Kalium

Kalium ist genau wie Magnesium ein Mineral mit großer Bedeutung für die Nervenreizleitung. Bei pflanzenreicher Kost ist es bei Weitem ausreichend vorhanden und insofern müssen wir uns nicht darum sorgen. Es steht in einem gewissen Gegensatz und Spannungsverhältnis zu Natrium und kann höchstens durch überhöhten Kochsalzkonsum in relativen Mangel geraten.

Kalium pro 100 g[147]
Empfohlener Tagesbedarf: 2 g

Weizengrassaft-Pulver	3,2 g	Pistazien	1 g
Sojabohnen	1,75 g	Spinat	0,47 g
Aprikosen (Marillen)	1,37 g	Brokkoli	0,44 g
weiße Bohnen	1,3 g	Bananen	0,16 g

Das Beste für Körper und Seele

Eicosapentaensäure (EPA)

Diese für uns wichtigste Omega-3-Fettsäure hat erhebliche Effekte auf unser Lebensgefühl. 1 g EPA pro Tag verbessert die Stimmung deutlich, zur Vermeidung der koronaren Herzkrankheit werden 250 mg am Tag empfohlen. Das Vorkommen von EPA in klassischen Lebensmitteln ist auf Fischerzeugnisse und Algen beschränkt.

Eine andere Option ergibt sich aus den Umwandlungsprozessen im Organismus. Aus Alpha-Linolensäure, die an sich keine direkten Effekte auf die Stimmung hat, kann der Körper EPA bilden. Allerdings geschieht dies nur in geringem Maß und hängt von der Zufuhr von Omega-6-Fettsäuren ab. Je mehr davon in der Nahrung enthalten sind, desto geringer wird die Umwandlungsrate. Leinsamen enthält 16,7 g Alpha-Linolensäure pro 100 g. Im Vergleich dazu sind es bei Sesam nur 0,67 g. Damit weist Leinsamen ein äußerst günstiges Verhältnis zwischen Omega-6- und Omega-3-Fettsäuren auf und ist sehr empfehlenswert.

► EPA pro 100 g[148]

Empfohlener Tagesbedarf: 1 g

Rotalgen-Pulver	650 mg	Braunalgen-Pulver	54 mg
Rotalgen, frisch	81 mg	Braunalgen, frisch	7 mg

Eine wundervolle Quelle vieler dieser Stoffe bieten auch die »Grünen Smoothies« nach Victoria Boutenko.

Fazit: *Wir sollten uns unbedingt die genannten Nährstoffe über pflanzliche Lebensmittel zuführen und zum Beispiel in* *unserem Garten hoffentlich wachsende oder ansonsten noch zu pflanzende Acerola-Kirschen und Goji-Beeren essen, die im alten China – nicht zu Unrecht – Glücksbeeren hießen, am einfachsten natürlich über »Take me plus«, denn es ist nach meinen Erfahrungen in der modernen Welt mit ihrem flexiblen Lebensstil nicht immer möglich, sich konsequent alle Nährstoffe zuzuführen. Tatsächlich ist alles, was uns gesund macht und uns erlaubt, unser volles Potenzial auszuschöpfen, auch stimmungsfördernd. Sind wir in guter oder sogar gehobener Stimmung, werden sich auf dieser Basis auch häufiger Glücksgefühle einstellen bis hin zu spirituellen Erlebnissen und Visionen vom letzten Ziel und großen Glück der Befreiung oder Erleuchtung.*

SCHLAFEND DIE ENERGIE VERDREIFACHEN

Wir haben heute ausreichende wissenschaftliche Hinweise darauf, wie wirksam ein Mittagsschlaf für unsere Gesundheit und auch für unsere Leistungsfähigkeit ist. Nachweislich senkt er Blutdruck und Puls, was ein erheblicher Vorteil im Hinblick auf Herz-Kreislauf-Probleme ist. Regelmäßig durchgeführt, macht er sogar schlank und verhindert vorzeitiges Altern. Mehr als 70 Prozent des Wachstumshormons HGH produziert unsere Haut während des Schlafes. Insofern hat der Ausdruck Schönheitsschlaf heute eine wissenschaftliche Begründung.

Im Schlaf wird auch das appetithemmende Hormon Leptin produziert, damit uns der Hunger nicht aus dem Schlaf reißt. Hier liegt auch der Grund, warum schlechter Schlaf auf Dauer erheblich zu Übergewicht beitragen kann. In dem kleinen Ratgeber »Vom Mittagsschlaf zum Powernapping« habe ich viele dieser Vorteile zusammengetragen.

Entscheidend in unserem Zusammenhang ist, dass schon ein Mittagsschlaf von einer knappen halben Stunde einen deutlichen Energie-Anstieg am Nachmittag mit sich bringt. Wobei nach meinen Erfahrungen eine Tiefenentspannung im Sinne einer geführten Meditation[149] noch deutlich bessere beziehungsweise tiefere Effekte bringt, da sie schon nach wenigen Wochen bis in Trance-Tiefe geht und uns nicht nur in den Bereich von Alpha-, sondern sogar von Theta-Wellen sinken lässt. Ein entsprechendes Nickerchen oder eben besser noch eine Tiefenentspannung nach der Arbeit könnte auch den Abend mit einem Energiehoch segnen. Diese gefühlte Verdreifachung der Lebensenergie ist ein enormer Vorteil, wenn es darum geht, unser Leben positiv zu bewältigen und die Chancen zu nutzen, möglichst lange gesund und glücklich zu bleiben.

In Bezug auf Herzprobleme ist das, wie bereits weiter oben belegt (Seite 26), auch bereits wissenschaftlich bewiesen. In anderen Bereichen wird dies noch geschehen, sobald entsprechende Studien gemacht werden. Das Problem ist hier natürlich, dass an solchen Ergebnissen nichts zu verdienen ist und es also von Industrie-Interessen unabhängige Forschung bräuchte, die es heute leider zunehmend schwer hat. Wir müssen aber nicht bis dahin warten, sondern können gleich anfangen, uns mittags und abends diese magischen Pausen mit ihren ebenso *wunder*vollen Energie- und Gesundheitsgeschenken zu gönnen.

Fazit: *Schöpfen Sie regelmäßig Energie aus dem kurzen Nickerchen zwischendurch, noch besser ist eine Tiefenentspannung wie »erquickendes Abschalten mittags und abends«.*[150]

SCHRITTE IN VEGANES NEULAND

Wer sich auf vegane Ernährung umstellt, muss auf nichts verzichten und kann obendrein ohne schlechtes Gewissen leben. Mit den *wunder*vollen Rezepten von Dorothea Neumayr in diesem Buch wird auch Zweiflern der Umstieg verschönert und erleichtert. Wer dennoch Angst hat, es könnte eng werden im Ernährungsbereich, kann entspannen und die einfache Lösung in Gestalt vollwertiger pflanzlicher Kohlenhydrate von Anfang an genießen. Der seit vielen Jahren vegan lebende Arzt Dr. Ernst Walter Henrich sagt dazu: »Die vegane Ernährung enthält keinerlei tierische Bestandteile und ist, sofern richtig und abwechslungsreich durchgeführt, die gesündeste Ernährung und das Beste für Umwelt, Klima, Tiere und Menschen.«[151] In einer gemeinsamen Erklärung US-amerikanischer (ADA) und kanadischer (DC) Ernährungswissenschaftler heißt es: »Gut geplante vegane und andere Formen vegetarischer Ernährung sind für alle Phasen des Lebenszyklus geeignet, einschließlich Schwangerschaft, Stillzeit, frühe und spätere Kindheit und Adoleszenz. Vegetarische Ernährungsweisen bieten eine Reihe von Vorteilen.« Die Stellungnahme der Ärzte-Kommission für verantwortungsvolle Medizin (PCRM – Physicians Committee for Responsible Medicine): »Vegane Ernährung, die keine tierischen Produkte beinhaltet, ist sogar gesünder als vegetarische Ernährung. Vegane Ernährung enthält kein Cholesterin und sogar weniger Fett, gesättigte Fettsäuren und Kalorien als vegetarische Ernährung, weil sie Milchprodukte und Eier ausschließt. Die wissenschaftliche Forschung zeigt, dass die gesundheitlichen Vorteile zunehmen, wenn die Menge der Nahrung aus tierischen Quellen verringert wird, was die vegane Ernährung zur gesündesten insgesamt macht.«[152]

Eine Vielzahl neuer Möglichkeiten

Die weiter oben beschriebenen Hilfen und Erleichterungen wie genügend Wachstums- und Wohlfühlhormon und ausreichend Sonnen-Vitamin D werden den Umstieg zum Genuss machen.

Obst, Gemüse und Getreide und ihre vollwertigen Kohlenhydrate haben obendrein den Vorteil, das Mengenproblem beim Essen, mit dem so viele bei so vielen Diäten so erfolglos ringen, zu entspannen. Man kann vergleichsweise mehr davon essen, volumenmäßig sowieso, aber selbst kalorienmäßig geht mehr, weil diese Ernährung, wie belegt, über die Stoffwechselsteigerung die Verbrennung und damit Wärmeproduktion stärker anregt. Obendrein erhöht sie noch, wie ebenfalls belegt, den Bewegungsdrang, was ebenfalls das Zunehmen erschwert. Der Umstieg auf eine vollwertige Pflanzennahrung ist mit Abstand auch diätetisch die beste Wahl, weil der Organismus diesen Weg seit Urzeiten kennt und dabei so viele verschiedene Vorteile zusammenkommen.

Veganer sind leistungsfähiger

Hinzu kommt zunehmende Leistungsfähigkeit unter fettarmer pflanzlicher Ernährung – auch wenn gerade dieser Punkt für die Anhänger archetypisch männlicher Macho-Nahrung besonders schwer zu begreifen und zu akzeptieren ist. Tatsächlich gibt es Leistungssportler, die das durch ihre Erfolge belegen. Vor nicht so langer Zeit gab es sogar einen Bodybuilder, der es zum Mister Olympia brachte – als bekennender Veganer. Der Schweizer Fußballer Alain Sutter spielte als Vegetarier auf internationalem Niveau.

Natürlich ist Muskelaufbau mit pflanzlicher Kost möglich. Vor Jahren habe ich im Selbstversuch erlebt, wie fastend entsprechendes Training zu Muskelaufbau führt. Wenn aber der Organismus in der Lage ist, von abgebautem Fett zu leben und dabei noch messbar Skelettmuskulatur aufzubauen, wie viel leichter wird er es unter der Ernährung mit vollwertigen Lebensmitteln können?!

Schlanker und gesünder

Hinzu kommt bei veganer Ernährung nicht zuletzt der Vorteil einer ansprechend schlanken Figur, einer gesunden Ausstrahlung und – in der Regel – ebensolchen Aussehens. Die konsequente Vermeidung von Krankheit macht sich auf vielen Ebenen bemerkbar und zahlt sich nicht nur gesundheitlich, sondern auch ästhetisch aus. Der Spruch »Der Mensch ist, was er isst« mag übertrieben sein, aber der Mensch wird dem doch seelisch und auch symbolisch irgendwie ähnlicher. Michio Kuschi, der »Geist hinter der Makrobiotik«, sagte: »Cow milk drinking, cow thinking« (Kuhmilch-Trinken, Kuh-Denken). Persönlich meine ich, einen gewissen Zusammenhang zwischen männlichen Brüsten und ständigem Essen von Hühner- und Putenbrüsten und Nacken-Fett-Polster wie bei Schweinen bei entsprechenden Essern beobachtet zu haben. Bei veganen Essern meiner Umgebung sind mir dagegen noch nie so abartige Veränderungen aufgefallen.

Zum Beispiel braucht man sich gar nicht mehr um die Übersäuerungsgefahr durch falsche Ernährung zu kümmern. Pflanzliche Nahrung wirkt weitgehend basisch, von einigen Ausnahmen abgesehen, denn die Hauptsäuerungskomponenten wie tierisches Protein, Fett und raffinierte Kohlenhydrate fallen weg.

Auch so schwer durchschaubare Parameter wie der in letzter Zeit als gefährlich bekannt gewordene hohe Homocystein-Wert werden bedeutungslos, weil Homocystein ein Abbauprodukt der Aminosäure Methionin ist, die vor allem in tierischem Eiweiß vorkommt. Wahrscheinlich ist der ins Gerede gekommene Homocystein-Wert – immerhin vervierfacht ein hoher Wert das Alzheimer-Risiko – damit nur ein weiterer Hinweis auf eine zu (tier)proteinreiche Ernährung. Andererseits reduziert ein hoher Folsäure-Spiegel, wie ihn auf pflanzlicher Basis ernährte Menschen haben, die viel Grünes zu sich nehmen, das Alzheimer-Risiko auf ein Drittel. So zeigt sich auch am Beispiel dieser sich zu einer immer größeren Bedrohung auswachsenden Krankheit, wie viel sorgenfreier und damit einfacher veganes Leben wird. Schade, dass man die wissenschaftliche Beweislast zu ihren Gunsten nicht schmeckt, aber jedenfalls kann auch sie das gute Gefühl vermitteln, auf dem richtigen Weg zu sein.

Schritte in veganes Neuland

Was haben wir auf diesem Weg zu verlieren? Viele der gefürchtetsten Krankheiten unserer Zeit, einige Vorurteile, viele Sorgen und ein dauerhaft schlechtes Gewissen den Tieren, der Umwelt gegenüber.

Was haben wir auf diesem Weg zu gewinnen? Wir werden länger und gesünder, das heißt vitaler und ausgeglichener leben, (uns) mehr bewegen und damit besser in Form bleiben. Mit attraktiverer Figur insgesamt attraktiver können wir uns mehr in unserer Mitte fühlen. Dieser Weg lässt uns länger jünger aussehen und fühlen, Lust- und Appetitlosigkeit fallen ebenso weg wie chronische Verstopfung, weil Geben und Nehmen in Einklang kommen.

Unsere Kinder werden wir mit dieser Lebensform in ein Feld des Respekts vor dem Leben und gegenüber allen fühlenden Wesen entlassen, sie aber auch konkret, genauso wie uns selbst, vor Diabetes 1, Fettsucht und all den Zivilisationsproblemen schützen.

So können wir in Frieden und mit gutem Gewissen älter werden, zumal unsere Körperfunktionen und Sinnesorgane uns länger und ohne vorzeitige Degenerationserscheinungen dienen. Wir dürfen uns also ungleich länger auf starke Knochen stützen und das Alter als seelische Aufgabe statt hinter einem Grauschleier erleben, der sich mittels grauem Star über die Sicht legt. Überflüssiges werden wir vermehrt als solches erkennen und hinter uns lassen, was uns den Weg erleichtern und zu neuen Herausforderungen anregen mag.

Unser Blutdruck wird selbst bei steigenden Anforderungen nicht dauerhaft steigen, sondern sich in angemessenen mittleren Bereichen bewegen. Männer können frühzeitige Impotenz vermeiden. Ein niedriger Blutcholesterinwert wird anzeigen, wie viel sicherer wir vor Herzproblemen und Krebs der verschiedensten Art sowie vor der Fülle der heute drohenden Krankheiten sind. Die entsprechende Lebenseinstellung wird uns erlauben, auch die seelische Dimension unserer Existenz anzunehmen, wodurch wir lernen, zu uns zu stehen und unseren ureigenen Weg zu gehen. So werden wir auf chemische Pharmaka und medizinische Eingriffe weitestgehend verzichten können, während wir unser volles Bewusstseinspotenzial in der uns möglichen optimalen und optimistischen Lebensstimmung verwirklichen.

Auf der Basis eines ausgeschlafenen Lebens voller Bewegung und Ruhe können wir Schritte in Richtung wirkliches Erwachsenwerden und Erwachen machen. Was in uns an Wachstumsmöglichkeiten angelegt ist, lässt sich in aufgeräumter, lebensfroher Stimmung ausschöpfen. So kommen die Dinge in Ordnung, und vermehrte Glückserfahrungen werden zu spirituellen Gipfelerlebnissen führen und uns dem umfassenden Glück der Befreiung näher bringen.

Glücklicher durch ansteckende Gesundheit

Menschen aber, die selbst glücklicher sind und sich kräftiger und zugleich ruhiger fühlen, ziehen nach dem Resonanzgesetz Menschen an, denen es ähnlich geht und die sich ihrerseits entsprechende Erfahrungen gönnen. So wachsen wir mit der Zeit in ein Feld hinein von mit sich und der Welt ausgesöhnten glücklichen Menschen, die selbstsicher bereit sind, ihren Beitrag zum Ganzen zu leisten und nicht nur sich und ihre Umgebung, sondern auch das große Ganze weiterzubringen. Als solche werden sie auch ungleich besser in der Lage sein, anderen zu helfen. Ihr gutes Beispiel wird ansteckend wirken, und sie werden automatisch am wachsenden Feld ansteckender Gesundheit mitbauen. Ganz nebenbei werden sie durch den Frieden in sich zu äußerem Frieden beitragen, natürlich auch ganz konkret, indem sie Schlachthöfe und -felder durch ihre Lebensform immer überflüssiger machen. Zum umfassenden Wachstum wird auch das ihrer Intelligenz gehören, sodass sie sich nicht mehr für Angstszenarien und Seuchenpanik hergeben, selbst wenn diese von der Weltge-

Schritte in veganes Neuland

sundheitsorganisation und dem gesammelten Heer von Journalisten und Politikern verbreitet werden.

Wenn wir um die wirklichen Zusammenhänge wissen, können wir uns entsprechend verantwortlich verhalten. Uns selbst besser annehmend und sogar liebend, können wir auch anderen liebevoller, offener weil angstfreier und anregender begegnen. Das Beste aus uns machend, werden wir unsere Umgebung genau dazu anregen. So viel Bewusstheit wird auch Mutter Erde die Chance geben, sich zu regenerieren und zu erholen. Allein eine sensiblere Essensart könnte ihr, wie wir an vielen Beispielen gesehen haben, enorme Erleichterung verschaffen, eine sensible Lebensart die Lösung für noch so viel mehr werden.

Wie man Fallen vermeidet

Vegan und damit deutlich sensibler Lebende sollten darauf achten, nicht vom Schatten des Aggressionsprinzips eingeholt zu werden. Wir haben erfahren, wie viel unerlöste Aggressionsenergie in unserem Essen steckt. Die Grausamkeit, die heute ins Fleisch eingeht, wird mit veganer Kost *natür*lich gemieden. Aber es wäre wichtig, diese urprinzipiellen Energien nicht nur vom Speisezettel zu streichen, sondern (wo)anders und in erlösterer Form zu leben.

Veganer sind gut beraten, mehr und besser zu kauen und so ihre Waffen im Mund einzusetzen. Darüber hinaus können sie lernen, offensiver und engagierter, zupackender und mutiger zu leben. Die bei der Ernährung wegfallende Fleischeslust wäre auf anderen Ebenen des Genussprinzips *natür*lich genussvoller zu (er)leben und zu genießen. Was das Aggressions- und Wandlungsthema angeht, können sie gerade durch radikale Umstellung und die Konfrontation mit dem eigenen und dem gesellschaftlichen Schatten bewusster werden.

Übergangshilfen zum Veganen

Wenn das Ergebnis der Umstellung Blähungen sind, liegt das möglicherweise an Hülsenfrüchten, ganz sicher aber auch an der Tendenz, hintenherum zu stänkern und Aggressionen abzulassen und dem eigenen Schatten aufzusitzen.

Alles Radikale löst bei uns rasch Angst aus, dabei bedeutet es nur, an die Wurzeln zu gehen (lateinisch radix = Wurzel), und das ist oft notwendig. Es ist tatsächlich viel einfacher und vor allem erfolgreicher, sich ganz auf vegane Ernährung umzustellen als halb. Je weniger Tierisches wir zu uns nehmen, desto besser für unsere und die Gesundheit der Welt. Wer etwa beim Fasten noch eine Notfallration bunkert, wird ständig daran erinnert und kommt viel schwieriger durch die Umstellungsphase. Das gilt auch bei der Ernährungsumstellung. Wer Ausnahmen macht, wird sie in Anspruch nehmen, und bereits eingeplante Ausnahmen haben die Angewohnheit, sich zu vermehren. Außerdem braucht eine klare Entscheidung ungleich weniger Energie in der Umsetzung. So zeigt die praktische Erfahrung der Beratung, wie viel leichter sich eine komplett tierproduktfreie Ernährung verwirklichen lässt im Vergleich zur »Mischwirtschaft«. Allerdings kenne ich einige langjährige Veganer, die Honig, letztlich natürlich auch ein Tierprodukt, weiterhin in Maßen integrieren.

Besser als Ausnahme-Wirtschaft wäre – zumindest anfangs – sich über Fleischersatzprodukte aus Soja goldene Brücken ins neue (Ernährungs)Land zu bauen. Sie finden hochwertige Produkte in Reformhäusern und Bio-Läden beziehungsweise -Supermärkten und über entsprechende Versandunternehmen.

Ein weiterer Grund, warum eine völlige Umstellung sowohl einfacher als auch in gesundheitlicher Hinsicht wirksamer ist, sind wohl unsere eigenen Darmbakterien. Genau genommen füttern wir in mancher Hinsicht zuerst einmal diese, während sie anschließend uns

Schritte in veganes Neuland

ernähren. Sie sind etwa für die Vitamin-K-Produktion notwendig. Wenn wir die Ernährung von Anfang an auf pflanzliche Kost umstellen, werden sich die Darmbakterien dem neuen Trend anpassen. Solch eine deutlich gesündere Darmflora zeigt sich langfristig auch an einer wesentlich angenehmeren Ausdünstung und Ausstrahlung. Konsequenz ist besonders am Anfang wichtig, damit die Bakterien sich rasch umstellen und die alten nicht ständig mit der Hoffnung auf wieder zunehmenden Nachschub an Tierprotein und damit Verwesungsprodukten genährt und künstlich am Leben gehalten werden. Aber natürlich ist es besser, sich langsam umzustellen – im Sinne von erst Fleisch reduzieren, dann weglassen usw. – als gar nicht.

Die Erfahrung vegan lebender Menschen zeigt eine Darmumstellung spätestens nach sechs Monaten konsequenten Verzichts auf Tierprodukte. Kommt aber auch nur einmal im Monat etwas Verwesendes in den Darm, halten sich die Bakterien weiter. Außerdem stellt sich bei Inkonsequenz erfahrungsgemäß der sonst nach einigen Monaten aufkommende Widerwille gegen Tierisches nicht ein. Dieser erklärt wohl auch, warum konsequente Veganer nur äußerst selten rückfällig werden, wohingegen diejenigen, die in einer Art von auf Dauer angelegtem Entzug leben, viel leichter zurückfallen. Insofern wäre es wichtig, gleich streng und konsequent zu sein und es sich lieber über Soja-, Seitan- und ähnliche Fleischersatzprodukte leichter zu machen. Auch wenn ich hier natürlich versuche, Ihnen die ideale Lösung schmackhaft zu machen, ist mir doch bewusst, dass die praktikable zweit- oder sogar drittbeste Lösung besser ist als ein nicht erreichbares Optimum. Also lieber ein veganes Soja-Steak essen, das aussieht wie ein echtes und auch so schmeckt, den Darmbakterien aber nicht wieder Hoffnung auf wirkliche Leichenteile macht.

Und selbst wenn Sie nur zu der alten Weisheit zurückfinden »Der beste Arzt ist jederzeit des Menschen eigene Mäßigkeit« und Ihren

Konsum an Tierischem verringern, tragen sie schon etwas zu Ihrer und unser aller Rettung bei. Für diejenigen, die sich bemühen und an ihrer eigenen Schwäche scheitern, abschließend ein Satz des Sufi-Mystikers Rumi: »Und wenn du tausendmal die Karawane verlässt, du kannst immer wieder zurückkehren.«

Die Symphonie der Maßnahmen

Wir wissen längst, wie sehr sich Risikofaktoren gegenseitig aufschaukeln. Ähnlich können Vorbeugungsmaßnahmen einander befruchten. Dass sich Risikofaktoren nicht nur addieren, sondern muliplizieren, darüber hat uns die Interheart-Studie zum Thema Herzinfarkt-Wahrscheinlichkeit, die 2004 in der renommierten Zeitschrift »The Lancet« erschien, die Augen geöffnet. 30 000 Menschen aus der ganzen Welt wurden auf neun Risikofaktoren im Hinblick auf Herzinfarkt untersucht. Bei Vorliegen eines Faktors wie Bluthochdruck oder Rauchen stieg die Infarkt-Wahrscheinlichkeit auf das 2,5-Fache. Bei drei Risiken steigerte sie sich auf das 12-Fache, bei vier Risiken schon auf das 42-Fache, bei allen neun Risiken gar auf das 330-Fache.

Diese Studie kann uns auch eine Idee davon geben, wie unsinnig es jedenfalls bei chronischen Krankheiten ist, nur eine einzige sogenannte Ursache anzugehen. Es liegen in der Regel Verkettungen von Faktoren vor, die sich über Jahre angesammelt haben, so lange, bis die Kompensationsmöglichkeiten des Organismus erschöpft waren und es zur vorliegenden Symptomatik kam. Sinnvoll wäre es folglich bei allen chronischen Krankheiten, an das ganze Geflecht von Ursachen zu denken und diese auch in einem den Lebensstil ins Auge fassenden Sinn zu beheben. Wenn der Organismus an einer Schwachstelle mit einem Symptom reagiert, ist dies meist die Spitze eines Eisbergs.

Schritte in veganes Neuland

Leider gibt es noch keine der Interheart-Studie vergleichbare Untersuchung, die sich den positiven, das Leben verlängernden und verbessernden Maßnahmen widmet, aber alle meine persönlichen Erfahrungen und die mit meinen Patienten sprechen dafür, dass es sich mit der Synergie ganz ähnlich verhält. Es ist wahrscheinlich unmöglich, nur über den Darm Erleuchtung zu finden, aber ohne auf die Ernährung zu achten, wird es auch extrem schwierig. An der Psyche führt eben genauso wenig ein Weg vorbei wie am Körper. Ideal wäre es, in allen möglichen Bereichen positiv zu punkten und die Negativpunkte zunehmend zu eliminieren. Es macht zum Beispiel wenig Sinn, auf eine äußerst sensible Ernährung zu achten und weiter Kettenraucher zu bleiben.

Nicht auszudenken, was für Möglichkeiten uns offenstünden, wenn wir unsere Ernährung auf die uns angemessene pflanzliche Kost umstellten, uns Schädliches wie Tierprotein und die Angsthormone von Schlachttieren ersparten, uns stattdessen jene Stoffe gezielt zuführten, die die Basis der Hormone und Neurotransmitter darstellen, die uns wachsen und Lebensfreude empfinden lassen, wenn wir uns der Sonne wieder wohlwollend näherten und notwendige Regenerationspausen mittags und nachts einhielten und uns regelmäßig bewegten. Eine Symphonie der sinnvollen Maßnahmen!

Was wäre erst möglich, wenn wir zusätzlich unsere seelischen Aufgaben angingen, mit unserer Vergangenheit aufräumten, um in der Gegenwart anzukommen?! Was, wenn wir im Sinne von »Krankheit als Symbol« aus Krankheitsbildern unsere Aufgaben lesen und diese auch annehmen und verwirklichen würden, wenn wir unsere Entwicklung im geistig-seelischen Sinne förderten, weil wir uns fordern und ernst mit unseren Vorsätzen machen?! Was erst, wenn wir die Schicksalsgesetze[153] verstehen und als verbindliche »Spielregeln fürs Leben« erkennen, wenn wir das »Schattenprinzip«[154] durch-

··· 277 ···

Das Beste für Körper und Seele

schauen, unsere Schattenanteile integrieren und aufs eigene Leben anwenden, sodass aus unseren verborgenen dunklen Seiten Schätze werden?! Mit Hilfe der »Lebensprinzipien«[155] lässt sich heilen, was dessen bedarf, und Überflüssigem vorbeugen. Selbst Vorsätze kann man damit umsetzen und verwirklichen.

Fazit: *Natürlich hält der Weg in veganes Neuland für jeden Einzelnen auch Fallen bereit. Aber die kann man vermeiden, schon wenn man sich nur vor Augen hält, welche wunderbaren Möglichkeiten diese Lebensweise bereithält. Das Zusammenspiel all der genannten Maßnahmen wird eine Aufwärtsspirale in unserem Leben in Gang setzen. So können wir in all jenen Bereichen Erfolg haben, die für unsere Entwicklung wichtig sind und uns Freude und Glück bescheren.*

ESSEN IN RADIOAKTIVEN ZEITEN

Die radioaktive Bedrohung unseres Lebens ist vor allem eine durch die Nahrung, denn die primäre Verstrahlung von Atmosphäre und Luft lässt in erster Linie dadurch nach, dass die Radioaktivität durch Niederschläge in die Böden abgeleitet wird. Alle Nahrung stammt aber letztlich aus der Erde. Zwar wird zuerst meist – wie nach Tschernobyl – der Himmel verstrahlt, aber langfristig landet alles bei Mutter Erde. Auch 25 Jahre nach der Reaktorkatastrophe von Tschernobyl ist die Erde bei uns so verstrahlt, dass das Fleisch von Tieren wie den Wildschweinen im Schwarzwald, die ständig in der Erde wühlen, noch immer verstrahlt und daher ungenießbar ist, von den Rentieren in Skandinavien ganz zu schweigen.

Wieso lassen sich aber Feldfrüchte, die direkt aus der Erde stammen, wieder essen? Das liegt daran, dass Tiere und übrigens auch Menschen die Radioaktivität in ihrem Gewebe speichern und ansammeln. Die Strahlung stammt auch hier aus dem Boden und gelangt über Pflanzen in die Gewebe. Je weiter am Ende der Nahrungskette Tiere stehen, desto höher ist ihre Belastung, und zwar nicht nur im Hinblick auf Radioaktivität, sondern auch auf andere schädliche Substanzen. Insofern ist es am schlechtesten, Raubtiere zu verspeisen. Genau das aber machen wir, wenn wir Fische essen, die meistens Raubtiere sind wie Thunfisch und Forelle. Wenn sie obendrein uralt sind wie so viele der heute gefangenen, verstärkt sich das Problem durch den verlängerten Speicherzeitraum. In Zukunft werden wir, nach der Katastrophe von Fukushima, wo unglaubliche Mengen Radioaktivität ins Meerwasser gelangten, nie mehr japanischen und vielleicht sogar nie mehr gefahrlos irgendeinen Meeresfisch essen können. Aber das ist auch aus anderen Gründen weder notwendig noch sinnvoll, wie wir gesehen haben.

Die noch Monate nach der Katastrophe völlig unbeherrschte Situation in Fukushima mit drei Kernschmelzen entlädt verheerende Mengen von Radioaktivität in die Elemente Luft, Wasser und Erde, da wir davon ausgehen müssen, dass die Kernschmelze sich mit der Zeit ins Erdreich frisst. Die Halbwertszeit von Jod ist kurz, und hier lässt sich tatsächlich mit der Einnahme von Jod Schlimmstes verhindern, wohingegen Cäsium Jahrzehnte weiterstrahlt und das in Fukushima ebenfalls freigesetzte Plutonium Jahrtausende.

In Europa haben wir, sofern wir hier keinen eigenen Atomunfall produzieren, immerhin die Chance, mit einem blauen, nur leicht verstrahlten Auge davonzukommen. Nach Tschernobyl zeigte sich, dass sich nach Kriterien der Bio-Landwirtschaft bearbeitete intakte Böden ungleich schneller regenerierten als konventionell bearbeitete. Die Strahlung in biologisch-dynamisch kultivierten Böden konnte sogar rascher abgebaut werden, als es Experten erwartet hatten, offenbar durch die viel höhere Zahl von Mikroorganismen in dieser gesunden, natürlichen und damit auch vitaleren Erde.

Insofern ist vollwertige pflanzlich-vegane Ernährung auch im Hinblick auf diese strahlenden Zeiten die mit großem Abstand sicherste Ernährung, wobei allerdings Wildpilze zu vermeiden sind, da sie ebenfalls zur Akkumulation von Radioaktivität neigen. Im Verstrahlungsfall bleibt Veganern bezüglich Vitamin D dann nur die Sonne. Fleisch und Milch und hier besonders Molke, in der sich die Radioaktivität verstärkt ansammelt, kommen keinesfalls mehr infrage. Aber gegen sie sprechen auch schon all die anderen angeführten Gründe. Leider ist die Wahrscheinlichkeit für einen Super-GAU in Russland, Frankreich und den ehemaligen Ostblockländern wie auch in den USA und den übrigen Atomstaaten jederzeit vorhanden und keineswegs gering, da dort (Un-)Verantwortliche am Ruder sind, die »Endlager« wie Tschernobyl und Fukushima in Kauf nehmen. 20 Prozent der weltweiten Atomkraftwerke stehen in erdbebengefährdeten Zonen, keines ist wirklich gegen terroristische Anschläge gesichert. Schon ein weltweiter Computer-Crash, wie er etwa durch extreme Sonnenstürme ausgelöst werden kann, würde wahrscheinlich über den Zusammenbruch der Steuerungen und damit der Elektrizität viele Fukushimas schaffen.

Andererseits besteht berechtigte Hoffnung, mit hoher Vitalität und daraus folgend ausgezeichneter Abwehrkraft, mit ausreichend Antioxidantien und Vitalstoffen – im Ernstfall auch Jod – zumindest leichterer Verstrahlung zu trotzen.

UNTERSTÜTZUNG VON DEN RELIGIONEN DER WELT

In den meisten Religionen gibt es Ernährungsregeln; manche legen fleischlose oder vegane Kost nahe, wie ich hier zeigen möchte:

Christentum und Judentum

Für Christen- und Judentum ist die Basis klar und vegan, heißt es doch im Alten Testament schon in der Genesis: »Und Gott sprach: Siehe, ich habe euch alles samentragende Kraut gegeben, das auf der Fläche der ganzen Erde ist, und jeden Baum, an dem samentragende Baumfrucht ist; das soll euch zur Nahrung dienen.«[156] Und weiter genauso eindeutig: »Und Gott der Herr gebot dem Menschen und sprach: Von jedem Baum des Gartens darfst du reichlich essen.«[157] Auch die Bibel ist tendeziell gegen das Essen von Tieren wie folgender Zitatausschnitt belegt: »Genau wie die grünen Kräuter habe ich euch alles gegeben. Nur Fleisch mit Leben drin, in welchem Blut ist, sollt ihr nicht essen. Und gewiss werde ich euer Lebensblut einfordern; von jedem Tier werde ich es einfordern.«[158] In Sprüche 15,17 sagt die Heilige Schrift unmissverständlich: »Besser ein Gericht Gemüse und Liebe ist da, als ein gemästeter Ochse und Hass dabei.« Der Prophet Daniel fordert schon zu alttestamentarischen Zeiten gleichsam eine vergleichende Studie: »Da sagte Daniel dem Aufseher, den der oberste der Hofbeamten über ihn bestellt hatte: ›Prüfe deine Diener doch zehn Tage lang: Gib uns nur Gemüse zu essen und Wasser zu trinken! Vergleiche dann unser Aussehen und das der jungen Männer, die die Tafelkost des Königs essen. Dann verfahre mit deinen Knechten entsprechend dem, was du siehst.‹ Und er hörte auf sie und versuchte es zehn Tage mit ihnen. Und am Ende der zehn Tage sahen sie schöner und wohlgenährter aus als all die jungen Männer, die die Tafelkost des Königs aßen. Da nahm der Aufseher das Fleisch und den Wein fort, den sie trinken sollten, und gab ihnen stattdessen Gemüse.«[159]

Laut Altem Testament gilt für Juden, aber damit auch für Christen und Muslime Jesaja[160]: »Einen Ochsen schlachten ist wie einen Menschen töten.«

In den Essener-Schriften wird Christus noch deutlicher: »Ich sage euch nämlich, wer tötet, der tötet sich selbst, und wer das Fleisch ermordeter Tiere isst, isst vom Leib des Todes. Denn in seinem Blut verwandelt sich jeder Tropfen ihres Blutes in Gift; in seinem Atem wird ihr Atem stinkend; in seinem Fleisch siedet ihr Fleisch; in seinen Knochen werden ihre Knochen zu Kreide; in seinem Gedärm vermodert ihr Gedärm; in seinen Augen werden ihre Augen zu Schuppen; in seinen Ohren werden ihre Ohren wachsweich. Und ihr Tod wird zu seinem Tod.«[161] Und weiter: »Wahrlich, ich sage euch, wer an dem Nutzen teilhat, der entsteht, indem man einer von Gottes Kreaturen Unrecht tut, kann nicht rechtschaffen sein; noch dürfen solche die heiligen Dinge berühren oder die Mysterien des Reiches lehren, deren Hände blutbefleckt oder deren Münder durch Fleisch geschändet sind.«[162]

Islam

Für den Islam nimmt der Prophet Mohammed ganz entschieden Stellung: »Allah wird mit keinem Erbarmen haben, außer mit jenen, die Erbarmen haben mit anderen Geschöpfen. Wo es reichlich Gemüse gibt, werden jede Menge Engel herabkommen.«[163] Und weiter: »Verboten für euch (zur Nahrung) sind: Totes Fleisch, Blut, Schweinefleisch (...)«[164]

Nirgends gibt Er eine Aufforderung zum Fleischessen, aber viele vegane Hinweise: »Und durch dieses Wasser bringen Wir euch Gärten von Dattelpalmen und Weinreben, worin ihr reichlich Früchte findet und von denen esst ihr. Ihr findet dort auch einen Baum, der aus den Ländern um den Berg Sinai stammt und Öl sowie Genuss für alle hervorbringt.«[165] Und noch ausdrücklicher sprach der Prophet zu seinem Cousin Ali: »O Ali, du solltest kein Fleisch essen. Wenn du vierzig Tage Fleisch isst, werden in dir solche Eigenschaften erwachsen. Solche Handlungen werden in dich kommen. Ihr Blut wird in dich kommen. Ihre Eigenschaften und Handlungen werden in dich kommen. Aus diesem Grunde werden sich deine menschlichen Eigenschaften verändern, deine mitfühlenden Eigenschaften werden sich ändern, die Essenz deines Körpers wird sich ändern. O Ali, du solltest kein Fleisch essen (...)«[166]

Buddhismus

Im Mahaparinirvana Sutra erklärt der Buddha: »Fleisch essen zerstört die Saat des Mitgefühls und jede Handlung eines Fleischessers erschreckt alle Wesen durch den Körpergeruch nach Fleisch.« Zu Mahamati sagt er: »Fleisch essen birgt zahllose Vergehen.«[167] Und generell verkündet er: »Wenn niemand Fleisch isst, dann tötet niemand Lebewesen zur Nahrung (...) Das Töten findet für die Käufer statt, somit ist Kaufen genauso wie Töten. Somit kann Fleisch essen den heiligen Weg versperren.«[168]

Aber der Buddha kennt die Schwächen der Menschen und weist ihnen sanfte Wege aus dem Elend, wie die Frage des Schülers Kasyapa offenbart: »Warum erlaubte der Herr den Bhiksus (Mönchen) früher, die ›drei reinen Fleischsorten‹ oder sogar die ›neun reinen Fleischsorten‹ zu essen?« Der Buddha antwortete: »Der damaligen

Notwendigkeit folgend war es so eingeführt, um allmählich zur tatsächlichen Abgrenzung vom Fleischessen zu kommen.«[169]

Hinduismus

In den Veden, den ältesten heiligen Schriften der Welt, steht (Yajur Veda 12,32): »Du darfst deinen von Gott gegebenen Körper nicht zum Töten von Gottes Geschöpfen einsetzen, seien es Menschen, Tiere oder andere.« Und positiv formuliert: »Indem man keinerlei lebende Wesen tötet, macht man sich bereit, gerettet zu werden.«[170] Im Mahabharata heißt es: »Wer den Höchsten Frieden erlangen möchte, sollte keinesfalls das Fleisch irgendeines Tieres der Welt essen.«[171] Und: »Wer zum Töten rät oder den Auftrag gibt, wer ein Glied abtrennt, wer ein Tier tatsächlich tötet, wer Fleisch kauft und wer Fleisch isst, ist als Mörder zu bezeichnen.«[172] Fast modern: »Wer zum persönlichen Vergnügen harmlosen Geschöpfen das Leben nimmt, erlangt kein Glück in diesem Leben oder im Leben danach. Angesichts der Methoden, durch die man Fleisch beschafft, und in Anbetracht des Leidens der Geschöpfe (…) sollte der Mensch das Fleischessen aller Art aufgeben.«[173] Und: »Die das Schlachten eines Tieres erlauben, die es aufschneiden, die es töten, die Fleisch kaufen oder verkaufen, die es kochen, die es servieren und die es essen, müssen alle als Schlächter des Tieres betrachtet werden. Es gibt keinen größeren Sünder als denjenigen, der seine eigene Fleischmasse durch das Fleisch anderer Wesen zu mehren versucht.«[174]

Weitere Religionen und Glaubenssysteme

Die Basis des dem Hinduismus nahen **Jainismus** ist überhaupt völliger Gewaltverzicht. Im Sutrakritanga heißt es: »Ein Mensch, der seine Seele schützt und seine Sinne bändigt, sollte nie jemandem zustimmen, der Lebewesen tötet.«

Für **Sikhs** sagt Guru Granth Sahib: »Sag nicht, dass die Veden, die Bibel und der Koran falsch seien. Diejenigen, die sie nicht eingehend betrachten, sind falsch. Du sagst, der Eine Herr ist in Allem, warum also tötest du Hühner?« Und weiter: »Die Welt isst Tierleichen, lebt von Vernachlässigung und Gier. Wie Kobolde oder Bestien töten sie und essen die verbotenen Fleischleichen. Beherrsche dein Verlangen, sonst wirst du vom Herrn gepackt und in die Qualen der Hölle geworfen.«

Der **Konfuzianismus** ist ebenso entschieden und deutlich: »Wie behandelt ein heiliger König Tiere? Er möchte sie leben sehen und kann nicht ertragen, sie sterben zu sehen. Hört er ihr Wehgeschrei, kann er ihr Fleisch nicht essen, da er es nicht übers Herz bringt.«[175]

Der **Taoismus** empfiehlt gar: »Kauf gefangene Tiere und gib ihnen Freiheit! Wie lobenswert ist Entsagung, die auf den Schlachter verzichtet! (...) Geh weder in die Berge, um Vögel in Netzen zu fangen, noch ans Wasser, um Fische und Fischchen zu vergiften. Schlachte nicht den Ochsen, der dein Feld pflügt.«[176]

Und noch für die **Bahai**: »>Was wird die Nahrung der Zukunft sein?< >Früchte und Körner.< Die Zeit wird kommen, da kein Fleisch mehr gegessen wird. Die Medizinwissenschaft ist noch in der Anfangsphase, sie zeigt jedoch, dass unsere natürliche Nahrung das ist, was aus dem Boden wächst.«[177]

Fazit: *Die Religionen der Welt bestätigen in eindrucksvoller Weise das Anliegen dieses Buches: Sie verurteilen das Töten von Tieren ebenso, wie sie den Menschen den Verzehr von pflanzlicher Nahrung nahelegen.*

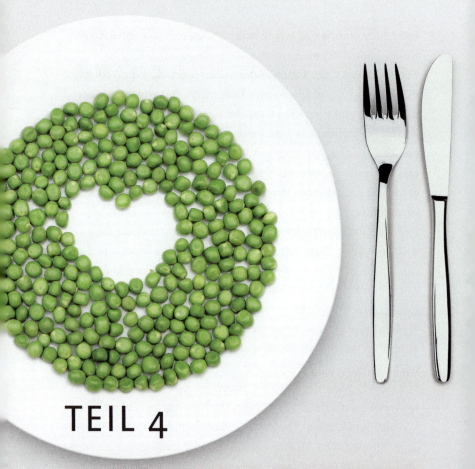

TEIL 4

30 VEGANE REZEPTE FÜR EIN GLÜCKLICHES LEBEN

von Dorothea Neumayr

EINE IDEALE LEBENSWEISE

Das Ideal einer veganen Lebensweise sind hervorragend schmeckende Mahlzeiten, die durch und durch gesund sind und außerdem auch die Lebensqualität verbessern.

Mögen die einzigartigen Rezepte der – vom »Gault Millau« *ausgezeichneten* – Haubenköchin Dorothea Neumayr Sie, liebe LeserInnen, zum Einstieg in den Umstieg oder wenigstens zum Probieren verlocken und dazu anregen, das Gesunde mit dem Schmackhaften zu verbinden, das Machbare mit dem ethisch Vertretbaren.

Persönlich empfinde ich es als Geschenk, für diese wundervolle Lebensform die Rezepte einer so begnadeten Köchin vorstellen zu dürfen.

► Wichtig beim Einkauf

- Pflanzliche Lebensmittel sollten wann immer möglich aus biologisch-ökologischem Anbau stammen.
- Wählen Sie grundsätzlich Vollkornprodukte.
- Alle Lebensmittel sollten möglichst unbehandelt sein.
- Kaufen Sie immer Zutaten von (sehr) guter Qualität. Dann schmecken auch die einfachsten Gerichte wirklich gut.
- Kaufen Sie bevorzugt regional angebaute Lebensmittel, am liebsten vom Bauern Ihres Vertrauens. Eine Biokiste ist da eine gute Möglichkeit.
- Entscheiden Sie sich je nach Jahreszeit für saisonale Lebensmittel.
- Nehmen Sie unterschiedliche Öle in Ihren Vorrat auf, etwa Oliven- und Distelöl, Mohn-, Lein- oder Walnussöl. Das bringt Omega-3-Fettsäuren ins Spiel. Die Öle lassen sich auch gut mischen. Experimentieren Sie damit!

30 vegane Rezepte für ein glückliches Leben

Hirsebrei – warmes Frühstück

Zutaten für 4 Personen: 1 Tasse Bio-Hirse | 140 ml Mandel- oder Haferdrink | 1 Stück Zimtstange | 1 Gewürznelke | ein paar Rosinen (nach Belieben) | Kompott oder frische Früchte der Saison
Zubereitungszeit: ca. 20 Min. + Quellzeit

Zubereitung: Die Hirse am Vorabend mit etwas lauwarmem Wasser ansetzen und über Nacht quellen lassen. Am Morgen die gequollene Hirse (ca. 240 g) mit 140 ml Wasser und 140 ml Mandel- oder Haferdrink in einen Topf geben. Zimtstange und nach Belieben die Gewürznelke und einige Rosinen dazugeben und alles ca. 15 Minuten köcheln, bis ein dicker Brei entsteht. Den Hirsebrei in tiefen Tellern anrichten. An kühlen Tagen gemahlenen Zimt und warmes Apfel- oder Birnenkompott dazu reichen, in der warmen Jahreszeit frische Beeren, Apfel, Banane oder Ananas.
MEIN TIPP: *Ein warmes Frühstück ist ein idealer Tagesbeginn. Den Brei können Sie mit Früchten der Saison und geriebenen Nüssen oder Mandeln variieren.*

Dorotheas Ayurveda-Frühstück

Zutaten für 4 Personen: ½ Ananas | 1 Banane | ca. 300 g frische Früchte der Saison | Saft von 1 Bio-Orange | 4 EL Cashewnüsse | 2 EL Kokosraspeln | 4 EL Sojakeimlinge
Zubereitungszeit: ca. 20 Min.

Zubereitung: Ananas und Banane schälen und in kleine Würfel schneiden, übriges Obst ebenfalls klein schneiden. In einer Schüssel mit dem Orangensaft marinieren. Die Cashewnüsse grob hacken und mit den Kokosraspeln und den Keimlingen unter die Früchte mischen.
MEIN TIPP: *Nach dem Fasten oder in Zeiten der Entschlackung die Banane durch einen Bio-Apfel oder eine Birne ersetzen.*

Frühstück

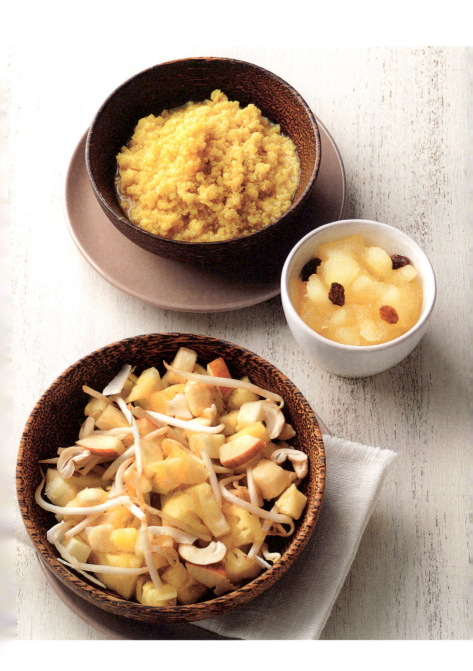

Rote Bete mit Meerrettich

→ **Zutaten für 4 Personen:** 4 kleine Knollen Rote Bete | 2 EL Olivenöl
2 EL Rotweinessig | 1 EL Himbeeressig | ca. 100 ml Bio-Gemüsebrühe
frisch geriebener Meerrettich | etwas glatte Petersilie
Zubereitungszeit: ca. 50 Min.

Zubereitung: Die Roten Beten ca. 30 Minuten in Salzwasser garen, herausnehmen, schälen und abkühlen lassen. In gleichmäßig dicke Streifen schneiden und in Olivenöl andünsten. Mit Rotwein- und Himbeeressig ablöschen und die Gemüsebrühe dazugeben. Etwas köcheln lassen und eventuell noch einmal abschmecken. Die warmen Roten Beten mit ihrem Saft in tiefen Tellern anrichten, mit gehackter Petersilie und frisch geriebenem Meerrettich bestreuen.

Tofuspießchen mit Rucolapesto

→ **Zutaten für 4 Spieße:** 300 g Tofu | Saft von 1 Bio-Zitrone | 4 große
Kartoffeln | 2 EL Hefeflocken | 3 EL Olivenöl
Pesto: 50 g Pinienkerne | 50 g Rucola | 20 g Basilikum | 50 g glatte Petersilie
65 ml Olivenöl | Salz
Und: Holzspieße
Zubereitungszeit: ca. 40 Min.

Zubereitung: Den Tofu in ca. 2 cm große Würfel schneiden und ca. 1 Stunde im Zitronensaft marinieren. Inzwischen die Kartoffeln schälen und in ca. 2 cm große Würfel schneiden. Die Kartoffelwürfel ca. 10 Minuten dämpfen. Für das Pesto die Pinienkerne in einer Pfanne ohne Fett rösten. Die Kräuter waschen und trocken schütteln. Pinienkerne und Kräuter mit dem Olivenöl im Mixer pürieren. Mit Salz abschmecken.
Die Tofuwürfel abtropfen lassen und in den Hefeflocken wälzen. Tofu- und Kartoffelwürfel abwechselnd auf Holzspieße stecken und salzen. Das Olivenöl in einer Pfanne erhitzen und die Spieße rundherum knusprig braten. Mit dem Pesto anrichten.

Vorspeisen

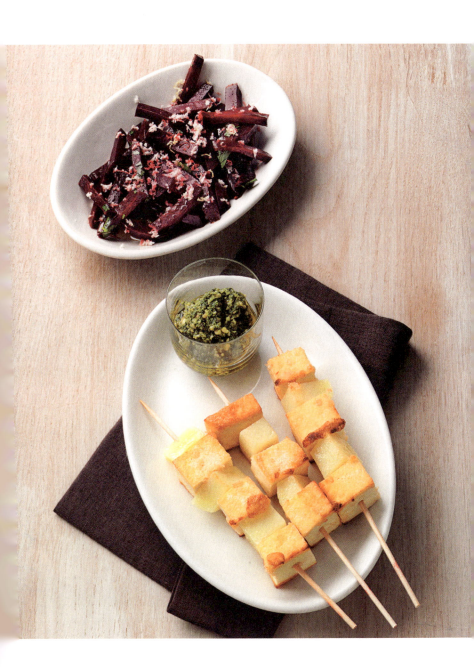

30 vegane Rezepte für ein glückliches Leben

Salat mit Tomaten und Pfirsichen

Zutaten für 4 Personen: 4 Fleisch- oder Eiertomaten | 4 weiße
Pfirsiche | je 4 Zweige Thymian und Rosmarin | 4 Lorbeerblätter | 5 EL
Olivenöl | Pfeffer aus der Mühle | 1–2 Bund Rucola | 20 g Pinienkerne
1 ½ EL weißer Balsamico-Essig | Salz | Basilikum zum Garnieren
Zubereitungszeit: ca. 15 Min. + Garzeit

Zubereitung: Tomaten und Pfirsiche einritzen, überbrühen, kalt abschrecken und häuten. Halbieren und entkernen. Den Backofen auf 100 °C vorheizen. Ein Backblech mit Backpapier belegen, die Kräuter darauf verteilen. Tomaten und Pfirsiche auf die Kräuter setzen, mit 2 EL Olivenöl beträufeln und pfeffern, mit Alufolie abdecken. Im heißen Ofen auf der 2. Schiene von unten etwa 1 Stunde backen.
Rucola waschen und putzen, evtl. kleiner zupfen. Die Pinienkerne ohne Fett hellbraun rösten. Essig mit 3 EL Olivenöl, Salz und Pfeffer verrühren. Tomaten und Pfirsichhälften aus dem Ofen holen, dritteln und mit Rucola unter das Dressing heben. Salat auf Tellern anrichten, geröstete Pinienkerne und klein gezupfte Basilikumblätter darüberstreuen
MEIN TIPP: *Zu diesem Salat passen geröstete Baguettescheiben.*

....

Gebratener Gemüsesalat

Zutaten für 4 Personen: 8 junge Karotten | 2 Zucchini | 2 Stangen
Staudensellerie | 1 TL Puderzucker | 2 Scheiben Ingwer (klein gehackt)
1 EL Olivenöl | Salz, Pfeffer aus der Mühle | 5 EL Bio-Gemüsebrühe
je 1 EL Oliven- und Distelöl zum Marinieren | Basilikum zum Garnieren
Zubereitungszeit: ca. 30 Min.

Zubereitung: Gemüse waschen. Karotten schälen, Zucchini putzen und
längs halbieren, den Sellerie putzen. Alles schräg in ca. 5 mm dicke Scheiben schneiden. Den Puderzucker in einer großen Pfanne bei schwacher

Salate

Hitze hell karamellisieren. Karotten, Sellerie und Ingwer dazugeben. Olivenöl hinzufügen und das Gemüse darin glasig dünsten. Zucchinischeiben dazugeben, salzen und mit frischem Pfeffer würzen. Mit Gemüsebrühe löffelweise ablöschen und bissfest garen. Herausnehmen und mit Oliven-Distel-Öl marinieren, auf Teller verteilen und mit Basilikumblättchen garnieren.

MEIN TIPP: *Auch Zitronenthymian harmoniert gut mit dem Gemüse.*

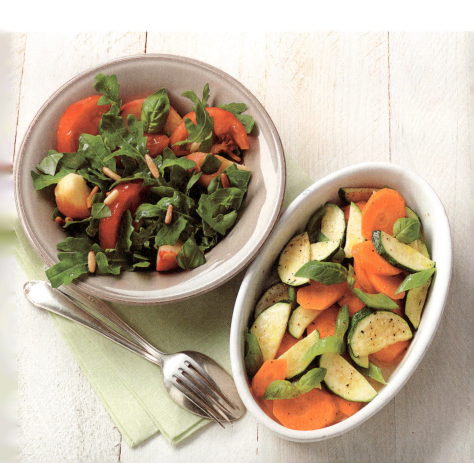

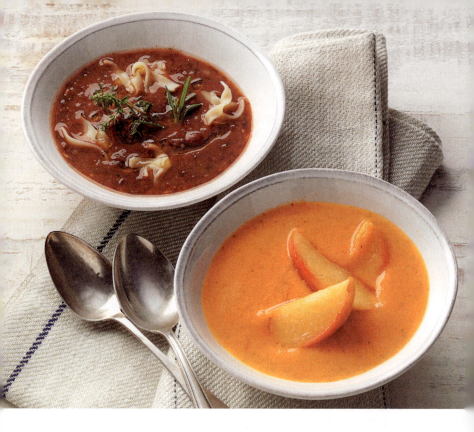

Pasta e fagioli – Bohnensuppe mit Nudeln

▸ **Zutaten für 4 Personen:** 250 g Borlottibohnen | 4 EL Olivenöl
2 Tomaten | Salz, Pfeffer aus der Mühle | je 1 TL frischer fein geschnittener
Thymian und Rosmarin | ca. 30 g Bandnudeln (Tagliatelle)
Zubereitungszeit: ca. 25 Min. + Einweich- + Garzeit

Zubereitung: Die Borlottibohnen über Nacht in reichlich kaltem Wasser einweichen, dann in einem Sieb abtropfen lassen. Tomaten überbrühen, kalt abschrecken, häuten und ohne Stielansätze vierteln. Bohnen in einen Topf geben, 2 l Wasser, 2 EL Olivenöl und die Tomaten zugeben. Das Wasser zum Kochen bringen und die Bohnen bei sehr schwacher Hitze in ca. 2 ½ Stunden weich köcheln. Ca. zwei Drittel herausheben und pürieren, das Püree wieder in die Suppe rühren und mit Salz und Pfeffer würzen. 2 EL Olivenöl in einer Pfanne erhitzen und die Kräuter unter Rühren

darin andünsten. Das aromatisierte Öl durch ein Sieb zur Suppe geben. Die Nudeln in kleine Stücke brechen und in die Bohnensuppe streuen, unter ständigem Rühren weich garen. Noch einmal abschmecken und in tiefen Tellern servieren.
MEIN TIPP: *Als Hauptgericht ein köstliches Winteressen.*

Karotten-Ingwer-Suppe mit karamellisiertem Apfel

▸ Zutaten für 4 Personen: 200 g Karotten | 1 große Fleischtomate | 2 TL Puderzucker | 1 l Bio-Gemüsebrühe | 1 TL klein gehackter Ingwer | ½ TL Currypulver | 1 roter Bio-Apfel | ca. 150 ml Bio-Apfelsaft oder Wasser | 1 EL Olivenöl
Zubereitungszeit: ca. 40 Min.

Zubereitung: Karotten schälen und klein würfeln. Die Tomate waschen und ohne Stielansatz klein schneiden. In einem Topf 1 TL Puderzucker bei schwacher Hitze hell karamellisieren, die Gemüsewürfel zugeben und andünsten. Mit der Gemüsebrühe aufgießen und das Gemüse 15–20 Minuten mehr ziehen als kochen lassen. Es sollte so weich sein, dass man es gut pürieren kann. Mit Ingwer und Currypulver würzen.
Den Apfel waschen, vierteln, vom Kerngehäuse befreien und in dünne Spalten schneiden. Eine Spalte schälen und in die Suppe geben. Olivenöl dazugeben und die Suppe pürieren. Den übrigen Puderzucker in einer Pfanne goldgelb karamellisieren. Die Apfelspalten portionsweise einlegen, Apfelsaft oder Wasser hinzufügen und die Spalten von beiden Seiten andünsten.
Die Suppe mit einem Stabmixer aufschäumen und mit den Apfelspalten in tiefen Tellern anrichten.

30 vegane Rezepte für ein glückliches Leben

Grünes Gemüsecurry

► Zutaten für 4 Personen: 750 g gemischtes grünes Gemüse (z. B. Kohl, Rosenkohl, Pak-Choi, Brokkoli, grüne Bohnen) | 4 Tomaten | 1 kleine grüne Chilischote | 1 Stück frischer Ingwer | 50 ml Olivenöl | 1 TL Senfkörner 1 Handvoll frische Curryblätter oder ½ TL grüne Currypaste | 1 Dose Kokosmilch (400 ml) | ½ TL Chilipulver | Salz | frisches Koriandergrün **Zubereitungszeit:** ca. 30 Min.

Zubereitung: Alle Gemüse waschen, putzen und klein schneiden. Tomaten waschen und ohne Stielansätze klein schneiden. Chilischote waschen, halbieren, entkernen und klein hacken, Ingwer schälen und fein reiben. In einem großen Topf das Olivenöl erhitzen, die Senfkörner einstreuen und warten bis sie platzen – Vorsicht, sie springen! Chilischote, Curryblätter oder Currypaste und Ingwer zugeben und ein paar Minuten unter Rühren anbraten. Das Gemüse dazugeben, ca. 4 Minuten andünsten, mit der Kokosmilch aufgießen. Köcheln lassen, bis das Gemüse bissfest ist. Mit Chilipulver und Salz abschmecken und mit dem frischen Koriandergrün bestreut servieren.

MEIN TIPP: *Basmatireis dazu reichen.*

....

Rotes Curry

► Zutaten für 4 Personen: 2 rote oder grüne Pfefferoni | 1 rote Paprikaschote | 1 Stängel Zitronengras | 2 EL Olivenöl | 1 Dose ungesüßte Kokosmilch (400 ml) | 2 TL rote Currypaste | 1 Dose Bambussprossen (140 g Abtropfgewicht) | ½ TL Rohrzucker | 100 g ungesalzene Cashewnüsse **Zubereitungszeit:** ca. 45 Min.

Zubereitung: Pfefferoni und Paprikaschote waschen und putzen. Pfefferoni in dünne Scheiben schneiden, Paprikaschote in Streifen schneiden. Zitronengras von den äußeren Blättern befreien und in dünne Scheiben schneiden. Olivenöl erhitzen, die Hälfte der Kokosmilch zugießen und

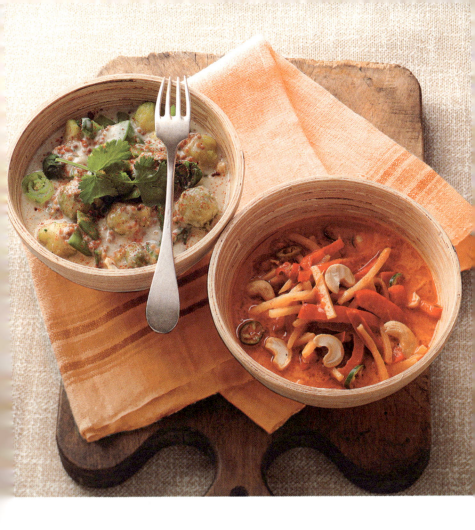

aufkochen. Currypaste einrühren und bei mittlerer Hitze ca. 15 Minuten köcheln. Bambussprossen, Zucker und restliche Kokosmilch einrühren. Zitronengras untermischen, das Curry ca. 10 Minuten weiterköcheln. Pfefferonischeiben und Paprikastreifen dazugeben und weitere 10 Minuten kochen lassen, bis die Paprikastreifen bissfest sind. Cashewnüsse untermischen.

MEIN TIPP: *Mit frischen Korianderblättern und Paprikastreifen garnieren und mit Jasmin- oder Basmatireis servieren.*

Graupenrisotto mit Tomaten

▶ **Zutaten für 4 Personen:** 200 g Graupen | 2 EL kalt gepresstes Olivenöl | 1/8 l Weißwein | ca. 1 l Gemüsefond | 250 g Kirschtomaten | Salz, Pfeffer aus der Mühle | Bio-Zitronensaft | frisches Basilikum
Zubereitungszeit: ca. 35 Min.

Zubereitung: Die Graupen mit kaltem Wasser gut abspülen und abtropfen lassen. Olivenöl erhitzen, die Graupen zugeben und glasig dünsten. Mit Weißwein ablöschen, den Gemüsefond nach und nach zugießen und die Graupen unter ständigem Rühren ca. 25 Minuten köcheln lassen. Nur so viel Fond zugießen, dass die Graupen nicht zu suppig werden. Die Kirsch-

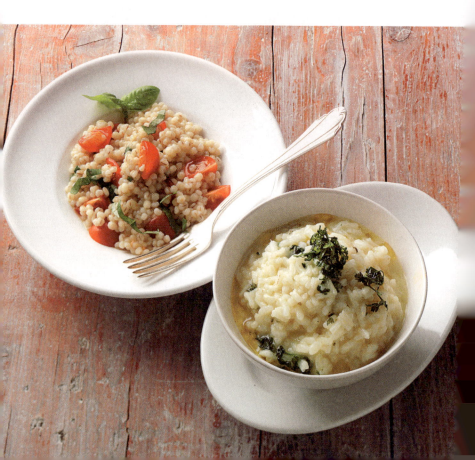

Hauptspeisen

tomaten waschen, vierteln und dazugeben. Mit Salz, Pfeffer und etwas Zitronensaft abschmecken. Basilikum klein schneiden und vor dem Servieren unterrühren.

MEIN TIPP: *Grünen Salat dazu reichen.*

....

Brennnesselrisotto

➤ Zutaten für 3–4 Personen:

Risotto: 200 g Risottoreis | 1 EL Olivenöl | 40 ml trockener Weißwein

1 l Gemüsefond | Salz | 40 ml kalt gepresstes Olivenöl

Brennnesseln: 4 EL Brennnesselblätter und -spitzen (siehe TIPP)

Muskatnuss | Salz, Pfeffer aus der Mühle

Zubereitungszeit: ca. 25 Min.

Zubereitung: Für den Risotto die Brühe bis zum Siedepunkt erhitzen und auf dieser Temperatur halten. Das Olivenöl in einem großen Topf erhitzen, den Reis hinzufügen und unter Rühren glasig andünsten, er darf nicht braun werden. Die Hitze erhöhen und den Wein unter Rühren angießen. Etwa $1/8$ l Brühe dazugießen und den Reis unter häufigem Rühren garen, dabei immer wieder Brühe zugießen und umrühren, bis der Reis cremig ist. Das dauert etwa 20 Minuten.

In dieser Zeit für die Brennnesseln in einer Pfanne das Olivenöl erhitzen, die klein geschnittenen Blätter hineingeben, mit Muskatnuss, Salz und Pfeffer würzen und kurz dünsten.

Den Risotto vom Herd nehmen, die Brennnesselblätter untermischen und das Olivenöl unter kräftigem Rühren mit dem Reis vermischen. Nach Belieben etwas Fond oder heißes Wasser unterrühren, bis der Risotto die ideale Konsistenz hat.

MEIN TIPP: *Einige Brennnesselblättchen in etwas Olivenöl knusprig frittieren und den Risotto damit garnieren. Brennnesseln mit Gummihandschuhen pflücken, am besten nur junge Blätter und Blattspitzen verwenden. Die Blätter waschen und nicht zu klein schneiden.*

Asiatisches Wokgemüse

▸ **Zutaten für 4 Personen:** 800 g frisches Gemüse der Saison | 1 EL Rapsöl | 4 EL Sprossen nach Wahl | 1/8 l Bio-Gemüsebrühe | Salz
Mandelsauce: 4 EL Mandelmus | ½ EL Sojasauce | 1 EL Rapsöl | Salz glatte Petersilie
Zubereitungszeit: ca. 25 Min.

Zubereitung: Gemüse waschen und putzen oder schälen und klein schneiden. Das Öl im Wok erhitzen und das Gemüse portionsweise kurz anbraten. Dann alle Gemüse und die Sprossen in den Wok geben, mit der Gemüsebrühe ablöschen, bissfest garen und salzen.
Für die Sauce Öl erhitzen, mit Sojasauce ablöschen, das Mandelmus mit 1/8 l warmem Wasser glatt rühren und zugeben. Mit Salz abschmecken, die Petersilie unterrühren. Das Gemüse mit Zitronenreis anrichten und die Mandelsauce dazu reichen.
MEIN TIPP: *Dazu schmeckt Zitronenreis mit Cashewnüssen.*

....

Kürbiscurry

▸ **Zutaten für 4 Personen:** 100 g Kichererbsen (Dose) | Salz | 300 g Kürbisfruchtfleisch | je 1 EL Sesamöl und Olivenöl | 300 ml Kokosmilch 1 TL Currypulver | Cayennepfeffer | Kaffirlimetten-Blätter oder Curryblätter
Zubereitungszeit: ca. 45 Min.

Zubereitung: Die Kichererbsen in Salzwasser in ca. 30 Minuten weich kochen. Inzwischen das Kürbisfleisch in kleine Stücke schneiden. Kürbiswürfel in Olivenöl und Sesamöl kurz anbraten, bis es glänzt und etwas Farbe angenommen hat. Mit der Kokosmilch ablöschen. Mit Currypulver, Cayennepfeffer, Salz und den Limetten- oder Curryblättern schön scharf abschmecken und ca. 10 Minuten köcheln lassen. Die Kichererbsen untermengen und mit Jasminreis servieren.

Hauptspeisen

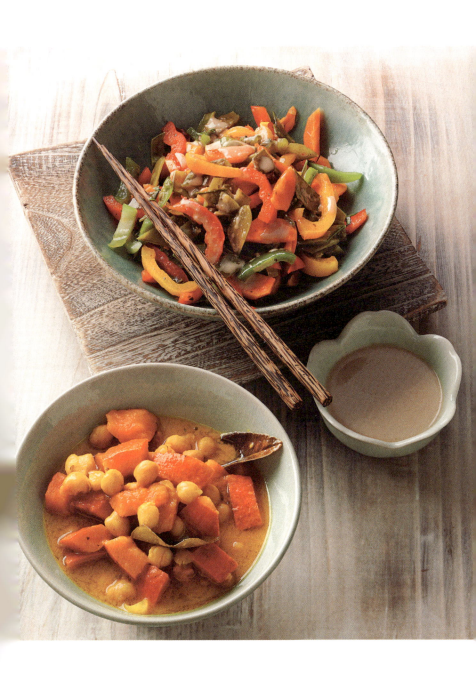

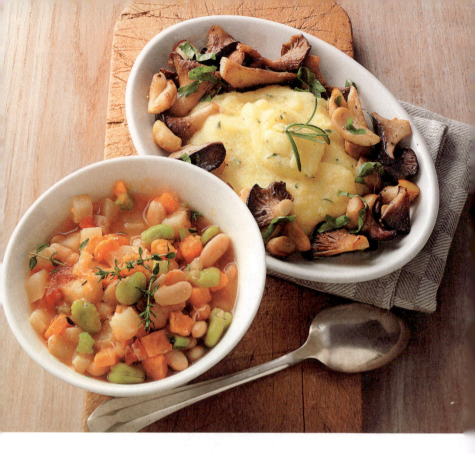

Gerührte Polenta mit Pilzen und Kräutern

Zutaten für 4 Personen: 250 g frische Pilze | 4 EL kalt gepresstes Olivenöl | Salz | frisch gehackte Petersilie | 100 g Polentagrieß | 1 Zweig Rosmarin

Zubereitungszeit: ca. 20 Min.

Zubereitung: Pilze putzen und in dünne Scheiben schneiden. In 1 EL Olivenöl goldbraun dünsten, salzen und mit der Petersilie vermischen. In einem Topf ½ l Wasser zum Kochen bringen, salzen und den Polentagrieß einrühren. Ca. 5 Minuten unter ständigem Rühren köcheln lassen, dann 2 EL Olivenöl einrühren und die Polenta mit Salz abschmecken. Rosmarinnadeln abzupfen und in einer Pfanne in 1 EL Olivenöl anbraten. Unter

die Polenta rühren. Polenta in tiefen Tellern anrichten, mit den Pilzen umlegen.
MEIN TIPP: *Die gerührte Polenta lässt sich mit Kräutern jeglicher Art oder auch mit gehobeltem Trüffel verfeinern.*

Bohneneintopf mit buntem Gemüse

➤ Zutaten für 4–6 Personen: 250 g getrocknete Resinabohnen (ersatzweise Marmorbohnen) | 2 EL Olivenöl | je 2–3 Zweige Rosmarin, Thymian und Majoran | 4 Lorbeerblätter | ca. 1 l Gemüsefond | 2 EL Tomatenmark je 100 g orange und gelbe Karotten, Staudensellerie, Petersilienwurzel (klein gewürfelt) | 400 g frische ausgelöste dicke Bohnen (im Winter tiefgekühlt) 4 reife Tomaten (im Winter aus der Dose) | Salz, Pfeffer aus der Mühle | kalt gepresstes Olivenöl zum Beträufeln
Zubereitungszeit: ca. 1 Std. + Einweichzeit

Zubereitung: **Die Resinabohnen gut waschen und mindestens 2 Stunden einweichen, besser über Nacht. Abgießen und abtropfen lassen. In einem Topf das Olivenöl erhitzen und die Resinabohnen mit den Kräuterzweigen (bis auf 1 Zweig Thymian) und den Lorbeerblättern darin anbraten. Mit dem Gemüsefond aufgießen und 40–50 Minuten köcheln lassen, dabei nach 10 Minuten das Tomatenmark einrühren.**
Nach der Hälfte der Garzeit das Gemüse dazugeben, in den letzten 5 Minuten die frischen dicken Bohnen dazugeben und den Eintopf mit Salz und Pfeffer würzen. Die Tomaten heiß überbrühen und häuten. 2 Tomaten ohne Stielansatz fein würfeln und unterrühren. Die anderen 2 Tomaten mit dem Stabmixer pürieren und dazugeben. Die Hälfte des Eintopfs herausschöpfen, mit dem Stabmixer pürieren, durch ein Sieb streichen und wieder in den Topf geben.
Den Eintopf in tiefen Tellern anrichten, mit Olivenöl beträufeln und mit dem übrigen Thymian garnieren.
Mein Tipp: *Dazu passt gegrillter Tofu, Polenta oder Kartoffeln. Sie können auch zum Schluss frische grüne Bohnen und Bohnenkraut dazu geben.*

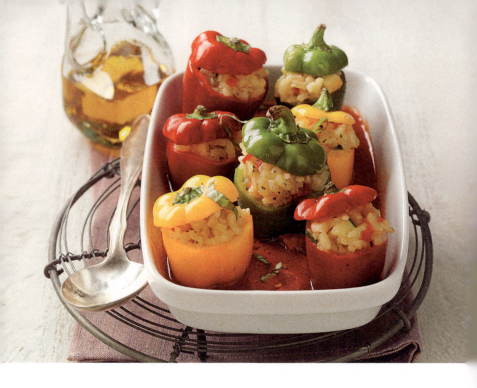

Gefüllte Paprika mit mediterranem Risotto in Tomatensauce

➤ Zutaten für 4 Personen: 180 g Risottoreis | je 100 g gewürfelte rote Paprikaschote und Zucchini | 4 EL Olivenöl | 800 ml Gemüsefond ca. 3 EL frisch gehackte Kräuter | 1 TL Bio-Zitronensaft | Salz, Pfeffer aus der Mühle | 12 bunte Minipaprikaschoten | 4 Zweige Thymian
Tomatensauce: 6 reife Fleischtomaten | 2 EL Tomatenmark | 2–3 EL Olivenöl | ca. 100 ml Gemüsefond | Salz | Zucker | frisches Basilikum
Zubereitungszeit: ca. 50 Min.

Zubereitung: Aus Risottoreis und Gemüsewürfeln in Öl und mit Gemüsefond einen Risotto kochen (siehe Brennnesselrisotto Seite 295). Kräuter, Zitronensaft, Salz, Pfeffer und 1 EL Olivenöl einrühren und auskühlen lassen. Den Backofen auf 180 °C vorheizen. Paprikaschoten waschen, einen Deckel mit dem Stiel abschneiden, die Kerne herauskratzen. Die Paprika mit dem Risotto füllen, Deckel wieder draufsetzen und in eine ofenfeste

Hauptspeisen

Form mit Deckel setzen. Mit Gemüsefond umgießen und mit 2 EL Olivenöl beträufeln. Ca. 20 Minuten backen, nach 15 Minuten den Thymian dazulegen.

Inzwischen die Tomaten überbrühen, abschrecken, häuten und ohne Stielansätze würfeln. Mit Tomatenmark in 2 EL Olivenöl andünsten, mit Gemüsefond aufgießen und würzen. Bei schwacher Hitze zu einer cremigen Sauce einkochen, vor dem Servieren Basilikum dazugeben. Die Paprika auf Tellern anrichten, mit der Sauce umgießen und mit etwas Olivenöl beträufeln.

Gefüllter Kohlrabi

➤ **Zutaten für 4 Personen:** 2 EL weiße Bohnen | 2 EL Saubohnen | Salz
1 TL weißer Balsamico-Essig | 4 Kohlrabi (à ca. 300 g) | 300 ml Gemüsefond | 3–4 Stängel Estragon oder andere Kräuter | 250 g gemischte Pilze
2 EL Distelöl

Zubereitungszeit: 1 Std. 30 Min. + Einweichzeit

Zubereitung: Beide Bohnensorten 8 Stunden (oder über Nacht) in Wasser einweichen. Die eingeweichten Bohnen in ungesalzenem Wasser in ca. 1 Stunde weich kochen, zum Schluss mit Salz und Essig würzen.

Während der Garzeit der Bohnen die Kohlrabi schälen, mit einem Kugelausstecher oder Messer aushöhlen, das Fruchtfleisch klein schneiden und beiseitestellen. Den Gemüsefond in einem Topf erhitzen, die Kohlrabi hineinsetzen, die Kräuterstängel dazugeben, die Blätter beiseitelegen. Kohlrabi zugedeckt in ca. 25 Minuten weich garen, aus dem Fond nehmen und warm stellen. Die Pilze putzen und blättrig schneiden.

Bohnen abgießen und mit den Pilzen und den Kohlrabistückchen im Gemüsefond in 10–15 Minuten bissfest kochen. Estragonblätter grob hacken und kurz mit dem Gemüse mitköcheln.

Das Gemüse herausheben, das Distelöl zum Fond geben und mit dem Stabmixer aufmixen. Das gegarte Gemüse wieder dazugeben. Die ausgehöhlten Kohlrabi auf vorgewärmte Teller setzen und mit dem Gemüse füllen. Mit Estragonblättern garnieren.

30 vegane Rezepte für ein glückliches Leben

Rollgerste mit Sellerie und Topinambur

▸ **Zutaten für 4 Personen:** ca. 300 ml Gemüsefond | 1 Lorbeerblatt 100 g Rollgerste | 200 g Knollensellerie | 200 g Topinambur | 4 EL Olivenöl Salz | glatte Petersilie | Pfeffer aus der Mühle
Zubereitungszeit: ca. 40 Min.

Zubereitung: Den Gemüsefond mit dem Lorbeerblatt und der Rollgerste aufkochen, die Gerste zugedeckt bei schwacher Hitze ca. 35 Minuten bissfest ausquellen lassen, Lorbeerblatt entfernen. Inzwischen das Gemüse waschen, putzen und in Stifte schneiden. 3 EL Olivenöl erhitzen und die Gemüsestifte darin ca. 7 Minuten dünsten, salzen. 1 EL Olivenöl und die

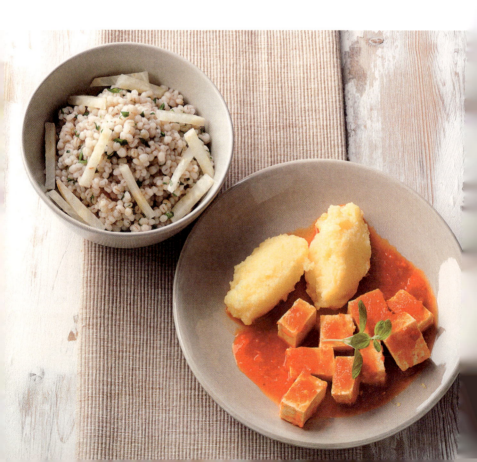

Petersilie unterrühren, salzen und pfeffern. Die Rollgerste auf tiefe Teller verteilen und mit den Gemüsestiften anrichten.

Gulasch von Sojafleisch in roter Spitzpaprikasauce

➤ Zutaten für 4 Personen: 200 g Sojawürfel | 2 EL Paprikapulver (edelsüß und rosenscharf gemischt) | je 1 TL Kümmelsamen und getrockneter Majoran | Salz | 6 kleine rote Spitzpaprika (ca. 450 g) | 5 EL Olivenöl 4 Lorbeerblätter | Zucker | 50 ml Gemüsebrühe | abgeriebene Schale von 1 Bio-Zitrone | Pfeffer aus der Mühle | 4 kleine Zweige Majoran
Zubereitungszeit: ca. 55 Min.

Zubereitung: Die Sojawürfel in 1 l heißem Wasser mit 1 EL Paprikapulver, ½ TL Kümmelsamen, ½ TL Majoran und Salz einweichen. Die Spitzpaprika waschen, putzen und klein schneiden. 2 EL Olivenöl erhitzen und die Paprikaschoten mit den Lorbeerblättern, ½ TL Kümmelsamen, ½ TL Majoran, Zucker und der Gemüsebrühe weich dünsten. Lorbeer herausnehmen, alles mit dem Stabmixer pürieren und durch ein feines Sieb streichen.
Die Sojawürfel durch ein Sieb gießen, das Einweichwasser auffangen und mit 1 EL Paprikapulver mit dem Schneebesen glatt rühren. In einer beschichteten Pfanne 3 EL Olivenöl erhitzen und die Sojawürfel anbraten, bis sie Farbe annehmen, beiseitestellen.
Die Sauce mit den Würfeln in einen Topf geben und ca. 5 Minuten kochen, mit Zitronenschale, Salz und Pfeffer abschmecken. Mit je einem Zweig Majoran auf Tellern anrichten. Mit gerührter Polenta servieren.
MEIN TIPP: *Als Zwischengang genügt die halbe Menge.*

30 vegane Rezepte für ein glückliches Leben

Gegrilltes Gemüse

☛ Zutaten für 4 Personen: 4 Karotten | 2 Zucchini | 2 Petersilienwurzeln | ½ Sellerieknolle | 1 Lauchstange | je 1 rote und gelbe Paprikaschote 1 Fenchelknolle | 2 Kartoffeln | 10 kleine Champignons | kalt gepresstes Olivenöl | 1 Zweig Rosmarin | Salz | Petersilie und andere frische Kräuter **Zubereitungszeit:** ca. 20 Min. + Garzeit

Zubereitung: Gemüse waschen oder schälen, putzen und in Rauten bzw. Scheiben schneiden. Von den Pilzen die Stiele abschneiden, nur die Hüte verwenden. Den Backofen auf 180 °C (Umluft 160 °C) vorheizen. Gemüse auf einem Backblech verteilen und mit Olivenöl beträufeln. Den Rosmarinzweig darauflegen. Gemüse ca. 1 Stunde im heißen Ofen braten, dabei immer wieder wenden. Gemüse salzen und mit den frischen Kräutern bestreuen.

MEIN TIPP: *Das gegrillte Gemüse mit Auberginenkaviar servieren. Dafür 1 Aubergine (450 g) waschen, längs halbieren und mit je 3–4 Zweigen Rosmarin und Thymian spicken. 6 EL Meersalz auf ein Backblech häufen, die gespickte Aubergine daraufsetzen, mit etwas Salz bestreuen und mit 1–2 EL Öl beträufeln. Ein Stück Alufolie zu einem nach einer Seite offenen »Bonbon« drehen und wie eine Mütze auf die Aubergine setzen. Im 160 °C heißen Backofen in ca. 45 Minuten weich schmoren. Gewürze entfernen, Fruchtfleisch aus der Schale kratzen und mit etwas Gemüsefond, Salz, Pfeffer und frisch gehackter Petersilie oder Basilikum würzen. Fein schmeckt es auch mit 1 EL Tahin (Sesammus), 1 TL Zitronensaft und 2 EL Olivenöl püriert.*

Gemüsepizza

☛ Zutaten für 4 Personen: 25 g Hefe | 500 g glattes Weizenvollkornmehl 1–2 EL Olivenöl | 1 TL Salz **Tomatensauce:** 4–5 reife Fleischtomaten | je 1 Zweig Rosmarin und Thymian | 3 EL Olivenöl | 1 EL Tomatenmark | 2 EL Sojasauce | Salz, Pfeffer aus der Mühle | gut ¼ l Gemüsebrühe | 2 TL Zucker

Hauptspeisen

Belag: Gemüse nach Wunsch, z. B. Tomaten, Paprika, Zucchini, Aubergine, Champignons, Mais, Peperoni (in Ringe geschnitten) | ca. 100 g Tofu (gewürfelt) | Salz | Olivenöl zum Beträufeln | getrockneter Oregano (nach Belieben) | Basilikum zum Garnieren
Zubereitungszeit: ca. 55 Min. + Backzeit

Zubereitung: Die Hefe in ¼ l lauwarmem Wasser auflösen. Mit Mehl, Olivenöl und Salz zu einem glatten Teig verarbeiten. Zugedeckt an einem warmen Ort 30–45 Minuten gehen lassen. Inzwischen für die Sauce die Tomaten überbrühen, häuten und ohne Stielansätze klein würfeln. Die Kräuter waschen, trocken tupfen, Nadeln abzupfen und klein schneiden. Tomaten im Olivenöl andünsten. Tomatenmark, Sojasauce und Kräuter zugeben, salzen und pfeffern. Etwa ¼ l Brühe zugießen, aufkochen lassen und bei schwacher Hitze köcheln, bis die Tomaten weich sind. Mit Zucker abschmecken und dicklich einkochen lassen. Oder durch ein Sieb passieren und nochmals abschmecken.

Den Teig auf der bemehlten Arbeitsfläche in der gewünschten Größe ausrollen (Rand etwas dicker!) und auf ein mit Backpapier ausgelegtes Backblech legen. Den Backofen auf 220 °C (Umluft 200 °C) vorheizen. Den Teig mit der Tomatensauce bestreichen. Gemüse waschen, putzen und in Scheiben schneiden. Tofu ebenfalls in Scheiben schneiden. Gemüse und Tofu auf der Tomatensauce verteilen, salzen und mit etwas Olivenöl beträufeln. Evtl. mit getrocknetem Oregano bestreuen.

Die Pizza im heißen Ofen ca. 15 Minuten backen. Mit frischem Basilikum garnieren.

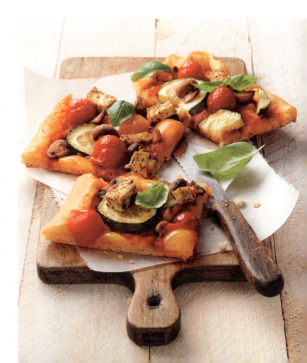

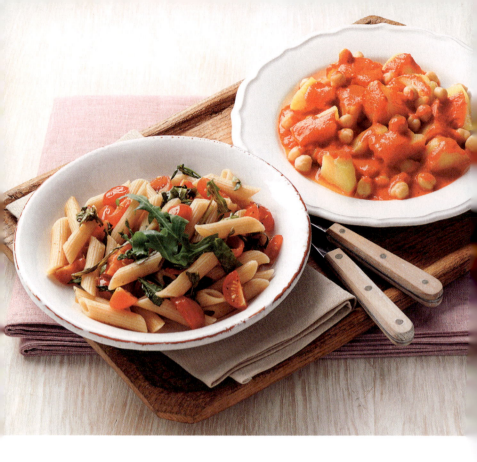

Pasta mit Kirschtomaten und Rucola

➤ **Zutaten für 4 Personen:** 400 g Kirschtomaten | 2 EL weißer Balsamico-Essig | Salz, Pfeffer aus der Mühle | 4 EL kalt gepresstes Olivenöl 200 g Rucola | etwas Bio-Zitronensaft | 500 g Vollkorn- oder Dinkelnudeln
Zubereitungszeit: ca. 30 Min.

Zubereitung: Die Kirschtomaten waschen und in schmale Spalten schneiden. Essig, 2 EL Olivenöl, Salz und Pfeffer mischen und die Tomatenspalten darin marinieren. Den Rucola gut waschen und trocken schütteln, dicke Stiele abknipsen, die Blätter evtl. kleiner zupfen. Zitronensaft, 2 EL Olivenöl, Salz und Pfeffer mischen und den Rucola darin marinieren. Die Nudeln in Salzwasser bissfest kochen und abgießen. Die Tomaten mit der

Hauptspeisen

Marinade in einer Pfanne anschmoren und die Nudeln untermischen. Eventuell abschmecken. Mit dem marinierten Rucola auf tiefen Tellern anrichten.

....

Kartoffelgulasch mit Kichererbsen

➥ Zutaten für 4 Personen: 250 g Kichererbsen | 2 rote Paprikaschoten 3 EL Öl | 1 EL Tomatenmark | 1 TL gemahlener Kümmel | 3 EL edelsüßes Paprikapulver | 2 EL Essig | ¾ l Bio-Gemüsebrühe | 8 große Kartoffeln Salz, Cayennepfeffer
Zubereitungszeit: ca. 1 Std. 10 Min. + Einweichzeit

Zubereitung: **Die Kichererbsen mehrere Stunden (am besten über Nacht) in reichlich kaltem Wasser einweichen. Die Paprikaschoten waschen, putzen und klein schneiden. Das Öl erhitzen und die Paprikawürfel anbraten, Tomatenmark und etwas Kümmel dazugeben. Paprikapulver einstreuen, kurz anrösten und mit dem Essig ablöschen. Die Gemüsebrühe angießen und bei mittlerer Hitze in ca. 15 Minuten auf die Hälfte einkochen lassen. Mit dem Stabmixer pürieren und durch ein Sieb streichen.
Die Kartoffeln schälen und in große Würfel schneiden. Die Kichererbsen abgießen und in einen großen Topf mit Wasser geben, ca. 10 Minuten kochen. Die Kartoffelwürfel zugeben und beides in ca. 25 Minuten weich kochen. Abgießen und in die Paprikasauce geben. Mit Salz und Cayennepfeffer kräftig würzen.**
Mein Tipp: *Mit dunklem Bauernbrot servieren.*

Peperonata

➤ **Zutaten für 4–6 Personen:** je 2 gelbe und rote Paprikaschoten
je 1 Zucchino und Aubergine (je ca. 200 g) | 3 EL kalt gepresstes Olivenöl
evtl. 2 EL Gemüsebrühe | Salz | Zucker | 3 Fleischtomaten | 1 EL
Tomatenmark | Pfeffer aus der Mühle | Bouquet garni (Kräutersträußchen)
aus Bohnenkraut, Thymian und Lorbeer | Basilikum
Zubereitungszeit: ca. 1 Std.

Zubereitung: **Paprikaschoten roh schälen (Schalen aufheben) und in circa ½ cm große Würfel schneiden. Zucchino und Aubergine waschen, putzen und ebenfalls in etwa ½ cm große Würfel schneiden, beiseitelegen. 1 EL Olivenöl in einer Pfanne erhitzen, die Paprikawürfel darin andünsten, falls nötig, 2 EL Gemüsebrühe zugeben. Mit Salz und 1 Prise Zucker abschmecken und herausnehmen. Zucchiniwürfel andünsten, würzen, herausnehmen. Auberginenwürfel andünsten, würzen und herausnehmen. Die Tomaten heiß überbrühen, kalt abschrecken, häuten und entkernen. Häute und Kerne zu den Paprikaschalen geben und die Tomaten ohne Stielansätze würfeln. Schalen und Häute in etwas Wasser ca. 15 Minuten weich kochen, mit dem Stabmixer pürieren, durch ein Sieb passieren und beiseitestellen.
2 EL Öl erhitzen, die Tomatenwürfel darin andünsten, das Tomatenmark dazugeben, Mit Salz, Pfeffer und Zucker abschmecken, das gedünstete Gemüse untermischen. Die pürierten Schalen und das Bouquet garni dazugeben und nochmals abschmecken. Alles in eine ofenfeste Form geben und im heißen Ofen etwa 10 Minuten schmoren. Bouqet garni entfernen und die Peperonata mit Basilikum bestreuen.**
MEIN TIPP: *Dazu Polenta oder gegrillten Tofu reichen.*

Hauptspeisen

Bunter Gemüsekuchen

➤ **Zutaten für 4 Personen:** 200 g Weizenvollkornmehl | 6 EL kalt gepresstes Olivenöl | gut 1 TL Salz | Mehl für Arbeitsfläche und Form 1 rote Paprikaschote | 1 kleine Aubergine | 200 g Blattspinat | einige Petersilienblättchen | 2 EL Olivenöl | Salz, Pfeffer aus der Mühle
Zubereitungszeit: ca. 25 Min. + Backzeit

Zubereitung: Das Mehl mit dem kalt gepressten Olivenöl, dem Salz und circa 50 ml Wasser zu einem glatten Teig verkneten. Auf einer bemehlten Arbeitsfläche etwa ½ cm dünn ausrollen. Eine Springform mit 26 cm Durchmesser ausmehlen und mit dem Teig auslegen. Mit einer Gabel Löcher in den Teigboden stechen. Den Backofen auf 180 °C (Umluft 160 °C) vorheizen.

Gemüse waschen und putzen. Die Paprikaschote entkernen und klein würfeln, die Aubergine ebenfalls in kleine Würfel schneiden. Den Blattspinat grob zerkleinern. Petersilie fein hacken. Gemüsewürfel, Spinat und die Petersilie gleichmäßig in die Form füllen, salzen, pfeffern und mit Olivenöl beträufeln. Den Gemüsekuchen im heißen Ofen circa 25 Minuten knusprig backen und warm mit Blattsalaten servieren.

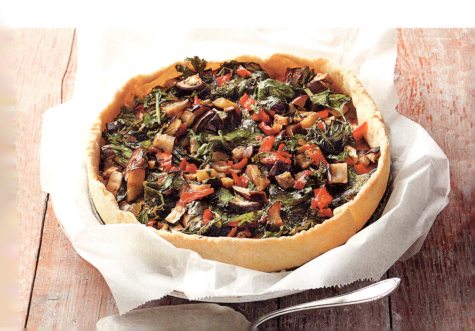

30 vegane Rezepte für ein glückliches Leben

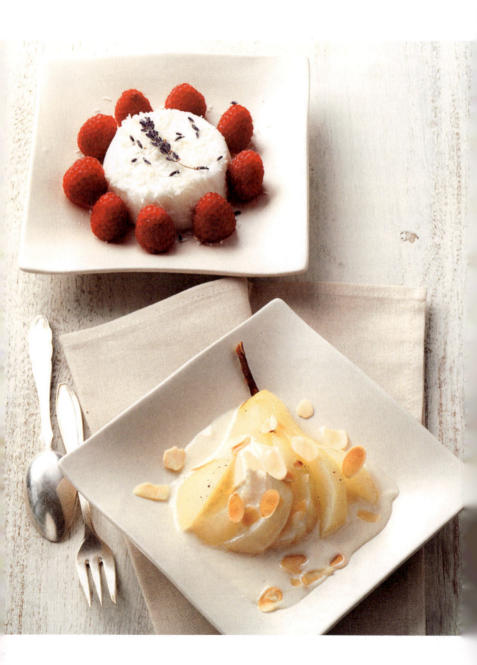

Nachspeisen

Panna Coco mit Himbeeren und Lavendelblüten

➤ Zutaten für 4 Personen: 375 ml Kokosmilch | ⅛ l Sojadrink »Vanille«
2 EL Speisestärke | 2 TL Agar-Agar | 25 ml Agavendicksaft | frische
Himbeeren | 4 Rispen Lavendelblüten | Kokosraspel (nach Belieben)
Zubereitungszeit: ca. 30 Min. + Kühlzeit

Zubereitung: 50 ml Kokosmilch abmessen und die Speisestärke und das
Agar-Agar einrühren. Diese Mischung zur restlichen Kokosmilch geben
und mit dem Sojadrink mischen, aufkochen. Den Agavendicksaft dazugeben und 5 Minuten ziehen lassen. 4 Förmchen (150 ml Inhalt) kalt ausspü-
len, die Kokosmasse einfüllen und circa 5 Stunden kalt stellen. Auf kalte
Teller stürzen und mit Himbeeren und Lavendelblüten garnieren. Nach
Belieben Kokosraspel darüberstreuen.

....

Pochierte Birnen mit Mandelschaum und Veilchenblüten

➤ Zutaten für 4 Personen: 2 reife Williamsbirnen | ca. 200 ml trockener
Weißwein | 1 Vanilleschote | 100 g Zucker | Saft von 1 Bio-Zitrone
200 ml Mandeldrink | 50 g Puderzucker | 50 g geröstete Mandelblättchen
Duftveilchenblüten zum Garnieren
Zubereitungszeit: ca. 30 Min.

Zubereitung: Die Birnen schälen, halbieren, vom Kerngehäuse befreien
und in einen Topf geben. Mit dem Wein bedecken. Die Vanilleschote längs
aufschneiden, Schote und Mark sowie Zucker und Zitronensaft dazugeben.
Birnen in 10–15 Minuten bissfest pochieren, im Sud abkühlen lassen. Herausnehmen und in Fächer schneiden. Den Mandeldrink mit dem Puderzucker aufschäumen.
Die pochierten Birnen auf tiefen Tellern anrichten, mit dem Mandelschaum
überziehen und mit Mandelblättchen und Blüten garnieren.

••• 315 •••

30 vegane Rezepte für ein glückliches Leben

Warmer Mandel-Fruchtdrink

➤ Zutaten für 2 Personen als Frühstück: 300 ml Reisdrink oder
Trinkhanf | 1 EL Mandelmus | 150 g frisches Bio-Obst der Saison
1 EL feine Haferflocken
Zubereitungszeit: ca. 10 Min.

Zubereitung: Den Reisdrink oder den Trinkhanf erhitzen, mit dem Mandelmus verrühren und etwas ziehen lassen. Das Obst waschen oder schälen
und klein schneiden. Alle Zutaten mixen und den Drink sofort lauwarm
servieren.
MEIN TIPP: *Je nach Jahreszeit mit 1 Prise Zimt, Kardamom oder Bourbon-
Vanille abschmecken.*

Feigenmilch zum Schlafengehen

➤ Zutaten für 2 Personen: ¼ l Kokosmilch | ⅛ l Mandeldrink
2 getrocknete Bio-Feigen | 1 TL Agavendicksaft oder Ahornsirup
je 1 Prise Zimt und Kardamom
Zubereitungszeit: ca. 10 Min.

Zubereitung: Kokosmilch und Mandeldrink zusammen erwärmen. Die
Feigen sehr klein schneiden und mit dem Agavensaft oder Ahornsirup und
den Gewürzen in die Milch rühren. Mit dem Stabmixer aufmixen.

Drinks

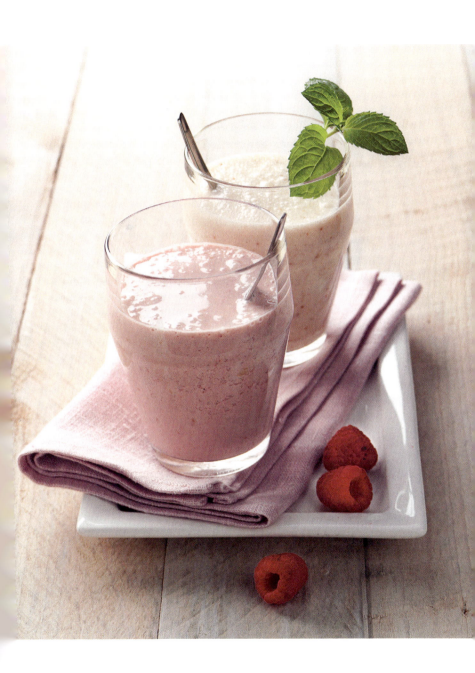

Nachwort

DER KREIS DES LEBENS –
UND MEIN EIGENER WEG

Mit diesem Buch schließt sich für mich persönlich ein Kreis. Er beginnt mit einem kleinen Berliner Jungen, der nach einem Zoo-Besuch beschließt, die eingesperrten Tiere zu befreien. Das Buch »Tierfreund in Not« bildet die Grundlage. Die konkrete Aktion kann der Vater eines Freundes gerade noch verhindern. Auch wenn ich damals verstand, dass wir diesen Großstadt-Zoo-Tieren mehr geschadet als genutzt hätten, blieb die Idee lebendig. Sie bestärkte mich in meinem frühen Entschluss, Vegetarier zu werden, und spielte auch wieder beim Übergang zum Veganen eine Rolle. Mit meinen Möglichkeiten des geschriebenen Wortes das Elend, an dem wir Tiere und uns leiden lassen, wenigstens ein bisschen zu lindern, bedeutet mir sehr viel. Ich kann Ihnen versichern: Das Gefühl, wenigstens nicht mehr persönlich zu all dem Leid von Massentierhaltung, Tiertransporten und Massenhinrichtungen in Großschlachthöfen beizutragen, ist ungemein erleichternd. Hoffentlich wird daraus ein neues Engagement geboren, ein großes Feld – und Sie sind ein Teil davon. Peace Food ist ein großer Schritt hin zu einer besseren Welt – es kann die Seele und den Körper nähren und der Erde gut tun, denn beim Essen geht es schon längst nicht mehr nur um uns, sondern ums Ganze.

ANHANG

SEROTONIN-FÖRDERNDE ROHKOST

Der Weg über das Essen L-Tryptophan-reicher Pflanzen setzt ein sehr langes Kauen bei entsprechender Bewegung voraus. Dank der Forschungsergebnisse der Wissenschaft und der gedanklichen Vorarbeit zweier deutscher Geschäftsmänner konnte jedoch eine Lösung gefunden werden, die im Hinblick auf Vollwertigkeit, Rohkostqualität und Freiheit von erhitzten Füllstoffen in idealer Weise meinen Vorstellungen entspricht. Die Rohkostmischung »Take me«, die aus ganzen Pflanzen besteht, erfüllt in optimaler Weise die Anforderungen, uns mit dem notwendigen Grundstoff L-Tryptophan zu versorgen. Es gibt drei Sorten: eine »Mandarine-Apfel«-Mischung, »Bio Himbeere-Birne« und »Bio Basen-Grün«. »Bio Basen-Grün« hat durch seinen Algenreichtum noch zusätzliche Vorteile und ist zugleich als morgendlicher Basentrunk und Mittel bei Hautproblemen geeignet. Ich persönlich genieße seit Monaten »Bio-Basen-Grün« nüchtern morgens in Wasser oder Saft, trinke anschließend ein großes Glas Wasser und esse dann vormittags nichts weiter. Aber man kann – bei gleicher Wirksamkeit – auch zwanzig Minuten bis eine halbe Stunde später ein Frühstück zu sich nehmen.

Der Trick dieser Rohkost ist so einfach wie wirksam. Durch das äußerst feine Vermahlen zu Pulver erspart die Mischung erstens das lange Kauen der Vorfahren. Das morgendliche Training im Sauerstoffgleichgewicht bleibt uns zweitens erspart, da die Beimischung der richtigen Menge Kohlenhydrate Insulin ins Spiel bringt, das die Zellen auch für Aminosäuren öffnet, was das Konkurrenzproblem

Anhang

am Carrier-System – das den Eintritt ins Gehirn regelt – löst. Das macht das Ganze wirklich zu (m)einer Glücksnahrung.

Auf bequeme und eigentlich recht faule Art verschaffen wir uns so die Vorteile der Lebensweise unserer Vorfahren auf einfachstem Weg. Obendrein ist er auch noch ausgesprochen gesund.

Leider hilft »Take me Glücksnahrung« aber nicht allen, sondern nur schätzungsweise 75 Prozent der Anwender. Die übrigen 25 Prozent könnten dieselben sein, die auch nicht auf Serotonin-Wiederaufnahme-Hemmer der Schulmedizin ansprechen. In diesem Fall dürfte es sich um ein Rezeptoren-Problem handeln.

Einigen Damen hilft es, noch eine zweite Portion eine halbe Stunde vor dem Abendessen – wiederum nüchtern – zu sich zu nehmen. Bei ihnen dürfte ein übermäßiger Serotonin-Verbrauch vorliegen, möglicherweise durch für ihre Verhältnisse überdurchschnittlichen Stress. Es könnte aber auch – was aus meiner Sicht noch wahrscheinlicher ist – an einem Milieu-Problem im Darm liegen, und dahinter dürfte wiederum die schon bekannte Übersäuerung stecken. Hier hat sich eine Fastenkur, die gleichzeitig eine Darmsanierung ist, mit anschließender Ernährungsumstellung sehr bewährt. Von allen Arten der Darmsanierung ist Fasten mit Abstand am geeignetsten und allen Colonhydrotherapien, Symbioselenkungen und dergleichen weit vorzuziehen.

An diesem Punkt könnte klar werden, wie gut die empfohlene vegane Ernährung mit ihrem basischen Einfluss und diese Form von Glücksnahrung zusammenpassen. Aber auch ohne Fastenkur kann die vegane Ernährung die Basis für ein immer besseres Ansprechen auf die Glücksnahrung liefern.

Selbst wenn die Stimmungswirkung nicht oder nicht gleich eintritt, sind die positiven Wirkungen auf den Schlaf und die Haut jedenfalls nach einiger Zeit spürbar, wobei der Haut-Effekt bei der Sorte »Bio Basen-Grün« am deutlichsten ist.

Körperliche Voraussetzungen fürs Glück schaffen

»Take me« ist weder ein Medikament noch im eigentlichen Sinn Nahrungsergänzung, sondern tatsächlich »nur« eine besonders raffiniert gemischte Ernährung in vollwertiger Rohkostform mit L-Tryptophan-reichem Getreide wie Quinoa und Amaranth und der richtigen Beimischung von Beeren und Obst. Die ganzen Früchte werden zu Saft gepresst und dieser schonend getrocknet und schließlich fein vermahlen. Es kann von allen außer Säuglingen genommen werden und wird oft selbst noch von jenen vertragen, die ansonsten mit Rohkost nicht zurecht kommen.

Natürlich braucht man sich aber auch von dieser Rohkost-Mischung keine Wunder zu erwarten nach dem Motto »Ich schluck das jetzt und dann bin ich den ganzen Tag über glücklich!« Tatsächlich habe ich für den ganzen Tag – aufgrund der hohen Halbwertszeit – genug Serotonin, und das ist schon viel. Aber ich muss natürlich auch noch Situationen schaffen oder wenigstens zulassen, die mich glücklich machen. Eine einfache Analogie kann das verdeutlichen. Hätten wir gar keine Sexualhormone, könnten George Clooney oder Julia Roberts sich auf unseren Schoß setzen, und wir würden sie nur als schwer empfinden. Dass wir Sexualhormone haben, heißt aber noch nicht, dass die beiden gleich vorbeikommen. Aber täten sie es, könnten wir adäquat darauf reagieren. So ist es auch mit Serotonin. Wir müssen schon die Situationen zulassen, in denen sich unsere Seele wohl und glücklich fühlt.

Eine Erfahrung aus meinen Fasten-Seminaren mag eine andere Seite der Serotonin-Wirkungen beleuchten. 25 Jahre lang war ich es als Fastenarzt gewöhnt, nachts immer wieder bei Problemen der Fastenden geweckt zu werden. Seit ich aber jedem Teilnehmer schon zu Beginn der Fastenzeit eine Dose »Take me« verordne, das er, ohne das Fasten im Geringsten zu stören, mit Wasser trinken kann, bin ich kein einziges Mal mehr geweckt worden. Das heißt natürlich

Anhang

auch nicht, »Take me« könne alle Kopf- und anderen Schmerzen und sonstige Fastenprobleme wegzaubern, aber wenn die Stimmung insgesamt gehoben und man »besser drauf« ist, gelingt es offenbar leichter, bis zum Morgen mit Fragen oder Problemen zu warten.

Wissenschaftliche Beweise?

Leider gibt es noch keine wissenschaftliche Untersuchung über diese Rohkostmischung, doch ein indirekter Hinweis ist immerhin die Erfahrung mit dem Mittagsschlaf. Wer sich länger hinlegen will, kann das bei Einnahme von »Take me« ohne Weiteres tun, und wird nicht mit der gefürchteten Mattscheibe (Seite 240) aufwachen. Wenn die Speicher des Organismus voll Serotonin sind, führt die Verstoffwechselung von einem Anteil davon zu Melatonin noch zu keinem Mangel und man wacht frisch und munter auf.

Ein wissenschaftlicher Beweis wäre leicht zu erbringen. Man könnte Patienten, die Lumbalpunktionen zur Entnahme von Nervenflüssigkeit bekommen, die Mischung verabreichen und kontrollieren, inwieweit dadurch der Serotonin-Spiegel in ihrer Gehirnflüssigkeit ansteigt. Aber leider besteht an solchen Forschungen wenig Interesse.

»Take me« ist keine Nahrungsergänzung durch die Hintertür. Im Unterschied zu üblichen Nahrungsergänzungsmitteln, wo Einzelstoffe isoliert eingenommen werden, sind es hier ganze, versaftete und am Ende fein gemahlene Pflanzen. »Take me« gibt auch nicht etwas zur Nahrung hinzu, was diese vielleicht in zu geringer Menge enthält. Es bringt nur einen eigentlich verfügbaren Stoff, das L-Tryptophan, im richtigen Moment an die richtige Stelle. So machen wir uns etwas zunutze, das wir mit der modernen Lebensweise, ohne es recht zu merken, verloren haben. Nach mehr als fünf Jahren Erfahrung mit der Serotonin-steigernden Rohkost drängt sich diese als einfache Lösung weiterhin auf. Sie ist sogar therapeutisch wirksam.

ANMERKUNGEN

1. Herma Brockmann, Renato Pichler: Wegbereiter des Friedens – Die lebendigen Philosophien der Bishnois und Jains. Vegi-Verlag, 2010
2. T. Colin Campbell, Thomas M. Campbell: Die »China Study«. Verlag für Ganzheitliche Medizin, 2010, Kap. 4, Anm. 4. Hier und im Weiteren verweisen solche Angaben auf die in der »China Study« zitierten wissenschaftlichen Untersuchungen.
3. Peter Spork: Der zweite Code. Epigenetik – oder wie wir unser Erbgut steuern können. Rowohlt Verlag, 2009
4. Jonathan Safran Foer: Tiere essen. Verlag Kiepenheuer & Witsch, 2010
5. Stephen Hawking: Der Große Entwurf. Rowohlt Verlag, 2010, Seite 90
6. T. Colin Campbell, Thomas M. Campbell: Die »China Study«. Verlag für Ganzheitliche Medizin, 2010
7. Die »China Study«, Seite 186
8. Jörg Spitz, William B. Grant: Krebszellen mögen keine Sonne. Mankau Verlag, 2010, Seite 127. Ein wichtiges Buch über Vitamin D bzw. die Auswirkungen der Sonne auf unsere Gesundheit.
9. Weitere Informationen auf www.buahmerah.at; hier kann es auch bestellt werden.
10. Die »China Study«, Kap. 5, Anm. 41–43
11. Die »China Study«, Kap. 5, Anm. 32, 46
12. Die »China Study«, Kap. 5, Anm. 16
13. Forman et al. in: Hypertension 2007, 49:1063, zitiert nach Spitz/Grant: Krebszellen mögen keine Sonne, Seite 80
14. Krebszellen mögen keine Sonne
15. Die »China Study«, Kap. 8, Anm. 99–101
16. Die »China Study«, Kap. 8, Anm. 98
17. Environmental Quality – 1975, the Sixth Annual Report of the Council on Environmental Quality, Washington D. C., Dec. 1975, Seite 375
18. Lewis Regenstein: How to Survive in America the Poisoned. Acropolis Books, 1982, Seite 103
19. New England Journal of Medicine, 26. März 1981. Außerdem: Bundesinstitut für Risikobewertung Deutschland, 19.7.2005
20. Zitiert in: Die »China Study«, Seite 79, Abb. 4.7
20a. „Tatsächlich wies mich eine österreichische Landwirtschaftskammer darauf hin, dass es unzulässig sei, das Wort »Milch« für Produkte aus Reis, Soja, Hafer usw. zu verwenden. Abgesehen von der hier deutlich werdenden Machtfülle der Milchwirtschaft wäre wirklich zu überlegen, ob man pflanzliche Produkte weiterhin mit dem Namen eines inzwischen als karzinogen überführten Stoffes verunglimpfen sollte."
21. Zitiert in: Die »China Study«, Seite 80, Abb. 4.8 und 4.9
22. Krebszellen mögen keine Sonne, Seite 52 ff.
23. Kurt Langbein, Bert Ehgartner: Das Medizinkartell. Piper Verlag, 2003
24. Bericht über eine Untersuchung in den Salzburger Nachrichten
25. Münchner Medizinische Wochenschrift 45/2010
26. Die »China Study«, Kap. 8, Anm. 65 und Abb. 8.4, Seite 157
27. Die »China Study«, Kap. 8, Anm. 66
28. NHANES III Studie
29. Salzburger Nachrichten vom 30.10.2010
30. Näheres dazu in: Aller guten Dinge sind drei
31. Die »China Study«, Seite 165
32. Krebszellen mögen keine Sonne, Seite 59 f.
33. Münchner Medizinische Wochenschrift 44/2010
34. Review of the Epidemiological Evidence, Nutrition and Cancer, Vol. 18, Nr. 1
35. Takeshi Hirayama: Recent Progress in Research on Nutrition and Cancer. Seite 179–187, Wiley-Liss, Inc., 1990
36. Dietry Factors and Risk of Breast Cancer: Combined Analysis of 12 Case-Control Studies. Journal of the National Cancer Institute, 82:561-569, 4. April 1990
37. Dietary fat intake and risk of epithelial ovarian cancer. Journal of the National Cancer Institute, 21. Sept. 1994; 86(18):1409–15
38. W. C. Willett: Relation of meat, fat, and fibre intake to the risk of colon cancer in a prospective study among women. New England Journal of Medicine 1990; 323:1664–1672
39. Claus Leitzmann, Andreas Hahn: Vegetarische Ernährung. Trias Verlag, 1998
40. Ärzte Zeitung, 27.10.1997: Erstmals Trendwende in der Krebssterblichkeit
41. Ärzte Zeitung, 26.11.1999: Studien belegen Einfluss der Kost auf Tumorgenese

Anhang

42 Eine Studien-Orgie als letzter Versuch für Unverbesserliche:
B. Armstrong, R. Doll: Environmental factors and cancer incidence and mortality in different countries, with special reference to dietary practices. International Journal of Cancer 1975; 15:617–31
M. Henderson, L. Kushi, D. Thompson et al.: Feasibility of a randomized trial of a low-fat diet for the prevention of breast cancer: dietary compliance in the Women's Health Trial vanguard study. Prev Med 1990; 19:115–33
S. Hursting, M. Thornquist, M. Henderson: Types of dietary fat and the incidence of cancer at five sites. Prev Med 1990; 19:242–53
K. A. Steinmetz, J. D. Potter: Vegetable, fruit, and cancer I: epidemiology. Cancer Causes Control 1991; 2:325–58
D. Rose, M. Goldman, J. Connolly, L. Strong: High-fiber diet reduces serum estrogen concentrations in premenopausal women. Am J Clin Nutr 1991; 54: 520–25
T. White, A. Shattuck, A. Kristal et al.: Maintenance of a low-fat diet: follow-up of the Women's Health Trial. Cancer Epidemiol Biomark 1992; 1:315–22
L. Wattenberg, M. Lipkin, C. W. Boone, G. Kelloff (eds.): Chemoprevention of cancer. Boca Raton: CRC Press, 1992
W. J. Blot, J.-Y. Li, P. Taylor et al.: Nutrition intervention trials in Linxian, China: supplementation with specific vitamin/mineral combinations, cancer incidence, and disease-specific mortality in the general population. J Natl Cancer Inst 1993; 85:1483–92
E. Buiatti: Intervention trials of cancer prevention: results and new research programmes. Lyon: IARC Technical Report no. 18, 1994
Caroline White: New study reports that diet is critical to cancer prevention. BMJ 1997; 315:831–836 (4. October)
M. Lipkin: Strategies for colon cancer prevention. Ann NY Acad Sci 1995; 768:129–40
P. Greenwald, C. Clifford, S. Pilch, J. Heimendinger, G. Kelloff: New directions in dietary studies in cancer: the National Cancer Institute. In: J. B. Longnecker et al. (eds.): Nutrition and biotechnology in heart disease and cancer. New York: Plenum Press, 1995:229–39

J. H. Weisberger: Nutritional approach to cancer prevention with emphasis on vitamins, antioxidants, and carotenoids. Am J Clin Nutr 1995; 53:226
C. H. Hennekens, J. E. Buring, J. E. Manson et al.: Lack of effect of long-term supplementation with beta-carotene on the incidence of malignant neoplasms and cardiovascular disease. N Engl J Med 1996; 334:1145–49

43 Siehe dazu Ruediger Dahlke: Aggression als Chance

44 J. Stanczyk et al.: The role of cyclooxygenase and prostaglandins in the pathogenesis of rheumatoid arthritis. Pol Merkuriusz Lek 2001 Nov; 11(65):438–43

45 H. Muller et al.: Fasting followed by vegetarian diet in patients with rheumatoid arthritis: a systematic review. Scand J Rheumatol 2001; 30(1):1–10

46 R. Huber et al.: Clinical remission of an HLA B27-positive sacroiliitis on vegan diet. Forsch Komplementarmed Klass Naturheilkd 2001 Aug; 8(4):228–31

47 Die »China Study«, Kap. 9, Anm. 12

48 Die »China Study«, Kap. 9, Anm. 27

49 Entnommen aus: Die »China Study«, Seite 175

50 Siehe dazu das Kapitel über Diabetes 1 in: Krankheit als Sprache der Kinder-Seele

51 Österreichischer Ernährungsbericht 2008, I. Elmadfa et al. 2009

52 WHO, World Statistics 2007

53 B. Vessby: Dietary fat and insulin action in humans. Br J Nutr 2000 mar; 83 Suppl 1: 91–6
B. Vessby et al.: Substituting dietary saturated for monounsaturated fat impairs insulin sensitivity in healthy men and women: The KANWU Study. Diabetologia 2001 Mar; 44(3):312–9
R. M. Van Dam et al.: Dietary fat and meat intake in relation to risk of type 2 diabetes in men. Diabetes Care 2002 Mar; 25(3): 417–24
J. L. Mann: Diet and risk of coronary heart disease and type 2 diabetes. Lancet 2002, Sep 7; 360 (9335):783–9

54 S. H. Holt et al.: An insulin index of foods: the insulin demand generated by 1000-kJ portions of common foods. Am J Clin Nutr 1997 Nov; 66 (5):1264–76

55 Siehe dazu Ruediger Dahlke: Krankheit als Symbol, sowie Krankheit als Sprache der Kinder-Seele

Anmerkungen

56 Siehe dazu Ruediger Dahlke: Aller guten Dinge sind drei
57 Die »China Study«, Kap. 6, Anm. 13
58 Die »China Study«, Kap. 4, Anm. 51
59 Die »China Study«, Kap. 4, Anm. 47
60 Krebszellen mögen keine Sonne, Seite 12
61 Die »China Study«, Kap. 10, Anm. 1
62 Die »China Study«, Kap. 10, Anm. 2
63 Entnommen aus: Die »China Study«, Seite 190
64 Die »China Study«, Kap. 10, Anm. 13
65 Die »China Study«, Kap. 10, Anm. 1
66 Die »China Study«, Kap. 10, Anm. 3
67 In: Osteoporosis International, 2009; 10.1007/s00198-009-0916-z), Quelle: © rme/aerzteblatt.de
68 Siehe dazu Ruediger Dahlke: Lebenskrisen als Entwicklungschancen, und: Frauen-Heil-Kunde
69 G. Psota, GerontoPsychiatrisches Zentrum Wien, 2006
70 Die »China Study«, Kap. 10, Anm. 76
71 Die »China Study«, Kap. 10, Anm. 39
72 Die »China Study«, Kap. 10, Anm. 41
73 T. Tanaka et al.: Vegetarian diet ameliorates symptoms of atopic dermatits through reduction of the number of peripheral eosinophils and PGE2 synthesis by monocytes. J Physiol Anthropol Appl Human Sci 2001 Oct; 20(6):353–61
K. Klipstein-Grobusch et al.: Dietary iron and risk of myocardial infarction in the Rotterdam Sudy. Am J Epidemiol. 1999 Mar 1; 149(5):421–8
74 http://www.vegetarismus.ch/info/12. htm. Weitere Informationen zu diesem Thema: John Coleman: Comparative Anatomy & Taxonomy. Enthält eine noch ausführlichere Tabelle in Englisch
E. Densmore: Die Densmore-Schlickeysen'sche Kostvergleichstabelle
Allesfresser oder Vegetarier? Was berühmte Naturforscher darüber denken
Milton R. Mills: The Comparative Anatomy of Eating
75 Quelle: Ibrahim Elmadfa, Alexa Leonie Meyer: Ballaststoffe, Gräfe und Unzer Verlag, 2011
76 Siehe dazu unsere drei Varianten von Fastenwochen unter www.dahlke.at
77 Quelle: Bundesinstitut für Risikobewertung 2010
78 E. Silva et al.: Something from »nothing« – eight weak estrogenic chemicals combined at concentrations below

NOECs produce significant mixture effects. Environ Sce Technol 2002 Apr 15; 36(8): 1751–6
N. Rajapakse et al.: Combining xenoestrogens at levels below individual no-observed-effect concentrations dramatically enhances steroid hormone action. Environ Health Perspect 2002 sep; 110(9)
79 Die »China Study«, Seite 88
80 Siehe dazu Ruediger Dahlke: Die Schicksalsgesetze – Spielregeln fürs Leben
81 Die »China Study«, Kap. 11, Anm. 3–5
82 P. A. Straubinger: Am Anfang war das Licht. DVD über www.heilkundeinstitut.at
83 Ruediger Dahlke: Vom Mittagsschlaf bis Powernapping
84 Quelle: Doris Fritzsche, Ibrahim Elmadfa: Gute Fette – schlechte Fette, Gräfe und Unzer Verlag, 2007
85 Nikolaus Geyrhalter: Unser täglich Brot. Österreich 2005
86 Weitere Informationen zum Milchproblem: http://www.vegetarismus.ch/pdf/b03.pdf
87 http://www.vegetarismus.ch/heft/98-2/schlacht.htm. Der Bericht ist auch als Broschüre über die genannte Website zu beziehen.
88 Jonathan Safran Foer: Tiere essen. Kiepenheuer & Witsch, 2010, Seite 263 f.
89 Tiere essen, Seite 264 f.
90 Tiere essen, Seite 265
91 Tiere essen, Seite 267
92 Tiere essen, Seite 267 f.
93 Tiere essen, Seite265 f.
94 A. a. O., siehe Anm. 87.
95 Ein Film, der dieses Elend darstellt, ist unter: http://www.tierrechtsfilme.at/langfilme/bruellen_der_rinder/film.htm zu finden
96 www.provegan.info/nachwort.html
97 Tiere essen, Seite 45 f.
98 Aus: Die Zeit, Nr. 9 vom 24.2.2011
99 Tiere essen, Seite 214
100 Tiere essen, Seite 216
101 Tiere essen, Seite 216
102 A. a. O., siehe Anm. 87.
103 Nach: Tiere essen, Seite 213 f.
104 Gail A. Eisnitz: Slaughterhouse. Prometheus Books, UK, 1997
105 Zitate von Gail A. Eisnitz nach Tiere essen, Seite 290 f. sowie http://www.tierrechte-kaplan.org/kompendium/a214.htm

Anhang

106 Tiere essen, Seite 209 f.
107 A. a. O., siehe Anm. 87.
108 www.provegan.info/fuer_tierschutz_ und_tierrechte_seite_17.html
109 Siehe dazu Ruediger Dahlke: Die Lebensprinzipien
110 Franz Hartmann: Paracelsus, München, 1983
111 The Prince of Wales: Harmonie. Riemann Verlag, 2010
112 Tiere essen, Seite 166
113 Paul Pearsall: Heilung aus dem Herzen, Goldmann, 1999, Seite 29
114 Hans-Peter Dürr: Warum es um das Ganze geht. Oekom Verlag, 2009, Seite 112
115 Quelle: Ibrahim Elmadfa, Doris Fritzsche, Waltraute Aign: Nährwerte. Gräfe und Unzer Verlag, 2008
116 Einer Veröffentlichung der Partei »Die Grünen« aus dem Jahr 2010 zufolge
117 Siehe Neal Barnard: Breaking the Food Seduction. Griffin, 2004
118 Die »China Study«, Seite 294
119 Krebszellen mögen keine Sonne, Seite 127
120 Quelle: Swissveg, www.swissveg.ch
121 www.provegan.info/die_gesuendeste_Ernaehrung_seite_5.html
122 Tiere essen, Seite 202 f.
123 Studie des Worldwatch Institute vom 21.10.2009 – http://www.worldwatch.org
124 WHO/FAO, 2002
125 Laut Schweizerische Vereinigung für Vegetarismus (SVV)
126 Siehe Ruediger Dahlke: Das Schattenprinzip
127 Siehe dazu www.dahlke.at
128 Krebszellen mögen keine Sonne, Seite 71 f.
129 Krebszellen mögen keine Sonne, Seite 73
130 Vicente Gilsanz, Arye Kremer, Ashley O. Mo, Tishya A. L. Wren, Richard Kremer: Vitamin D Status and Its Relation to Muscle Mass and Muscle Fat in Young Women. *Journal of Clinical Endocrinology & Metabolism*, 2010; DOI: 10.1210/jc.2009–2309
McGill University Health Centre (2010, March 6): Low Levels of Vitamin D Linked to Muscle Fat, Decreased Strength in Young People. *Science-Daily*, Retrieved January 28, 2011, from http://www.sciencedaily.com/releases/2010/03/100305112157.htm
131 http://myveganworld.de/gesundheit/zusammenfassung-zum-thema-vitamin-d/
132 Siehe dazu Nicolai Worm: Heilkraft D –

wie das Sonnenvitamin vor Herzinfarkt, Krebs und anderen Erkrankungen schützt. Systemed Verlag, 2009
133 Siehe www.dahlke.at
134 Siehe dazu Ruediger Dahlke: Vom Mittagsschlaf zum Powernapping
135 Marco Rauland: Feuerwerk der Hormone. Hirzel Verlag, 2006, Seite 107
136 Siehe Ruediger Dahlke: Rauchen
137 Erhältlich über www.heilkundeinstitut.at
138 Zahlen entnommen aus: Ternes/Täufel/Tunger/Zobel: Lexikon der Lebensmittel und der Lebensmittelchemie. Wissenschaftl. Verlagsges., 2007; DGE u. a. (Hg.): Referenzwerte für die Nährstoffzufuhr, Umschau Buchverlag, 2008; Berg/Stryer/Tymoczko: Biochemie. Spektrum Akad. Verlag, 2010.
139 Siehe Anm. 138.
140 Siehe Anm. 138.
141 Siehe Anm. 138.
142 Siehe Anm. 138.
143 Quelle: Ibrahim Elmadfa, W. Aign, D. Fritzsche: Nährstoffe, Gräfe und Unzer Verlag, 2008 und Vegi-Info 2009/1
144 Siehe Anm. 138.
145 Siehe Anm. 138.
146 Siehe Anm. 138.
147 Siehe Anm. 138.
148 Siehe Anm. 138.
149 Siehe unter http://www.dahlke.at/veroeffentlichungen/cds.php
150 Die gleichnamige CD ist im Integral Verlag erschienen.
151 Aus seiner Brochüre »Vegan«, die man bei www.provegan.info downloaden bzw. kostenlos anfordern kann
152 www.pcrm.org/health/veginfo/nutritionfaq.html
153 Siehe dazu Ruediger Dahlke: Die Schicksalsgesetze – Spielregeln fürs Leben
154 Ruediger Dahlke: Das Schattenprinzip
155 Ruediger Dahlke: Die Lebensprinzipien
156 Genesis 1,29
157 Genesis 2,16
158 Genesis 9,3-9,5
159 Daniel 1,11–16
160 Jesaja 66,3
161 Das Friedensevangelium der Essener, Buch 1
162 Das Evangelium der Heiligen Zwölf, Lektion 38
163 Der Prophet Muhammad, Hadith
164 Der Koran, Kapitel 5: Der Tisch, Vers 3
165 Der Koran, Kapitel 23: Die Gläubigen,

Verse 19–20
166 Muhammad Rahim Bawa' Muhayad-din, Islamischer Sufi-Heiliger
167 Lankavatara Sutra (Tripitaka Nr. 671)
168 Lankavatara Sutra (Tripitaka Nr. 671)
169 Shakyamuni Buddha, Nirvana Sutra
170 Manusmriti 6,60
171 Anusasanika Parva 115,55
172 Manusmriti 5,51
173 Manusmriti 5,45–49
174 Manu-samhita 5,51–52
175 Xin Shu, Band 6, Nr. 7
176 Traktat des stillen Weges
177 Abdul-Baha: Die Tage im Licht aus Akka, 1979, Seite 8 f.

Zum Thema Serotonin

Bartels, A., Ski, S.: The neural basis of romantic love. Neuroreport 11, 2000, Seite 3829–3834

Camilleri, M. et al.: A randomized controlled clinical trial of the serotonin type-3-receptor. Archives of Internal Medicin 161, 2001, Seite 1733–1744

Castrogiovanni, P. et al.: Platelet serotonergic markers and aggressive behaviour in healthy subjects. Neuropsychobiology 29, 1994, Seite 105–107

Constantino, J. et al.: Effects of serotonine reuptake inhibitors on aggressive behaviour. Journal of Child and Adolescent Psychopharmakology 7, 31–44

Fernstrom, M. H. and Fernstrom, J. D.: Brain tryptophan concentrations and serotonin synthesis. American Journal of Clinical Nutrition 61, 1995, Seite 312–319

Fernstrom, M. H., Wurtmann, R. J.: Brain Serotonin content, physiological dependence of plasma trytophan levels. Science 173, 1972, Seite 149–151

Fernstrom, M. H., Wurtmann, R. J.: Brain Serotonin content, physiological regulation by plasma neutral amino acids. Sience 178, 1972, Seite 414–416

Golden, R. N. et al.: The efficacy of light therapy in the treatment of mood disorders. The American Journal of Psychiatry 162, 2005, Seite 656–662

Graeff, E. C. et al.: Role of 5-HT in stress, anxiety and depression. Pharmacology, Biochemistry and Behavior 5, 1996, Seite 129–140

Halford, J. C., Blundell, J. E.: Pharmacology of appetite suppression. Progress in Drug Research 5, 2000, Seite 25–58

Leibowitz, S. F., Shor-Posner, G.: Brain Seroto-

nin and eating behaviour. Appetite 7, 1986, Seite 1–14

Marazitti, D.: Alteration of platelet serotonin transporter in romantic love. Psychological Medicine 29, 1999, Seite 741–745

Marazitti, D., Canale, D.: Hormonal changes when falling in love. Psychoneuroendocrinology 29, 2004, Seite 931–936

Marazitti, D. et al.: Jealousy and subthreshold psychopathology: a serotonergic link. Neuropsychobiology 47, 2003, Seite 12–16

Marchand, W. R. et al.: Neurobiology of mood disorder. Hospital Physician 43, 2005, Seite 17–26

Marcus, C. R. et al.: Evening intake of lactalalbumin increases plasma tryptophan availability. The American Journal of Clinical Nutrition 81, 2005, Seite 1026–1033

Moller, S. E.: Serotonin, Carbohydrates, and atypical depression. Pharmacology and toxicology 71, 1992, Seite 61–72

Murphy, D. L. et al.: Brain serotonin neurotransmission. Journal of clinical psychiatry 59, 1998, Seite 4–12

Nishizawa, S.: Differences between males and females in rates of serotonin synthesis in human brain. Proceedings of the National Academy of Sciences USA 94 (10), 1997, Seite 4823–4824

Pardridge, W. M.: Blood-brain barrier carrier-mediated transport and brain metabolism of amino acids. Neurochemical Research 23, 1998, Seite 635–644

Parrott, A. C. et al.: Ecstasy (MDMA) effects upon mood and cognition. Psychopharmacology 139, 1998, Seite 261–268

Partonen, T., Jouko, L.: Seasonal affective Disorder. Lancet 352, 1998, Seite 1369–1374

Rauland, Marco: Feuerwerk der Hormone. Stuttgart, 2007

Sher, L.: Seasons and Brain. Lancet 358, 2001, Seite 2092

Walther, D. J. et al.: Synthesis of serotonin by a second Tryptophan Hydroxylase Isoform. Sience 3, 76, 2003

Wurtmann, R. J. et al.: Effects of normal meals rich in carbohydrates or proteins on plasma tryptophan and tyrosine ratio. American Journal of Clinical Nutrition 77, 2003, Seite 128–132

Zhou, F. M. et al.: Corelease of dopamine and serotonin from striatal dopamine terminals. Neuron 46, 2001, Seite 65–74

Anhang

VERÖFFENTLICHUNGEN VON RUEDIGER DAHLKE

Neuerscheinungen

Peace-Food-Kochbuch, VERLAG GRÄFE UND UNZER, August 2013 • *Mythos Erotik,* Scorpio 2013 • *Alltag als Symbol,* Arkana 2013 • *Geheimnis des Loslassens,* GRÄFE UND UNZER VERLAG 2013 • *Störfelder und Kraftplätze,* Crotona 2013

Grundlagenwerke

Die Schicksalsgesetze, Arkana 2009 • *Das Schattenprinzip,* Arkana 2010 • *Die Lebensprinzipien* (mit Margit Dahlke), Arkana 2011 • *Die Kraft der vier Elemente* (mit B. Blum), Crotona 2011 • *Das senkrechte Weltbild* (mit N. Klein), Ullstein 2005

Krankheitsdeutung und Heilung

Krankheit als Symbol, C. Bertelsmann 2007 • *Seeleninfarkt – Zwischen Burn-out und Bore-out,* Scorpio 2012 • *Burnout? Schnelltest & Erste Hilfe,* Integral 2012 • *Krankheit als Sprache der Seele,* Goldmann 2008 • *Krankheit als Weg* (mit T. Dethlefsen), Goldmann 2000 • *Frauen-Heil-Kunde* (mit M. Dahlke und V. Zahn), Goldmann, 2003 • *Aggression als Chance,* Goldmann 2006 • *Depression,* Goldmann 2010 • *Krankheit als Sprache der Kinderseele* (mit V. Kaesemann), Goldmann 2010 • *Herz(ens)probleme,* überarb. Neuausgabe, Goldmann 2011 • *Das Raucherbuch,* überarb. Neuausgabe, Goldmann 2011 • *Verdauungsprobleme* (mit R. Hößl), Droemer Knaur 2001

Weitere Deutungs-Bücher

Die Spuren der Seele (mit R. Fasel), VERLAG GRÄFE UND UNZER 2010 • *Der Körper als Spiegel der Seele,* Goldmann 2009 • *Woran krankt die Welt?* Goldmann 2003 • *Die Psychologie des Geldes,* Goldmann 2011

Krisenbewältigung

Lebenskrisen als Entwicklungschancen, Goldmann 2002 • *Von der großen Verwandlung,* Crotona 2011

Gesundheit und Ernährung

Peace Food, VERLAG GRÄFE UND UNZER 2011 • *Richtig essen,* überarbeitete Neuausgabe, 2011 (über www.heilkundeinstitut.at) • *Das große Buch vom Fasten,* Goldmann 2008 • *Die Notfallapotheke für die Seele,* Goldmann 2009 • *Mein Programm für mehr Gesundheit,* Südwest 2009 • *Vom Mittagsschlaf zum Powernapping,* Nymphenburger 2011 • *Ganzheitliche Wege zu ansteckender Gesundheit,* Co'med 2011 • *Sinnlich fasten* (mit D. Neumayr), Nymphenburger 2010 • *Das große Buch der ganzheitlichen Therapien* (Hrsg.), Integral 2007 • *Essens-Glück,* Schirner 2010 •

Meine besten Gesundheitstipps, Heyne 2008 • *Entgiften – Entschlacken – Loslassen* (über www.heilkundeinstitut.at) • *Fasten: Das 7-Tage-Programm*, Südwest 2011 • *Das kleine Buch vom Fasten*, Südwest 2011 • *Die wunderbare Heilkraft des Atmens* (mit A. Neumann), Heyne 2009 • *Das Gesundheitsprogramm*, Ullstein 2009 • *Fasten Sie sich gesund*, Irisiana 2004

Meditation und Mandalas

Mandalas der Welt, Goldmann 2012 • *Reisen nach Innen*, Allegria 2004 • *Meditationsführer: Wege nach innen* (mit M. Dahlke), Schirner 2005 • *Schwebend die Leichtigkeit des Seins erleben*, Schirner 2012 • *Arbeitsbuch zur Mandala-Therapie*, Schirner 2010 • *Mandala-Malblock*, Neptun 1984

Weisheitsworte, Romane, Kalender

Weisheitsworte der Seele, Crotona 2012 • *Worte der Heilung*, Schirner 2010 • *Wage dein Leben jetzt!* (über www.heilkundeinstitut.at) • *Worte der Dankbarkeit und des Vertrauens*, Schirner 2011 • *Habakuck und Hibbelig*, Allegria 2004 • *Kalender des Jahres*, Südwest

Geführte Meditationen von Ruediger Dahlke – bei Arkana Audio (CDs und Downloads)
Grundlagen: *Das Gesetz der Polarität* • *Das Gesetz der Anziehung* • *Das Bewusstseinsfeld* • *Die Lebensprinzipien – 12 CDs* • *Die 4 Elemente* • *Elemente-Rituale* • *Schattenarbeit*
Krankheitsbilder: *Allergien* • *Angstfrei leben* • *Ärger und Wut* • *Depression* • *Frauenprobleme* • *Hautprobleme* • *Herzensprobleme* • *Kopfschmerzen* • *Krebs* • *Leberprobleme* • *Mein Idealgewicht* • *Niedriger Blutdruck* • *Rauchen* • *Rückenprobleme* • *Schlafprobleme* • *Sucht und Suche* • *Tinnitus und Gehörschäden* • *Verdauungsprobleme* • *Vom Stress zur Lebensfreude*
Allgemeine Themen: *Der innere Arzt* • *Heilungsrituale* • *Ganz entspannt* • *Tiefenentspannung* • *Energie-Arbeit* • *Entgiften – Entschlacken – Loslassen* • *Bewusstfasten* • *Den Tag beginnen* • *Lebenskrisen als Entwicklungschance* • *Partnerbeziehungen* • *Schwangerschaft und Geburt* • *Selbstliebe* • *Selbstheilung* • *Traumreisen* • *Mandalas* • *Naturmeditation* • *Visionen*

Weitere geführte Meditationen und Übungen auf CD
7 Morgenmeditationen, Integral • *Die Leichtigkeit des Schwebens*, Integral • *Die Psychologie des Geldes*, LangenMüller • *Die Notfallapotheke für die Seele*, LangenMüller • *Die Heilkraft des Verzeihens*, Integral • *Eine Reise nach Innen*, Ariston • *Erquickendes Abschalten mittags und abends*, Integral • *Schutzengel-Meditationen*, Integral
Kindermeditationen: *Märchenland*, Arkana • *Ich bin mein Lieblingstier*, Schirner

Hörbücher: *Körper als Spiegel der Seele*, Hoffmann und Campe • *Von der großen Verwandlung*, Lagato • *Krankheit als Weg*, Arkana

Anhang

Vorträge von Ruediger Dahlke auf CD (über: www.heilkundeinstitut.at): alle Buchthemen

Filme über Ruediger Dahlke: *Unser Biogarten* • *Ruediger Dahlke: Arzt und Visionär - Erkenntnisse, Einsichten, Perspektiven;* DVD I: *Schicksalsgesetze und Lebensprinzipien,* DVD II: *Krankheitsbilder – Die Sprache der Seele,* DVD III: *Integrale Medizin*

Filme mit Ruediger Dahlke: *Am Anfang war das Licht* • *Awake* • *Der Heiler* • *Hesse – sein erstes Paradies* (alle über www.heilkundeinstitut.at)

ADRESSEN

Seminare, Reisen, Ausbildungen,
Vorträge mit Ruediger Dahlke,
Bücher, »Take me«, »Take me plus«:
Heil-Kunde-Institut Graz
A-8151 Hitzendorf
Oberberg 92
www.heilkundeinstitut.at

Psychotherapie:
Heil-Kunde-Zentrum Johanniskirchen
D-84381 Johanniskirchen
Schornbach 22
www.dahlke-heilkundezentrum.de

Schweizerische Vereinigung für
Vegetarismus (SVV)
Niederfeldstr. 92
CH-8408 Winterthur
www.vegetarismus.ch

European Vegetarian Union
(EVU) e. V.
Niederfeldstrasse 92
CH-8408 Winterthur
www.euroveg.eu

Internetadressen
www.dahlke.at, www.heilkundeinstitut.
at und www.mymedworld.cc

Versand von veganen Produkten:
www.veganversand-lebensweise.at
www.alles-vegetarisch.de

Karte mit vegetarischen und veganen
Restaurants für Deutschland, Schweiz
und Österreich: www.vegetarismus.ch

Wichtiger Hinweis

Alle Informationen und Ratschläge in diesem Buch wurden mit größter Sorgfalt erarbeitet und geprüft. Eine Haftung für Personen-, Sach- oder Vermögensschäden wird jedoch ausgeschlossen.

DANKSAGUNG

Ein ganz herzlicher Dank für seine große Hilfe gilt Renato Pichler, Präsident der Schweizerischen Vereinigung für Vegetarismus (SVV), der sein Archiv öffnete und mir über Jahrzehnte gesammeltes Material zur Verfügung stellte. Er korrigierte das Manuskript, ergänzte es vielfach und verbesserte es wesentlich.
Rita Fasel, meiner Partnerin, verdanke ich viele Hinweise, Kritiken und praktische Unterstützung wie unermüdliches Googeln. Balthasar Wanz, meinem Organisator, danke ich für viele wertvolle Anregungen, Thom Bezenek gilt mein Dank für seine Ermutigung und die Zusammenarbeit, die zu den wichtigsten Empfehlungen im Hinblick auf Serotonin und andere Neurotransmitter führte. Vera Schott, Angelika Silber, Martina Kohl, Lilian Blunier und Maren Timm verdanke ich Korrekturen sowie Anregungen, weiteren Spuren nachzugehen, den Kolleginnen Ingrid Leibold und Anette Buhmann gilt mein Dank für Anregungen im Bereich Medizin, Sybille Schlüpen für solche aus der Traditionellen Chinesischen Medizin, Gerald und Susanne Miesera als Ernährungsfachleuten danke ich dafür, dass sie das Manuskript durchgesehen haben.
Ganz besonderer Dank gilt Dorothea Neumayr für ihre Rezepte, aber auch für Ergänzungen und Korrekturen. Dafür danke ich auch, wie immer, Christa Maleri herzlich, ebenso meinem Freund Kurt Eicher für seine Strategie-Beratung.
Ananda Tyrell, Vize-Präsidentin der SVV, danke ich für konstruktive Hinweise.
Einige Informationen für das Buch verdanke ich der umfangreichen Internetseite der Schweizerischen Vereinigung für Vegetarismus www.vegetarismus.ch.
Vor allem danke ich auch den Fleischessern unter den Mitarbeitern – es freut mich, dass sich zwei von ihnen während der Lektüre eines Besseren besannen und einige Vegetarier beim Lesen zum Veganen fanden.

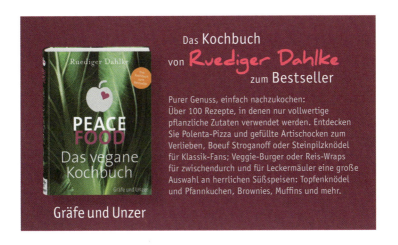

Anhang

REGISTER

Alterskrankheiten 59, 73, 99 ff., 270
Antioxidantien 12, 102, 110 ff., 231
Arteriosklerose 18 f., 40, 46, 90, 112,
226
Autoimmun- bzw. Autoaggressionskrankheiten 25, 39, 72 ff., 133, 173,
224, 226

Bahai 285
Ballaststoffe 57 f., 60, 70, 103 f., 106 ff.,
117, 119
Bewegung 19, 58 f., 66, 71, 84 ff., 89,
91, 99, 106
im Sauerstoffgleichgewicht 58, 87,
126 f., 252 f.
Bewusstseinsfelder 193 ff.
Biobauern, Bio-Landwirtschaft 27,
118, 140 f., 196, 280, 287
biologisch-ökologische Nahrung 24,
122, 255
Brustkrebs 18, 43, 50 ff., 62, 68 f., 139
Früherkennung 18, 53
Vorsorgeuntersuchung 18, 53
Buddhismus 181, 283

China Study 10 f., 15 ff., 23 f., 31 f., 50,
53, 67, 76, 114, 117, 133, 207
Cholesterin 19, 20, 22 f., 30 ff., 34,
48 ff., 71, 88, 117, 268, 271
Cholesterinwerte, Empfehlungen 31
Christentum 281 f.

Depressionen 75, 154, 223, 238, 240 f.,
243 f., 249
Diabetes (Typ 1) 73, 77 ff.
Diabetes (Typ 2) 11, 45 f., 81 ff., 91, 225
seelische Gründe 84 f.
Diäten 11, 20, 22, 46 f., 84, 90 f., 104,
106, 207, 219

Dickdarmkrebs 45, 56, 59 f., 71, 104,
106 f., 169
Dinner-Cancelling 234 f.
Dioxine 108 f.
Dioxinskandal 215 f.
Dopamin 223, 249, 255 f.

Eicosapentaensäure (EPA) 264
Eierindustrie, -produktion 110, 121,
179, 201
Eisenmangel 103, 198
Eiweiß, pflanzliches 32, 44, 49, 88,
95 f., 111, 196 f.
tierisches 16, 19 f., 24 f., 34, 36 f.,
46, 49, 57 f., 68, 76, 80, 86, 88, 93 ff.,
99 f., 106, 128 ff., 142, 196, 198, 201,
270, 277
Eiweißmast 38, 60, 103
Energie 28, 39, 121, 154, 171, 185
Ernährung, vollwertige pflanzliche 20,
24, 86, 88 f., 102 f., 116, 118
Ernährungsumstellung 16, 69, 84, 117,
267, 274

Fasten 31, 85, 107 f., 127, 233 ff.
Ferkel 162 ff.
Fett, pflanzliches 111
tierisches 19 f., 50 f., 71, 84, 86, 106,
117, 129, 270
Fette, gehärtete 254
Fettsäuren, gesättigte 84, 106, 268
Fettsucht 46, 81 f., 84 ff.
seelische Gründe 84 f.
Fettwerte, Empfehlungen 31
Fisch 20
Fischerei 136 f.
Fischfrage 130 f.
Fleisch, gefoltertes, gequältes 193, 195
Fleischesser 12, 68, 103 ff., 149, 153 ff.,
157, 163, 171 f., 204, 211

Fleischindustrie 13, 201, 204, 216
Fleischkonsum 33, 57, 84, 101, 121,
    142, 144, 154 f., 177, 195, 198 f., 207,
    212 f., 216
Fleischproduktion 184, 207, 212
Fleischskandale 11, 148, 155, 215
Folsäure 101, 103, 117, 259
Früchteesser vs. Fleischesser 104 f.,
    126

GABA 255 f.
Geflügelindustrie 201
genetische Disposition 51 f., 71, 78
Gift 108, 112, 119
Glutamin 257
Gülle 208 ff., 215, 217

Hautkrebs 222, 226 ff.
Herz-Kreislauf-Erkrankungen 7, 11,
    17 ff., 21, 29, 31 f., 46 f., 50, 54, 58 f.,
    67, 82, 84, 90 f., 114, 123, 170, 191,
    225, 271
Herz und Seele 27
Herz als Quelle der Lebensenergie 28
Hinduismus 284
Hochleistungszucht 39, 162, 164
Hofschlachtung 142, 214
Homocystein-Wert 270
Hormone 6, 12, 25, 31, 43, 52, 130,
    139, 143, 145, 153, 167, 186, 221,
    223, 246, 277
Hühner 162, 177
Hühnerfabriken 187
Hungerkatastrophe 212 f.

Industrie 13, 190, 196
Interessen, wirtschaftliche 142
Islam 282 f.

Jainismus 284
Judentum 281 f.

Kälber 139, 156, 178
Kalbfleisch 140 f., 146
Kalium 223, 263
Kalzium 37, 93 f., 97
Klimaprobleme, -katastrophe 6 f., 207,
    210 f.
Kohlenhydrate 36, 38, 44 ff., 101
raffinierte 45 f., 53, 55, 57 f., 86, 92,
    94, 120, 235, 240, 270
vollwertige pflanzliche 45, 90, 99,
    214, 267
Konfuzianismus 285
Krebs 7 ff., 16 ff., 20, 25, 31 ff., 41, 45 ff.,
    61, 68 ff., 88, 112, 114, 117, 123, 170,
    191, 224 f., 226 f., 232, 271
Früherkennung 65 ff.
seelische Hintergründe 48
und Fleischprodukte 68 ff.
Vorbeugung 65 ff.
Kühe 138 ff., 196
Kuhmilch 36 ff., 41, 76 f., 79 f., 88, 97
Alternativen 41 f., 45, 124

Lebensmittelindustrie 200
Legehennen 179, 187
Licht 230 f., 248, 253
L-Tryptophan 240, 242, 246, 248 f.,
    252 f.

Magnesium 261 ff.
Massentierhaltung 123, 142, 144, 146,
    153, 156, 159 ff., 163, 173 f., 183,
    185, 189, 191 f., 211, 215 f.
Massentierschlachtung 153
Mast, Mastbetriebe 120 f., 141, 165 f.,
    169, 174, 209
Masthühner 187 f.

Meditation 31, 66, 127, 221, 239, 266
Meeresfische und -tiere 134 ff.
Melatonin 223, 240, 245
Milch 33, 39, 74, 80, 94, 99, 108, 121, 245
Eiweißmix 39, 74, 139
Milchindustrie, -lobby 13, 38 f., 92, 98, 193, 201
Milchkonsum 79, 97, 198 f.
Milchprodukte 16, 20, 24, 26, 33 ff., 40, 62, 71, 84, 90, 92 ff., 97 f., 106, 108, 110, 124, 146, 193, 196
Mitgefühl, Erbarmen 158 f., 163, 166, 172
Mittagsschlaf 26 f., 127, 240, 266
Muttermilch 34 ff., 38, 41, 65, 197

Nahrung, tote vs. lebendige 120 ff.
Nahrungsergänzungsmittel 98, 115 ff., 119, 322
Nahrungsmittelindustrie, -konzerne 13, 15, 17, 98, 115 ff., 119, 205
Neurotransmitter 12, 130, 139, 143, 145, 153, 195, 221, 255, 277

Omega-3-Fettsäuren 130 f., 255
Osteoporose 25, 90, 92 ff., 225
seelische Aufgabe 98

Panikattacken bei Menschen 143 f., 146
Pharmaindustrie, -konzerne 13, 30, 98, 200 f., 204 f.
Phenylalanin 256
Pilzgerichte 25, 117
Prostatakrebs 34, 44, 61 ff., 66 f., 71
und Seele 63 ff.
Protein siehe Eiweiß
Protein, tierisches vs. pflanzliches 49
Psychosomatik 13, 48
Puten 162, 186

Radioaktivität 278 ff.
Reue 178
Rinderschlachthof 147 ff.
Rindfleischproduktion und Klimaproblem 213
Risikofaktoren, Wirkung mehrerer 276
Rohkostideal 125

Schadstoffe 39 f., 131
Schatten 5, 12, 81, 149, 170, 182, 185, 219, 273, 277
Schlachthofarbeiter 149, 167, 171, 174 ff., 181, 184 f., 215, 218
Schlachthöfe 5, 27, 141 ff., 145 f., 165, 158, 171, 174, 176 ff., 181, 184 ff., 189 f., 196, 218
Schlachttiere 6, 144 f., 154, 179, 182, 212
Schulmedizin 9, 23, 30 f., 38, 49, 53, 68, 119, 139, 233
Schweine 178, 190, 192, 210
Schweinefleischkonsum 89, 210
Schweinegrippe 11, 173, 185
Schwingungen von gequälten Tieren 120, 124, 152
Schwingungen von Pflanzen 121 f., 125, 127
Seele 4, 7 ff., 15, 24, 27, 63, 66, 78, 92, 160, 169, 178, 181 f., 218, 227
Serotonin 59, 221, 223, 238, 241 ff., 248, 255
Serotonin-fördernde Rohkost 319 ff.
Sikhs 285
Soja(produkte) 24, 41 ff., 212, 274 f.
Sonne 9, 11 f., 15, 25 f., 53 f., 58, 63, 66, 75, 79 f., 97, 112 f., 221 ff.
Sonnenbaden 53, 71, 117, 232, 226 ff.
Subventionen 179, 192, 196, 200 ff. 215, 217
Süßigkeiten 25, 94, 99, 235, 240, 249, 251, 253

Register

Take me 237, 242, 246, 253 f., 318 ff.
Take me plus 254, 265
Tiere, Angst und Panik 120, 143 ff.,
  153 f.
  Angst- und Stresshormone 6, 143 f.,
  157, 195, 277
  artgerecht behandeln 217
  Leid 132 ff.
  Medikamente 134, 140, 160, 192
  Missbildungen und Missbrauch 27,
  126, 163, 190
  sechster Sinn 145
  Stress 133, 162, 211
Tierfabrik, -zuchthaus 27, 159, 163,
  168, 172, 174, 178, 181 ff., 186, 190,
  203, 208 f.
Tierfutter 172
Tiergesundheit 167 f.
tierisches Leid, Auswirkungen auf uns
  169 ff.
Tierprodukte 19, 22, 31, 40, 53, 71, 74,
  84, 99, 108, 121, 127 f., 185, 212
Tierquälerei, -folter 6, 81, 120, 129,
  144 ff., 160, 165, 175 ff., 183, 185,
  189, 216
Tierschutz 168, 172, 191, 203, 214,
  216
Tiertransporte 27, 144 f., 147, 210,
  214, 217
Tierversuche 24, 48, 52, 87, 89, 154,
  217
Tierzucht 5, 27, 161 ff., 175, 191, 217

Übergewicht 19, 81 f., 84 ff., 91
  seelische Gründe 84 f.
Übersäuerung 25, 59, 77, 80, 93 ff.,
  99, 270
Umweltgifte 109
Umweltkatastrophe 208
Umweltschutz 206, 211, 214, 216, 268

Vegane Ernährung 5, 21, 25, 27, 31, 36,
  41, 43, 48, 53 f., 67, 74 f., 79, 84, 86,
  98, 103 ff., 108, 123, 126, 130, 179,
  196 f., 199 f., 213, 216, 267 ff.
vegetarische Ernährung 11, 15, 27,
  39 f., 43, 67, 69 f., 74, 86, 103, 125 f.,
  179, 184, 200, 213, 218
Verdauung 59, 71, 246
Vererbung 51
vernetzte Systeme 10, 33
Verstopfung 59 f., 71, 104, 106, 119,
  177
  seelische Hintergründe 60
Vitamin A 117 f.
Vitamin B1 258 f.
Vitamin B6 260
Vitamin B12 117 f., 260 f.
Vitamin C 19, 69, 103, 113 ff., 117, 258
Vitamin D 10, 25 f., 54, 58, 62, 71, 75,
  80, 97, 113, 117, 222 ff., 232, 257
Vitamin E 114, 117
Vitamine 102, 113, 116, 255

Wachstumshormon HGH 221,
  233 ff., 237, 246
Wachstumshormon IGF-1 33 ff.
Weltklima 210
Wildfleisch 155
Wirtschaftsinteressen 52

Zuchtfische 133, 136

··· 335 ···

Der Autor

Dr. med. Ruediger Dahlke, Jahrgang 1951, ist seit 1979 Arzt und Psychotherapeut, absolvierte die Zusatzausbildung zum Arzt für Naturheilweisen und bildete sich in Homöopathie weiter. Er hält Seminare im deutschsprachigen Raum und in Italien. Mit seinen Büchern zur Krankheitsbilder-Deutung hat er eine ganzheitliche Psychosomatik begründet, die seit 25 Jahren zunehmend Anhänger findet und inzwischen auch Zugang zu Ärztekammer-Fortbildungen gefunden hat. www.dahlke.at

Die Rezeptautorin

Dorothea Neumayr ist als eine von drei Privatpersonen in Österreich vom Gault Millau zur Haubenköchin ausgezeichnet worden – und zwar für ihre Gabe, aus sinn- und gehaltvollen Lebensmitteln einfache und dennoch köstliche Speisen zuzubereiten. Außerdem ist sie Autorin, Coach und Beraterin in »Archetypischer Medizin« nach Dahlke, leitet Seminare in der Akademie Dahlke sowie Firmentrainings und organisiert Buchpräsentationen. www.dorothea-neumayr.com

© 2011 GRÄFE UND UNZER VERLAG GMBH, München
Alle Rechte vorbehalten
ISBN: 978-3-8338-2286-5

Projektleitung: Anja Schmidt
Lektorat: Daniela Weise
Umschlaggestaltung und Innenlayout:
Sabine Krohberger, ki 36 Editorial Design, München
Rezeptfotos: Kramp+Gölling Fotodesign, Hamburg
Satz: Uhl + Massopust, Aalen
Druck und Bindung: Dimograf, Polen

Bildnachweis
Corbis: S. 153, 164, 171, 180, 188; Getty: S. 132, 135, 220, 286; Stockfood: S. 14

13. Auflage 2018
www.graefeundunzer-verlag.de

Ein Unternehmen der
GANSKE VERLAGSGRUPPE